History of Japan and the world
through infectious diseases

感染症でまなぶ 日本と世界の歴史

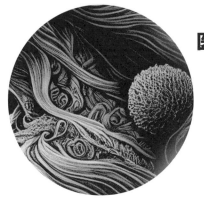

医学・歴史学とつむぐ歴史総合

編著

飯島 渉

磯谷 正行

井上 弘樹

古澤 美穂

清水書院

はじめに——本書が目指しているもの

「歴史総合」新設の衝撃

高校「歴史総合」の新設（2022年4月）は，衝撃であった。旧カリキュラムの「世界史」と「日本史」（2単位のA科目と4単位のB科目）にかわって，必履修科目として「歴史総合」（2単位）を新設し，それに接続するかたちで「日本史探究」と「世界史探究」（3単位）を配置した。そこには，第二次世界大戦後，「世界史」と「日本史」の2分法を前提としてきた歴史教育の転換が含意されていたからである。

学習指導要領は，「歴史総合」の大項目の1つ「グローバル化と私たち」の中で感染症を取り上げることとした。そこでは，「感染症を取り上げた場合には，例えば，教師が，伝染病感染者数などに関する統計や主題図，感染の拡大防止に向けた国際協力に関する資料などを提示し，20世紀の感染症被害が大規模となった理由や感染症の広がりに対する国際社会の対応など，生徒が歴史的な見方・考え方を働かせて資料から情報を読み取ることができるように指導を工夫する。生徒は，それらの情報を読み取ったりまとめたりしながら，感染症の拡大の背景と生活や社会の変容との関連性について考察する」（文部科学省『高等学校学習指導要領（平成30年告示）解説　地理歴史編』pp. 170〜173）としている。

感染症と「歴史総合」

要するに，高校生は感染症の歴史を学ぶことになった。必履修科目だが，理系の高校生は，「歴史総合」でしか歴史を学ばない場合もある。2020年から始まった新型コロナウイルス感染症の渦中でのスタートだったため，パンデミックのために感染症の歴史を教えることになったという誤解も少なくなかった。実際には「歴史総合」が新型コロナウイルス感染症を先取りしていたのである。

感染症は容易に国境を越え流行し，グローバル化することもあるので，日本史と世界史を融合するという「歴史総合」創設の目的を達成しやすいと考えられたためである。しかし，旧カリキュラムの「日本史」や「世界史」での感染症の取り上げ方はマンネリ化していた。「世界史」では中世ヨーロッパの黒死病の流行と社会体制の動揺を，「日本史」では仏教伝来と天然痘の中国大陸や朝鮮半島から日本列島への伝播を取り上げることが「お約束」であった。

一方で，2022年度から使われはじめた「歴史総合」の教科書が取り上げてい

る感染症も偏っている。19世紀初期から日本の開国と前後してインドから伝播したコレラ，20世紀初頭，世界中で多くの人々の命を奪った新型インフルエンザ（スペイン風邪）が取り上げられる中で，人口動態に決定的な影響を及ぼした結核，生命観や倫理観を揺り動かしたHIV/AIDSやハンセン病を取り上げる教科書は少ない。人類が唯一根絶に成功した天然痘や日本人研究者の貢献への言及もほとんどなかった。教科書で取り上げられる感染症はパンデミックの様相を呈したものが多く，日本を含め長い間人々を苦しめ，20世紀後半になってようやくその制圧が動き出したエンデミック（地方病／風土病）への関心も高くない。

パンデミックとエンデミック―日本の事例

日本における感染症の流行は，長い間，中国大陸や朝鮮半島の影響を受け，ヨーロッパ諸国の進出にともなって，世界的な状況とも連動するようになった。19世紀以後には，工業化や国際貿易の発展も大きな影響を及ぼしている。マラリアなどの地方病（風土病）も大きな問題であった。

20世紀の日本がパンデミックとエンデミックの多くを克服したことは，私たちの暮らしにとってもっとも大きな変化の一つであった。その結果，私たちはがんなどの生活習慣病にその生命を左右されることが多くなった。しかし，三大感染症である結核，HIV/AIDS，マラリアは世界が直面している課題であり，日本でほとんど制圧されたNTDs（顧みられない熱帯病）は，国際的には依然として大きな健康課題であり，日本の経験がその制圧に活かされている。

COVID-19のパンデミックをこえて

本書は，COVID-19（新型コロナウイルス感染症）を含め，13の感染症を「歴史総合」の素材とする提案である。感染症の専門家にその特徴を簡潔に解説することをお願いし，流行の状況や対策のあり方，社会への影響を歴史的に明らかにし，それをもとに，教材化のための切り口を示した。

構成は，ウイルス，細菌，寄生虫の順序とした。病原体の特徴やそれを媒介する動物（中間宿主）のあり方，社会と国家，国際社会，そして生態系との関係も意識しながら，感染症の流行の要因やその影響を整理したいと考えたからである。

「歴史総合」という契機の中で，本書が，身近な地域から感染症をとらえなおすきっかけとなることを願っています。

2024年7月　編集委員

もくじ

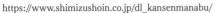

‖CHECK‖ 文中に **WEB** マークがある資料や感染状況の統計地図などを，Web上で閲覧できます。
右記のコード，または下記のURLから本書のデジタル付録（WEBサイト掲載資料）
にアクセスできます。
https://www.shimizushoin.co.jp/dl_kansenmanabu/

（凡例）
- 引用資料の一部は口語訳にしたり要約したりしている場合があります。
- 旧字体や旧仮名遣いは常用漢字や現代仮名遣いにしている場合があります。
- 引用文や史料文の〔　〕は著者（引用者）注です。中略は……で示し，「前略」や「後略」の表記は省略しています。
- WHO（世界保健機関）は本文中では略記のみとしています。
- 本文中の「WHOアフリカ地域」は，WHOのアフリカ地域事務局に所属しているアフリカ諸国を指します。

「歴史総合」大項目との対照表

各章について，おもに扱っている時代観が対応する「歴史総合」の大項目を示しています。

※大項目A「歴史と私たち」は一覧からは省略しています。

		近代化と私たち	国際秩序の変化や大衆化と私たち	グローバル化と私たち
第1章	COVID-19 (新型コロナウイルス感染症)		○	●
第2章	インフルエンザ		●	○
第3章	エイズ		○	●
第4章	天然痘	●	○	
第5章	結核	●	○	
第6章	ハンセン病	○	●	
第7章	レプトスピラ症	●	○	
第8章	ペスト	○	●	
第9章	コレラ	●	○	
第10章	マラリア		●	○
第11章	土壌伝播蠕虫感染症		○	●
第12章	リンパ系フィラリア症		○	●
第13章	日本住血吸虫症		○	●

●[PART3] 高校教育の授業でおもに取り扱っている大項目
○各章の記述に関わりがある大項目

本書をより活用するための資料と用語

1. 高等学校学習指導要領「歴史総合」の「感染症」を扱う部分の抜粋

D　グローバル化と私たち

（1）グローバル化への問い

　冷戦と国際関係，人と資本の移動，高度情報通信，食料と人口，資源・エネルギーと地球環境，感染症，多様な人々の共存などに関する資料を活用し，課題を追究したり解決したりする活動を通して，次の事項を身に付けることができるよう指導する。

【中略】

　感染症を取り上げた場合には，例えば，教師が，伝染病感染者数などに関する統計や主題図，感染の拡大防止に向けた国際協力に関する資料などを提示し，20世紀の感染症被害が大規模となった理由や感染症の広がりに対する国際社会の対応など，生徒が歴史的な見方・考え方を働かせて資料から情報を読み取ることができるように指導を工夫する。生徒は，それらの情報を読み取ったりまとめたりしながら，感染症の拡大の背景と生活や社会の変容との関連性について考察する。

（文部科学省『高等学校学習指導要領（平成30年告示）解説　地理歴史編』p. 170, p. 172より）

2. SDGsの国際目標

目標3「あらゆる年齢のすべての人々の健康的な生活を確保し，福祉を促進する」

3.3　2030年までに，エイズ，結核，マラリア及び顧みられない熱帯病といった伝染病を根絶するとともに肝炎，水系感染症及びその他の感染症に対処する。

（「我々の世界を変革する：持続可能な開発のための2030アジェンダ」外務省仮訳より）

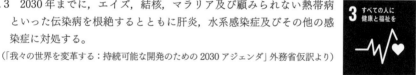

3. 「感染症の予防及び感染症の患者に対する医療に関する法律」が定める感染症（一部省略）

感染症の分類	疾病（一部抜粋）　※太字は本書で扱っている感染症
一類感染症	エボラ出血熱，**痘そう（天然痘）**，**ペスト**
二類感染症	急性灰白髄炎，**結核**，ジフテリア
三類感染症	**コレラ**，細菌性赤痢，腸管出血性大腸菌感染症
四類感染症	E型肝炎，A型肝炎，黄熱，Q熱，**マラリア**
五類感染症	**インフルエンザ**（鳥インフルエンザ及び新型インフルエンザ等感染症を除く），**後天性免疫不全症候群**
新型インフルエンザ等感染症	**新型インフルエンザ**，**新型コロナウイルス感染症**

4. 顧みられない熱帯病（Neglected Tropical Diseases: NTDs）【2024 年 1 月 9 日時点】

　WHO によると，顧みられない熱帯病（NTDs）は，主に熱帯地域に流行する多様な疾患群であり，貧困に苦しむ人々の間で蔓延している。NTDs は，ウイルス，細菌，寄生虫，真菌，毒素などの病原体によって引き起こされ，健康・社会・経済に深刻な影響を及ぼす。こうした疾病の中には，本書でとりあげるように，かつて日本でも流行していたが，その制圧によって日本でも「顧みられなくなった」ものも少なくない。

- ●ブルーリ潰瘍
- ●デング熱・チクングニア熱
- ●エキノコックス症
- ●アフリカ・トリパノソーマ症（睡眠病）
- ●**ハンセン病**
- ●マイセトーマ（真菌球，菌腫）
- ●オンコセルカ症（河川盲目症）
- ●疥癬とその他の外部寄生虫症
- ●**土壌伝播蠕虫感染症**
- ●条虫症・嚢虫症
- ●フランベジア

- ●シャーガス病（アメリカトリパノソーマ症）
- ●メジナ虫症（ギニア虫症）
- ●食品由来の吸虫症
- ●リーシュマニア症
- ●**リンパ系フィラリア症**
- ●ノーマ（水がん）
- ●狂犬病
- ●**住血吸虫症**
- ●毒蛇咬傷
- ●トラコーマ

※**太字**は本書で扱っている感染症

（https://www.who.int/news-room/questions-and-answers/item/neglected-tropical-diseases より）

用語集

感染症［infectious disease］　病原体（pathogen）が宿主（host）となる生物に侵入して，何らかの影響を及ぼすことを感染（infection）といい，感染した宿主が症状を発現したとき（＝発症）の疾患を感染症という。明確な症状が出現しない場合は不顕性感染（無症候性感染）と呼び，感染症とは区別される。感染経路は，空気，飛沫，性行為，土壌，塵埃，食品，水系，媒介生物，母子感染などがある。病原体，感受性を有する宿主，感染経路がそろうことにより，感染という現象が成立する。宿主の体内に病原体が残留した状態を保菌，その宿主を保菌者という。

伝染病［communicable disease/contagious disease］　感染症のうち，ヒトあるいは動物からヒトへ伝染し広がるもの。日本

では，この用語が多用されてきたが，近年は法律用語などとしても「感染症」を用いることが一般になっている。

疫病　『古事記』や『日本書紀』には「役病，疫疾，疾疫，疫気，疫病」などと記され「エヤミ，エノヤマヒ」と読む。医学史家の富士川游によれば，疫病は一定期間に同じ性質をもって多くの人々を侵した疾病の総称で，社会秩序の崩壊に伴い疫病が発生したり，疫病が社会・政治・経済・文化など人類の行為全体に影響を及ぼしたとされ，社会への影響の大きさに注目している。

疾病／病い／病気　近代医学・医療が変化や異常として認める疾病（disease），診断如何に関わらず個人や集団が経験・解釈するものとしての病い（illness），両

者を包摂する概念としての病気（sickness），に区別することがある。

ウイルス［virus］　核酸（DNAかRNAの一方）と外殻（カプシド）から構成された粒子。ウイルスの種類によっては外殻の外側にエンベロープと呼ばれる被膜がある。エネルギー生産系と蛋白質合成系を持たないので，生きた宿主細胞内でのみ増殖する。自力で自己増殖ができず，細胞や代謝もないため非生物とされることがある。ヒトコロナウイルス，インフルエンザウイルス，ヒト免疫不全ウイルス（HIV），痘瘡ウイルスなど。

細菌［bacteria］　核膜のない原核生物。原核生物は古細菌と真正細菌（ほとんどの病原細菌。マイコプラズマ，リケッチア，クラミジアを含む）に分類される。形態は球菌，桿菌，らせん菌などに分類され，グラム染色性によってグラム陽性菌とグラム陰性菌に大別される。分裂により増殖する。リケッチアとクラミジアは生きた動物細胞内でのみ増殖する。細菌性の感染症として，結核，ハンセン病，レプトスピラ症，ペスト，コレラなど。

寄生虫［parasite］　核膜のある真核生物。体表に寄生する外部寄生虫（蚊，ダニ，シラミ，ノミなど）と，体内に寄生する内部寄生虫がある。内部寄生虫には，単細胞生物の原虫類（マラリア原虫など）と，多細胞生物の蠕虫類に分類される。蠕虫類は，線虫類（回虫，鉤虫，鞭虫，糸状虫など），吸虫類（日本住血吸虫など），条虫類，鉤頭虫類，鉄線虫類に分類される。

性感染症　性交やそれに準ずる行為による感染症。血液，粘膜，精液などを介して病原体が体内に侵入する。クラミジア，淋病，膣カンジダ，ヘルペス，HPV，梅毒，HIVなど。

人獣共通感染症［zoonosis］　ヒトと脊椎動物の双方に感染する疾病の総称（ズーノーシス）。動物からヒトへの感染が意識されることが多いが，ヒトから動物に感染してさらにヒトに感染することもある。

衛生動物　ヒトの体表への寄生，感染症の媒介，あるいはその体内の毒物により，ヒトに危害を及ぼす動物。例えば，ノミ，ダニ，シラミ，蚊，ハチ，アブ，ブユ，ハエ，ゴキブリなど。

媒介生物　病原体を伝播するヒト以外の動物（まれに植物）で，重要なものの多くは昆虫。吸血時にさまざまな感染症をヒトに媒介する蚊が代表的。

アウトブレイク［outbreak］　集団発生。一定の集団内で，ある感染症の患者数が通常よりも明らかに多く発生している状態。

エピデミック［epidemic］　アウトブレイク（集団発生）よりもさらに大規模に，ある地域や集団で感染者数が多く発生している状態。

パンデミック［pandemic］　エピデミックが拡大して，世界各地で流行している状態。その定義は必ずしも明確ではないが，新型コロナウイルス感染症のようにWHOが認定する場合もある。

エンデミック［endemic］　特定の地域で恒常的に疾病が発生している状態。その地域の自然環境や住民の営みが絡み合う中で，局限的に存在する疾病を地方病や風土病と呼ぶ。

サーベイランス　感染症をはじめとする疾病の予防や蔓延防止のために，感染症の発生状況や推移などを継続的に監視し，データを系統的に収集・分析・評価して，情報を還元し活用すること。

免疫［immunity］　感受性を失い感染から

逃れることができる抵抗性。生来の自然免疫がある場合や，感染や予防接種などを経て後天的に免疫を獲得することもある。

血清 血液を血管外に取り出し，静置し凝固して，液体部分を分離したときの黄色い液体。体内に投与して治療に用いたり（血清療法），病気を特定する検査（梅毒など）に用いる。

血清型 微生物を分類・同定する際につかう細菌やウイルスの型。微生物が有する抗原性の特異性を利用し，抗血清（抗体）を作製し，これと反応するか否かで型を判別する。生物学的性状で区別できない微生物の種・亜種の決定に有用。

非医学的介入［Non-Pharmaceutical Interventions: NPIs］ 感染症の蔓延を抑制するために，予防接種や服薬などの医学的介入とは別に，個人や地域社会がとる行動や環境面での対策。例えば，自宅にとどまる，マスクの着用，石鹸での手洗い，手指消毒，ソーシャル・ディスタンシング，人々が集まる場所の閉鎖，人々が集まる場所で人々が触れるものを清潔に保つことなどがある。新型コロナウイルス感染症に対して，治療法やワクチンがなかった時期には，NPIs が中心になった。

開発原病 開発などに伴う環境改変が感染症の発生や流行を引き起こす現象。森林を切り拓き，農地とすることが，未知の感染症との接触の契機となったり，水田開発がマラリアなどの発生の要因となること。経済開発が生活水準を向上させて人々の健康を増進するという議論に対しては，批判的な視点をもたらす。

参考文献

- 飯島渉『感染症の歴史学』岩波新書，2024年。
- 舘田一博ほか編『新微生物学（第2版）』日本医事新報社，2021年。
- 岸玲子監修，小泉昭夫ほか編『NEW 予防医学・公衆衛生学（改訂第4版）』南江堂，2018年。
- 最新医学大辞典編集委員会編『最新医学大辞典 第3版』医歯薬出版，2005年。
- 感染症辞典編集委員会編『感染症辞典』オーム社，2012年。
- 吉田幸雄・有薗直樹・山田稔『医動物学（改訂8版）』南山堂，2023年。
- 富士川游，松田道雄解説『日本疾病史』平凡社，1969年。
- 池田光穂・奥野克巳編『医療人類学のレッスン』学陽書房，2007年。
- 佐々学『日本の風土病』法政大学出版局，1959年。
- 見市雅俊ほか編『疾病・開発・帝国医療』東京大学出版会，2001年。
- 米国CDCのホームページ（https://www.cdc.gov/nonpharmaceutical-interventions/index.html）

（井上弘樹）

COVID-19
（新型コロナウイルス感染症）

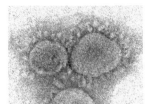

コロナウイルス（SARS-CoV-2）による感染症。発熱，咳などの症状がみられ，重症化すると肺炎を発症することもある。

◀SARS-CoV-2 の電子顕微鏡写真
（https://phil.cdc.gov/Details.aspx?pid=23641）

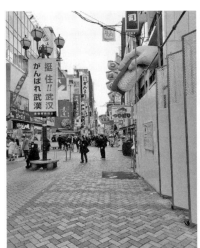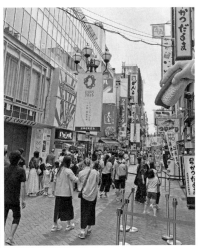

道頓堀商店街（大阪府大阪市）の様子
（左）2020 年 3 月 2 日の様子「がんばれ武漢」の垂れ幕がある。
（右）2024 年 6 月の様子。多くの人でにぎわっている。

COVID-19 の発生と流行

大曲 貴夫

　コロナウイルスはエンベロープ（一部のウイルスが持つ膜状構造）を持つ RNA ウイルスである。従来，感冒を含む急性気道感染症の原因ウイルスとして 4 種類のコロナウイルスが報告されていた。これに加えて SARS コロナウイルス（SARS-CoV）と MERS コロナウイルス（MERS-CoV）が存在する。

　新型コロナウイルス感染症は，2019 年 12 月に中国の武漢市で初めて患者が報告された。その後，新型のコロナウイルスが病原体であることが確認された。このコロナウイルスが 2002 年から 2003 年にかけて世界で流行し問題となった severe acute respiratory syndrome（SARS）の原因ウイルスであるコロナウイルス（SARS-CoV）とウイルス学的に類似しているため，SARS-CoV-2 と呼ばれるようになった。また，WHO は本ウイルスによる感染症の呼称を coronavirus disease 2019（COVID-19）と決定した。

1. COVID-19 の流行の経過

　本疾患は世界中に広がったため WHO は 2020 年 1 月 30 日に国際的に懸念される公衆衛生上の緊急事態（Public Health Emergency of International Concern：PHEIC）を宣言した。同年 2 月 1 日には，COVID-19 は，わが国の感染症法に基づき指定感染症に指定された。また，その後の本疾患の世界的な拡大を受け，同年 3 月 11 日に WHO は本疾患の流行をパンデミックであると宣言した。

　日本では 2020 年 1 月に国内で最初の事例が確認された。同年 1 月 15 日から 1 月 31 日の間に診断し届出がなされた確定例は 12 例であった。このうち 9 例は武漢市への渡航歴または滞在歴があったが，3 例は中国への渡航歴がなかったことから，同年 1 月には既に日本国内でのヒト - ヒト感染が起こっていたと考えられる。次に同年 1 月 29 日から 2 月上旬にかけて，武漢からの日本政府チャーター便によって主に武漢に在住していた日本関係者の受け入れを行った。帰国した 566 人のうち 11 人（1.94%）が有症状・無症候性病原体保有者であった。また，同年 2 月には商業航行中のダイヤモンド・プリンセス号内で COVID-19 の集団感染が発生し，日本では横浜港に受け入れて検疫を行うとともに広域の医療機関で患者を受け入れた。同年 3 月には国内で感染が広がり，同年 4 月 7 日に

は日本政府より緊急事態宣言が発された。

その後日本においても 2023 年 9 月までに合計 9 回の大きな流行を経験した。2022 年 7 月 5 日段階での世界での累計罹患者数は 5.49 億人，死亡者は 634 万人，日本での累計罹患者数は 939 万人，死亡者は 31,314 人である。それ以降各国で本疾患に関する統計の収集方法が大幅に変更されたため，類型罹患者数，死亡者数の把握は困難である。

2. 臨床的な特徴

デルタ株流行以前

COVID-19 の潜伏期（病原体に感染してから実際に症状が出現するまでの時間）は平均 5.2 日である。発症の 2 日程度前から患者から他者への感染することがわかっており，これは発症後 7〜10 日程度まで持続する。軽症例では咽頭痛，咳などの感冒と同じような症状を来す。多くの患者は軽症のまま改善していくが，一部の患者では発症後 1 週間前後から状態が悪化して肺炎となり，呼吸を補助するために酸素の投与が必要になる。重症になった場合には，体内に十分な量の酸素を送り込むために人工呼吸器や体外式膜型人工肺〔extracorporeal membrane oxygenation：ECMO〕による治療が必要になる。

COVID-19 では呼吸の問題以外にも，様々な健康の問題が起こる。味覚・嗅覚異常がみられる場合がある。また COVID-19 患者では血液の凝固過程に異常が起こり，血管内に凝固した血液（血栓）を起こすことがある。この結果肺の血管である肺静脈にこの血栓が詰まるなどして，呼吸の状態が悪化したり，甚だしい場合には急死する場合もある。

オミクロン株以降

2021 年 12 月に日本国内に初めて持ち込まれたオミクロン株の流行以降は，臨床上に変化が見られる。まず重症化率や死亡率が下がった。デルタ株による流行期まではインフルエンザや普通感冒と比較して，鼻汁・鼻閉は少なく，嗅覚・味覚障害の多いことが COVID-19 の特徴と考えられてきたが，流行株がオミクロン株となって以降は，鼻汁，頭痛，倦怠感，咽頭痛などの感冒様症状の頻度が増加した。逆に味覚・嗅覚障害の症状の頻度が低下したと報告されている。

オミクロン株とデルタ株の感染の重症化率や死亡率を比較した疫学研究では，ワクチンの接種の有無などの因子を調整してもやはりオミクロン株のほうが低いことが示されている。症状の出方の違いも株の特性に起因すると考えられるが，ワクチン接種の影響でさらに症状にも変化が出ている可能性がある。

3. 重症化のリスク因子

　日本における入院患者を対象としたレジストリのデータの解析では，入院時に重症であることの危険因子は，高齢，男性，心血管疾患，慢性呼吸器疾患，糖尿病，肥満，高血圧であった。脳血管疾患，肝疾患，腎疾患・透析，固形腫瘍，高脂血症は入院時の重症度には影響を与えなかったが，入院後の最悪の重症度に影響を及ぼしていた。一方，肥満，高血圧，高脂血症の致死率は比較的低かった。入院時の重症度，最悪の重症度，致死率のリスク因子は一貫していなかった。具体的には，日本人の場合，高血圧，高脂血症，肥満は最悪の重症度に大きな影響を与えたが，致死率には影響が少なかった。入院時の重症度，最悪の重症度，致死率に関連する因子は異なっている可能性がある。

　オミクロン株による感染で引き起こされる重症 COVID-19 の危険因子について日本で COVIREGI-JP のデータを用いた検討がなされている。この場合の「重症化」とは酸素療法が必要な状態になる，と定義されている。ロジスティック回帰分析により，年齢，性別，心血管疾患，脳血管疾患，慢性肺疾患，腎不全および／または透析，医師が診断した肥満，長期介護施設からの入院，および身体活動状態の悪さが重篤な疾患の危険因子であることが示された。ワクチン接種および認知症は，非重篤な疾患に関連する因子として同定された。また身体活動状態の悪さと長期介護施設での生活が，オミクロン VOC（懸念される変異株）によって引き起こされる重度の COVID-19 のリスクと関連していることが示された。高齢者が COVID-19 の重症化リスクが高いことは広く知られている。一方高齢者の適切な療養の場については議論がある。この結果からは，身体活動状態の低下している患者は重症化リスクが高いため急性期の医療機関等の医療へのアクセスが良好な場で対応し，身体活動性が保たれリスクの低い患者は介護施設や自宅など生活の場で療養を行う事が医療管理上そして介護の質を保つ観点で妥当であることを示している。

4. COVID-19 の予後

重症化率

　2022 年 7 月 13 日の厚生労働省新型コロナウイルス感染症アドバイザリーボードでは新型コロナウイルス感染症と季節性インフルエンザの重症化率を比較した資料が提出された。これによると，オミクロン株流行期の新型コロナウイルス感染症の重症化率は 60 歳未満で 0.03% である。これはデルタ株流行期の 0.56%

よりも低下していた。一方，季節性インフルエンザの重症化率は 0.03% と算出されている。

また，60 歳以上では，オミクロン株流行期の新型コロナウイルス感染症の重症化率は 60 歳未満で 2.49% である。これはデルタ株流行期の 5.0% よりも低下していた。一方，季節性インフルエンザの重症化率は 5.0% と算出されている。

致死率

同じく 2022 年 7 月 13 日の厚生労働省新型コロナウイルス感染症アドバイザリーボードでは新型コロナウイルス感染症と季節性インフルエンザの致死率も参考として比較されている。これによると，オミクロン株流行期の新型コロナウイルス感染症の致死率は 60 歳未満で 0.01% である。これはデルタ株流行期の 0.08% よりも低下していた。一方，季節性インフルエンザの致死率は 0.01% と算出されている。

60 歳以上では，オミクロン株流行期の新型コロナウイルス感染症の致死率は 60 歳未満で 1.99% である。これはデルタ株流行期の 2.5% よりも低下していた。一方，季節性インフルエンザの致死率は 0.55% と算出されている。

このように新型コロナウイルス感染症と季節性インフルエンザの重症化率，致死率を比較した場合に，デルタ株流行期と比較しオミクロン株流行期の新型コロナウイルス感染症の重症化率，致死率は季節性インフルエンザのそれらと比較できる程度に低下していた。これにより，本邦では新型コロナウイルス感染症の感染症法での類型の変更に向けて議論がすすんだ。しかしオミクロン株流行期であっても，特に 60 歳以上の世代では重症化率，致死率ともに季節性インフルエンザよりは高い。実際に医療現場では入院患者の多くはオミクロン株流行期には高齢者でしめられ，死亡者も多い。特に季節性インフルエンザと比較しても新型コロナウイルス感染症では高齢者が多くなくなることは医療現場での共通認識となっている。高齢者の入院が可能となる医療体制の確保，そして高齢者が介護施設や自宅で新型コロナウイルス感染症を発症しても速やかに医療（診断と治療）を受けられるための，介護現場の支援が今後も必要である。

COVID-19 のパンデミックを歴史化する

飯島　渉

　2020 年初め，中国起源とされるコロナウイルス（SARS-CoV-2）を病原体とする COVID-19（新型コロナウイルス感染症＝coronavirus disease の略称，19 はウイルスが発見された 2019 年のこと）が世界中に拡がり，パンデミック（世界的大流行）となった。WHO のパンデミック宣言は 2020 年 3 月 11 日，その解除は 2023 年 5 月 5 日のことであった。世界は，およそ 3 年以上にわたって COVID-19 に翻弄された。

　日本でも，2020 年 4 月 7 日，東京都などを対象とする「緊急事態宣言」（第 1 回）が出され，さまざまな対策が実施された。その後，対象地域は全国に拡大し，2021 年 9 月までに，何度か緊急事態宣言が出された。しかし，その状況は，人口の集中している地域とそうでない地域ではかなりの差があった。2021 年夏頃からワクチン接種が進むと重症化が抑制され，変異株が拡がる中で感染状況は変化し，2022 年になると多くの対策が緩和された。

　2023 年 5 月 8 日，COVID-19 の感染症法上の分類を五類に変更し，季節性インフルエンザ並みの対策をとることになった。これは，事実上の収束宣言であった。しかし，高齢者などの感染リスクは依然として高く，ワクチンの追加接種なども推奨された。対策の変更は，収束というよりは，新型コロナの「終わりの始まり」と見るべきであろう。

　COVID-19 のパンデミックは，地球上に生活している約 80 億人全てが当事者であった。2023 年前半で感染者数は約 7 億人，亡くなった人の数は約 700 万人で，世界人口の約 1 割弱が感染し，およそ 0.1% が死亡した。しかし，実際の感染者や亡くなった人の数はもっと多いはずである。

　日本でもおよそ 3 年の間に，約 3400 万人の感染者，約 7 万 5000 人の死者を数えた。2021 年 2 月 17 日から実施されたワクチンの接種は，一人が何回も追加接種を受けたため，のべ約 3 億 8000 万回にのぼった（2023 年 5 月 1 日，厚生労働省の集計）。

　「歴史総合」を学ぶ高校生は，しばらくの間は COVID-19 のパンデミックの記憶を持っている。そのため，感染症の流行が医学的なことがらにとどまらない社会的なことがらであることを容易に実感できる。それは，教員も同様である。

そのため，「歴史総合」において新興感染症としての COVID-19 のパンデミックをとりあげることはたいへん魅力的である。同時に，身近に亡くなった人がある場合や自分や家族が感染した場合もある等，その経験は多様であるため，配慮も必要になる。この文章では，「歴史総合」で COVID-19 をとりあげるために，パンデミックの経緯をふりかえり，教材化のための歴史化を試みる。

1.「自粛」とロックダウン

COVID-19 の感染が日本で最初に確認されたのは 2020 年 1 月 15 日で，市中感染が拡大する中で，4 月 7 日，緊急事態宣言（第 1 回）が出され，仕事や学校，また余暇におけるさまざまな活動の「自粛」が要請された。それに先立って，2 月 27 日，安倍晋三首相（当時）は学校の一斉休校を要請した。COVID-19 は新興感染症であり，当初，医学的な知見はほとんどなく，治療薬やワクチンもなかった。そのため，有効な対策はウイルスとの接触を可能な限り避け，感染の機会を減らすことだった。これは，「非医薬品的な対策」と呼ばれる。

2020 年初期には，医療水準が高いとされてきた欧米諸国でも COVID-19 の感染が拡大し，必要な医療が提供できない「医療崩壊」が発生し，亡くなる患者も少なくなかった。それに比べると，日本での感染は抑制されたものであった。

2020 年 5 月，感染状況が落ち着くと，緊急事態宣言は解除され，COVID-19 による影響を打開するため，「Go To トラベル」などの経済活性化対策が実施された。他方，活動の「自粛」要請は継続され，在宅勤務（テレワーク）が推奨され，学校ではリモート授業が導入され，さまざまな行事が中止になった。こうした中で，医療現場などで社会を支えるエッセンシャルワークの存在（重要性）があらためて認識された[1]。また，亡くなった方への「お見送り」ができないことも大きな問題となって，対面の持つ価値も明らかになった[2]。

COVID-19 の初発地となった中国では，国際的批判を回避するためもあって，人々の活動を規制し，外出にも証明書が必要とされる厳格な対策を選択した。いわゆるゼロコロナ対策である。欧米諸国も法的な規制のもとに，市中を警察など

---

1) 日本看護協会出版会編集部編『新型コロナウイルス　ナースたちの現場レポート』日本看護協会出版会，2021 年，は看護師が直面したさまざまな課題をまとめている。この中で，熊木孝代（聖マリアンナ医科大学病院救急救命センター看護師長）「医療従事者であると同時に一生活者でもある看護師たちの日々の暮らしへの影響」は，看護師が受けた差別的対応や看護師の子どもたちが直面した課題などを伝えている。
2) 日本葬送文化学会『葬送文化』22 号，2021 年は，碑文谷創「コロナ禍と葬儀に与えた影響」等の関係の文献を掲載し，同学会の HP から PDF を公開している（2023 年 12 月 27 日，最終接続）。

が巡回し，外出制限を徹底した。これらは，介入の程度，方法に違いがあるが，一般にロックダウン（中国語では，「封城」）と呼ばれた。

日本の COVID-19 対策は例外的であった。緊急事態宣言を発令し，人々の活動を制限しようとしたが，それは「要請」にもとづくもので，飲食店などの営業も含め活動の「自粛」が中心となった。個人の規範意識に

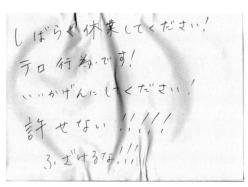

資料 1 「自粛警察」による「休業を要請する」紙片
吹田市立博物館蔵

依拠する対策は大きな成果をあげた。しかし，「自粛警察」という言葉に象徴される同調圧力の弊害も少なくなかった。英語や中国語には「自粛」に相当する表現はないとされる。

2020 年に実施された一律 10 万円の給付（総額 12 兆円）など，パンデミックのあいだに，日本は国家予算に匹敵する規模の対策を行った。補正予算だけでも，2020 年度：約 73 兆円，2021 年度：約 36 兆円，2022 年度：約 31 兆円という巨額なもので，「自粛」を勘案すると，日本社会が COVID-19 対策に払ったコストは莫大なものだった。

2．パンデミックと対策の推移

2021 年には変異株の感染が拡大し，東京都などの都市部を中心として何度も緊急事態宣言が出された。COVID-19 のパンデミックの中では，人口が集中している地域とそうでない地域の感染状況の違いが表面化した。これは，過度な都市化や人口集中が社会の「持続可能な発展」にはマイナスであることを意識させた。また，2020 年夏に開催が予定されていた東京五輪・パラリンピックは 1 年延期となり，2021 年夏にほぼ無観客での開催となり，緊急事態宣言が発令されている感染拡大の時期とちょうど重なってしまった。

外国で開発されたワクチンが大量に輸入され，2021 年夏から接種が本格化すると，COVID-19 の感染や重症化が抑制されるようになった。ワクチン接種をめぐっては，先進国と発展途上国，ワクチンを購入できる経済力のある国とそうでない国の差異も表面化した[3]。

2022年になると感染力が強いものの，重症化の可能性が低いオミクロン株が拡がって，感染自体を抑制することが困難になった。また，治療方法や治療薬をめぐる知見が蓄積され，検査キットも開発されると，対策が緩和された。これは，ウイズコロナ対策と呼ばれた。感染の波が何度かおとずれ，感染自体は拡大したものの，2022年以降，日本では緊急事態宣言は発令されなかった。

こうした中で，中国はわずかでも感染が確認されると大規模なロックダウンを実施し，感染を封じ込めるためのゼロコロナ対策を継続した。2022年初めに北京などで冬季五輪・パラリンピックを開催し，秋には中国共産党大会が予定されていたからである。しかし，こうした対策は経済的負担も大きく，市民の不満が高まりを見せると，2022年末に突如として対策を転換し，諸外国と同様にウイズコロナ対策に転換した。

3. 学校でのCOVID-19対策

2020年2月末に突如要請された「一斉休校」は大事件であった。インフルエンザなどの流行の際に，クラスや学年，学校単位で休校を行うことはこれまでにもあった。しかし，全国的な一律休校の要請は未曾有の事態であった。ごく僅かな学校を除いて，ほぼ全ての学校（幼稚園から大学まで）が要請に従った。

GIGAスクール構想によって，2021年度末までに全国の小中学校に1人1台のデジタル端末が整備され，リモート授業というインターネットを活用した授業が多用された。感染状況が落ち着きを見せ，緊急事態宣言が解除されても，学校教育への影響は大きかった。幼稚園・保育園，小中学校，高等学校や大学などで状況は異なる。大学教員としての筆者のつたない経験でも，リモート授業の教材の適切な作成や課題の評価などは容易ではなかった。特に，実習をともなう授業科目の編成には工夫が必要であった。他方，対面授業になかなか出席できずにいた学生が積極的に課題に取り組む姿を見ることも少なくなかった。

運動会，遠足や修学旅行などの学校行事が軒並み中止になり，規模が縮小されることも多かった。小中学校の給食では長期間にわたって黙食が奨励された。感染対策のため，発声や楽器の演奏ができない中で，音楽の授業をどのように行うかなど，COVID-19のパンデミックの中でふりかえるべきことは数多い[4]。

---

3) こうしたワクチン格差を是正するために，国際社会は，COVAXファシリティ（COVID-19 Vaccine Global Access Facility）を組織したが，2023年末にプロジェクトを終了するまで約20億回分のワクチンを供給するにとどまった。

4) 湯澤卓（新潟県上越市立春日小学校）「コロナ禍における音楽の授業実施のためのガイドラインと授業の実際」『季刊音楽鑑賞教育』第45号（通巻549号），2021年4月。

COVID-19 のパンデミックの間に学校で起きたこと，さまざまな問題やその解決のための知恵を経験として残しておく必要がある。そのためには，学校という現場でのCOVID-19 をめぐる資料，記録，記憶を保存・継承する仕組みが必要である。高等学校「歴史総合」において新型コロナをとりあげること自体がそうした取り組みでもある。

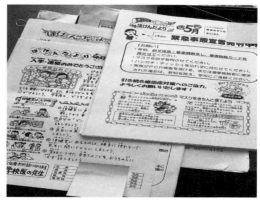

資料2　東京都新宿区立四谷小学校の保健室だより

4. 歴史の中の COVID-19

　歴史の中でパンデミックを引き起こした感染症は少なくない。20世紀初頭，世界人口が17〜18億人だった時代の1918年から20年における新型インフルエンザ（いわゆるスペイン風邪）のパンデミックでは約4000万人が亡くなったと推定されている。多くの人々の命を奪ったと考えられる感染症には，他に，天然痘，麻疹，コレラ，結核等がある。20世紀後半になると，長い間，人類を苦しめてきた天然痘が根絶された（1980年，WHO による根絶宣言）。このため，人類は感染症との闘いに勝利し，多くの感染症が根絶されると考えるようになった。しかし，それは誤りであった。

　20世紀末には新興感染症として HIV/AIDS が登場し，いったん抑制に成功した感染症でも薬剤耐性などが出現し，結核などのように再興感染症として再び流行が顕在化したものも少なくない。しかし，21世紀の現在，HIV/AIDS はその発症を遅らせることが可能になった。私たちは，感染症よりもがんなどの生活習慣病によって命を落とすことが普通になった時代に生きている。COVID-19 は，「感染症が抑制されるようになった時代の新興感染症のパンデミック」であったため，想定を超える影響を及ぼしたのである。

　COVID-19 のパンデミックをこれまでの感染症のパンデミックと比較すると，いくつかの新たな特徴をあげることができる。その1つは，COVID-19 はデジタル化が進展した時代のパンデミックだったことである。感染の管理，抑制のためにデジタル技術が応用された。中国などが採用した「健康コード」（無感染のデ

ジタル証明）や韓国などが積極的に進めたコンタクト・トレーシングは，感染症対策に大きな影響を及ぼし，今後の感染症対策のあり方を左右するものである。しかし，デジタル技術を活用した感染症対策と個人のプライバシーの保護のせめぎあいは大きな問題である。私たちは，感染症の抑制のために，いったいどのような個人情報をどの程度まで提供することを受忍できるのか。これは，COVID-19 のパンデミックの経験をもとに，きちんと議論されるべき課題である。

5. COVID-19 をめぐる資料，記録，記憶を残す

アフター・コロナの社会は，COVID-19 を管理可能な感染症とみなし，ウイルスと「共生」・「共存」する社会である。そうした中で，欧米などではマスクの着用が少なくなったにもかかわらず，日本では依然として多くの人がマスクを着用している。このことは，感染症対策が科学的な知見と同時に，文化的社会的な要因の中で行動が選択されていることを示している。

こうした中で，2020 年以来の COVID-19 のパンデミックの中で，何が起き，どのような推移をへて現在を迎えたのかを思い出すことが難しくなりつつある。COVID-19 のパンデミックをめぐる資料，記録，記憶は急速に失われつつある。それは，将来的に起こることが予想される新たな新興感染症に対して，私たちの社会が成熟した対策を行うための知見や知恵を失うことでもある。

COVID-19 は，インターネットが大きな役割を果たすようになってから初めてのパンデミックであった。そのため，おびただしい数の写真や動画がネット上にあふれた。政府や地方公共団体，企業や学校もインターネットを活用してさまざまな対策を進めたため，ネット上のデータも重要な記録である。しかし，その適切な保全，継承の仕組みを構築できている国はなく，日本もまた同様である。

パンデミック初期に広がっていた重たい空気，ワクチンの接種をめぐるさまざまな混乱と葛藤，ウイルスとの接触を少なくする対策のための「自粛」が要請される中で，私たちが何を感じ，どのように行動したのか，また，それは何故なのかを検証する作業はこれから本格的に進める必要がある。

ヒトが生命体である以上，さまざまな感染症の脅威と隣り合わせの生活を送らなければならない。感染症（ウイルス）と「共生」・「共存」しつつ，その被害を少なくするための環境をつくることが人類共通の課題であること，感染症の流行への対策のあり方が社会の成熟度を試すものであることが明らかになったことも，人類が COVID-19 のパンデミックから学んだことであった。しかし，そうした知見を実際の感染症対策に活かすことは容易ではない。

新型コロナウイルス感染症のワクチンの開発・接種率から見えることは？

大房 信幸

> **授業のねらい**
>
> 　本授業は新型コロナウイルス感染症（COVID-19）のワクチンの開発・接種率から見えることをこれまで学んできた近代化の歴史も踏まえ考えさせた上で，ワクチンの開発・接種率を通し見えてきた「様々な格差を解消・縮小する為に大切なこと」という現代的な諸課題を生徒に考察させることを目指している。
>
> 　授業の中では，ワクチンとそれ以外の医薬品の相違点，COVID-19 のワクチン開発が急速に進んだ理由，黒人のワクチン接種率が低い理由とそれによって生じうる影響といった点に関し，資料を読み解かせながら考えさせていく。最後に，ワクチンの開発・接種率から見えること（わかること），それが生じた理由を考察させた上で，「様々な格差を解消・縮小する為に大切なことは？」に対する各自の考えを表現させ，結びとした。

授業の展開

教員：これまで近代化の授業の中で，産業革命，国民国家，帝国主義などについて学んできました。今日の授業では，現在話題になっている問題に関し理解を深めながら近代化の学習をふりかえってみたいと思います。たくさんある問題の中で，授業のテーマとして選んだのは新型コロナウイルス感染症（以下 COVID-19）のパンデミックです。特にワクチンの開発・接種率にフォーカスしてみたいと思います。これまでワクチンは，インフルエンザなど様々な感染症の感染拡大防止や根絶に貢献してきました。COVID-19 のワクチンに関しても，接種の進展と感染者数・重症者数の減少との間には関わりがあることを指摘する声もあります。一方，ワクチンには，接種による副反応といった「影」の部分があることも事実です。今日の授業では，COVID-19 のワクチンを開発した側・接種する側の両方に注目し，そこから見えてくることを考える，見えてきたこととこれまで学んできたことの関連や今後の展望をまとめるといったことに取り組んでみたいと思います。

　　　まず，ワクチンとはどんなものなのかという点から考えてみましょう。

以下の**資料1**は，ワクチンとそれ以外の医薬品の相違点に関し述べた文章です。よく読み，文中の空欄に入る表現を考えてみて下さい。

資料1

　しかしワクチンは他の医薬品とは異なり，通常は一生に一度，あるいは数回だけ処方される。そのため，他の医薬品に比べると大きな商業的利益が約束されているわけではない。またワクチンはその普及に伴って予期せぬ副作用が起きる可能性があるため，製薬企業にとっては（　ア　）という問題性がある。

（詫摩佳代『人類と病』中央公論新社，2020年，p. 126）

生徒A：製薬企業にとっては責任が大きく，利益が少ないという問題性がある。

生徒B：製薬企業にとってはハイリスクローリターンという問題性がある。

教員：2人とも大事なことを指摘してくれていますね。実際の文章には，「投資のインセンティブが低い」と記されています。今，2人が指摘してくれたことと関連があります。開発しても利益（リターン）が少なくなる可能性があるため，投資（お金をかける）の動機（インセンティブ）が低くなるわけです。その為，ワクチンの開発には数年〜10数年の時間がかかるのが普通でした。しかし，皆さんも知っているように，COVID-19のワクチン開発は1年以内で行われています。COVID-19のワクチンの開発が急速に進んだ理由は何でしょう？　以下の**資料2**と**資料3**を参考に考えてみて下さい。

生徒C：感染者数・死者数が多い国が積極的にワクチンの開発を進めていることがわかります。

資料2　世界の感染者数・死者数

	国　名	患者数（人）	死者数（人）
1	アメリカ	103,802,702	1,123,836
2	インド	44,690,738	530,779
3	フランス	38,618,509	161,512
4	ドイツ	38,249,060	168,935
5	ブラジル	37,076,053	699,276
6	日　本	33,320,438	72,997
7	韓　国	30,615,522	34,093
8	イタリア	25,603,510	188,322
9	イギリス	24,425,309	219,948
10	ロシア	22,075,858	388,478

出典：米ジョンズ・ホプキンス大学発表，2023年3月9日時点のデータ　https://www3.nhk.or.jp/news/special/coronavirus/data-widget/　最終閲覧日2023年8月15日

資料3　WHOが承認したワクチンの開発企業

企業名	国　名
ファイザー	アメリカ
モデルナ	アメリカ
ノババックス	アメリカ
アストラゼネカ	イギリス
シノファーム	中　国
シノバック	中　国
インド血清研究所	インド

出典：平体由美『病が分断するアメリカ』筑摩書房，2023年，p. 112より作成

教員：その通りです。資料を見ると，感染者数・死者数が最も多いアメリカなど
　　　がワクチンの開発に積極的に取り組んでいることが見て取れます。感染者
　　　数・死者数が多い国の中でアメリカ・イギリスなどが開発を進めることが
　　　できた理由は何だと思いますか？

生徒D：経済的に発展しており，技術力も高いからだと思います。

教員：重要な指摘ですね。なぜ，アメリカ・イギリスなどは経済的に発展してい
　　　るのでしょう？　また，今日の後半で考えてみてもらえればと思います。
　　　　もう1点，ここで確認しておきたいことがあります。それは現在の世
　　　界ではアメリカ・イギリスといった先進国の関わりの有無により，病気
　　　（感染症）の注目度が決まる面があるのではということです。「顧みられな
　　　い熱帯病」と呼ばれる病気の一覧（巻頭資料 p.9）を見てみましょう。感染
　　　者のほとんどがアフリカ大陸に集中していること・世界三大感染症
　　　（HIV/AIDS，結核，マラリア）と比べ死者数が少ないことから日本国内で話
　　　題になることはあまりないと思います。皆さんの中にも初めて聞いた病気
　　　が複数あるという人が多いのではないでしょうか。一方，アフリカ大陸で
　　　は感染することで，就職などに影響があり，貧困が慢性化することが指摘
　　　されています。

教員：ここまで，ワクチンの特徴やCOVID-19のワクチン開発が急速に進んだ
　　　理由について考えてもらいました。次に見ていきたいのは，ワクチンの接
　　　種に関することです。例えば，世界で最も多くの感染者・死者数を出して
　　　いるアメリカはイギリス・日本などと比べ，接種が進んでいません。その
　　　一因としてあげられるのが黒人のワクチン接種率の低さです。なぜ，黒人
　　　は接種に消極的なのでしょう？　資料4の空欄に入る語句を前後の文章
　　　から考えてみましょう。

資料4

　自分たちは（　ア　）にされるのではないか―19世紀末より黒人は，新薬の開発
や新しい治療法の開発にあたって，それとは知らされずに使われることが相次いだ。
たとえばノースカロライナ州アイアデル郡では，1898年の天然痘流行の際，黒人患
者を天然痘患者用簡易病院に収容し，症状を和らげるためのさまざまな「実験的治
療」を施した。……白人患者は自宅で治療を受けていたが，その際には黒人患者に試
みて効果が高いと思われた治療が適用されたと考えられる。

（平体由美『病が分断するアメリカ』筑摩書房，2023年，p.121）

生徒E：資料の後半に白人患者には黒人患者に試みて効果が高いと思われた治療

が適用されたとあるので,「実験台」という言葉が入るのではと思います。

教員:実際の文章に記されているのと同じ語句ですね。資料の内容を正確に読み取り,考えることができています。アフリカでもワクチン接種率が低くなっていますが同様の理由が考えられます。それに加え,経済的な貧困も関連しているといえるでしょう。この点は**資料5**からも確認できますね。なお,ここで問題にしているのは,自分の考えというよりも,歴史的経緯や経済的な面により接種に消極的になっている人達です。そうした人達がワクチンを接種しないことでどのような問題が生じる可能性があるのでしょう。次の**資料6**を参考に考えてみましょう。

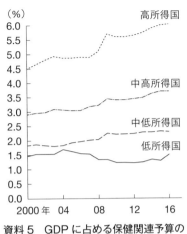

資料5　GDP に占める保健関連予算の割合の推移

出典：詫摩佳代『人類と病』中央公論新社，2020年，p. 196

資料6

　南アフリカは，ベータとオミクロンという，2つの「懸念される変異株」が発見された地域です。そして，南アフリカで健康上の脅威となっているのが，人免疫不全ウイルス（HIV）の大流行です。……新型コロナウイルスのパンデミックが始まったとき，南アフリカでは HIV が蔓延していました。南アフリカでは社会格差が深刻で，貧富の格差も大きく，貧困層では十分な医療を受けられない状況が続いています。……HIV の流行は南アフリカに限らず，隣国であるボツワナをはじめ，南部アフリカ諸国が共通して抱える深刻な問題です。

　現在のところ，治療を受けられずにいる HIV 感染者や AIDs 患者が，「懸念される変異株」が発生する原因となっているかもしれないというのは，推測にすぎません。さらなる研究が必要です。しかしながら，免疫不全患者がたくさんいる地域で新型コロナウイルスが流行するならば，変異株が出現しやすい状況が生じると考えられます。……免疫不全疾患をもつ人の多くは，ワクチン接種を十分に行えば，新型コロナウイルスから相当程度，守られるようになっています。英国では，重い免疫不全疾患を持つ成人を対象に，通常は2回の接種で完了する最初の接種を3回，行いました。

（小野昌弘『免疫学者が語るパンデミックの「終わり」と，これからの世界』筑摩書房，p. 178, p. 179, p. 295）

生徒F：ワクチン接種が進まないことにより，変異株が出現しやすくなるかもしれないことです。

教員：大切な指摘ですね。今言ってくれたようなことが仮に起こったとしたら，皆さんの生活にも様々な影響が出る可能性があるかもしれません。ここから，授業のまとめに入っていきましょう。まず，COVID-19 のワクチンの開発・接種率から見えること（わかること）はどんなことでしょう？

生徒 G：先進国と発展途上国との間や白人と黒人との間に格差があることです。

教員：重要な指摘です。では，そうした格差が生じた理由は何でしょう？　これまでの近代化の授業で学んできたことも踏まえ，考えてみましょう。

生徒 H：過去にアフリカは列強諸国の支配下に置かれ，そこから人種差別が始まってしまったことで，その時の差別や格差が形を変えてまだ世界に根強く残ってしまっているから。

生徒 I：近代に発展した国の人々は，ワクチンを打つか打たないか自由に選べるが，近代に植民地支配され苦しんだ国（主にアフリカ）は，発展した国が作ったワクチンに安心できず，打つことをためらってしまうから。発展している国はワクチンを作って世界中の役に立ったつもりになっている。

教員：2 人とも植民地化の歴史が現在の格差の原因となっていることを指摘してくれています。I さんの先進国に対する見解はとてもクリティカルですね。次が今日最後の問いになります。顧みられない熱帯病への関心の低さ，黒人のワクチンの接種率の低さといった格差を縮小・解消していく為に大切なことは何でしょう？　周囲の人と意見を出し合ってみましょう。

生徒 J：私はまた新たな差別を生まないことが大切だと思います。かつて差別が生まれてしまったことで接種率が伸びないという側面もあると思うので，ここで新たに差別を生んでしまっては接種率を伸ばそうにも伸ばせないと考えるからです。また，差別を生まないようにすることや顧みられない熱帯病への関心を伸ばしていくためには無知でいないことが大切だと思います。この授業を通して自分の知らない熱帯病があることを知ったから，いくつか調べてみたいです。

生徒 K：過去に実験台として扱ってしまったことは消えないけど，その分今のアフリカや黒人のためにワクチンの開発や生活環境の改善などを手助けしてあげることが大切だと思います。

先生：J さんは差別を解消することの重要性を指摘するとともに，知ることの大切さにもふれています。K さんは植民地化の歴史が現在の格差の原因となっていることを踏まえ，先進国の果たす役割の大きさに着目しています。どれもとても大切な指摘だと思います。一方，この問いをアフリカなどに

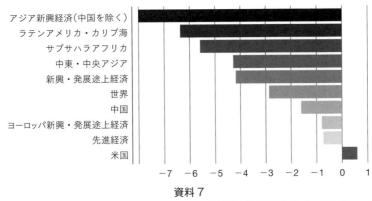

資料7

出典：平川均「COVID-19 パンデミックと新興・発展途上経済」『国際経済』73 巻，2022 年，p. 47

住む黒人の視点から考えようとした人はあまりいませんでした。彼（彼女）らは COVID-19 のパンデミックをどのようにとらえているのでしょう。最後に少し考えてみたいと思います。**資料7** は国際通貨基金（IMF）が出した GDP 成長率の COVID-19 前の予測値と 2024 年予測値の差です。世界全体でみると 2.8% のマイナスになっていることがわかります。では，COVID-19 により世界全体よりも大きな経済的打撃を受けているのはどんな国でしょう？

生徒L：アジア・アフリカなどにある新興国・発展途上国です。

教員：その通りです。理由として，ワクチン接種率の低さと財政的困難をあげる研究者もいます。経済的打撃とワクチン接種との間に密接な関わりがあるという訳です。そしてワクチン接種率の低さという「課題」の背景には，授業の中で考えてもらったように，植民地支配や人種差別の歴史が関わっています。最後に2つ投げかけをして終わりにしましょう。こうした状況の中で，日本などの「先進国」は新興国・発展途上国の人々とどのように関わっていくことが大切でしょう？　また，日本国内でワクチン接種をめぐり生じた問題の中に，今日の授業内容との共通点・類似点を見出すことができるものはあるでしょうか？　そんなことも考えてもらえればと思います。

第 1 章　COVID-19 ［参考文献］

(PART 1 感染症)　COVID-19 の発生と流行

- 国立国際医療研究センター『それでも闘いは続く―コロナ医療最前線の 700 日』集英社インターナショナル，2021 年
- 瀬名秀明，押谷仁，五箇公一，岡部信彦，河岡義裕，大曲貴夫，NHK 取材班『ウイルス VS 人類』文春新書，2020 年

(PART 2 歴史学)　新型コロナのパンデミックを歴史化する

- 飯島渉『感染症の歴史学』岩波新書，2024 年
- 飯島渉「「疫病史観」による中国の一〇〇年と新型肺炎」『中央公論』2020 年 6 月号
- 飯島渉「中国，ウィズコロナへの転換―ゼロコロナとは何だったか」『世界』2023 年 2 月号
- 大林啓吾編『コロナの憲法学』弘文堂，2021 年
- 熊木孝代（聖マリアンナ医科大学病院救急救命センター看護師長）「医療従事者であると同時に一生活者でもある看護師たちの日々の暮らしへの影響」日本看護協会出版会編集部編『新型コロナウイルス　ナースたちの現場レポート』日本看護協会出版会，2021 年
- 国立国際医療研究センター『それでも闘いは続く―コロナ医療最前線の 700 日』集英社インターナショナル，2021 年
- 左右社編集部（編）『仕事本―わたしたちの緊急事態日記』左右社，2020 年
- 初沢亜利『東京、コロナ禍。』柏書房，2020 年
- 碑文谷創「コロナ禍と葬儀に与えた影響」日本葬送文化学会『葬送文化』22 号，2021 年
- マリエル・ウード編　青柳正規監修，前島美知子訳『カラー 世界 パンデミックの記録―コロナに立ち向かう人類の挑戦』西村書店，2022 年（Marielle EUDES, "PANDEMIA", Paris, 2021）
- 湯澤卓（新潟県上越市立春日小学校）「コロナ禍における音楽の授業実施のためのガイドラインと授業の実際」『季刊音楽鑑賞教育』第 45 号（通巻 549 号），2021 年 4 月

(PART 3 高校教育)　新型コロナウイルス感染症（COVID-19）のワクチンの開発・接種率から見えることは？

- 小野昌弘『免疫学者が語るパンデミックの「終わり」と，これからの世界』筑摩書房，2022 年
- 詫摩佳代『人類と病』中央公論新社，2020 年
- 平川均「COVID-19 パンデミックと新興・発展途上経済」『国際経済』73 号，2022 年
- 平体由美『病が分断するアメリカ』筑摩書房，2023 年
- ピーター・J・ホッテズ『次なるパンデミックを防ぐ―反科学の時代におけるワクチン外交』白水社，2022 年

第2章

インフルエンザ

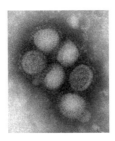

インフルエンザウイルスによる感染症。高熱やのどの痛み、関節・筋肉の痛みなどの症状が出る。

◀インフルエンザＡ型（H1N1）ウイルスの電子顕微鏡写真
（https://phil.cdc.gov/Details.aspx?pid=11212）

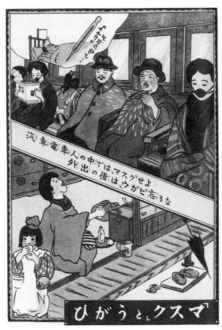

「スペイン風邪」が流行したころのポスター（1918年）
（国立保健医療科学院図書館所蔵　内務省衛生局著『流行性感冒』1922年）

インフルエンザの生態学，
疫学と流行対策

林　陽香

西浦　博

　インフルエンザは発熱，咳や喉の痛みのほかに，全身倦怠感や頭痛，関節の痛みなどの感冒様症状を引き起こすウイルス性の呼吸器感染症である。症状は一般的な風邪に比べると重く，稀なケースではあるものの，子供では急性脳症が起こり得る。また，免疫の低下している高齢者では感染に伴う肺炎を発症するなど重症化する危険を伴う。世界では毎年 10 億人が感染していると推定され，うち 300〜500 万人が重症化していると推定される。日本でも年間 1000 万人超が感染していると考えられる。感染症法上では五類感染症に指定されている。治療法として，タミフルをはじめとした抗インフルエンザ薬を用いた特異的治療が可能であり，予防にはワクチン接種が推奨されている。原因病原体のインフルエンザウイルスは RNA ウイルスの一種であり，A 型，B 型，そして C 型の 3 つに分類される。毎年冬季に大規模な流行を起こす A 型に比べて，B 型は冬季に比較的小さな流行を起こすことが多い。C 型は小児の間で季節によらない流行が見られる。

1.　インフルエンザウイルスの分類

　ウイルスの分類はウイルス表面上に見られる 2 種類の突起，ヘマグルチニン（HA）とノイラミニダーゼ（NA），及びウイルス内部のタンパク質の違いなど構造的特徴により行われている。HA は細胞に付着する役割を持ち，NA は細胞の表面の糖鎖を断ち切ることによりウイルスを放出する機能を有する。免疫系はこれらを認識することで抗体と呼ばれるタンパク質を作り出し，ウイルスの細胞への結合を妨げたり免疫応答を促したりすることでウイルスの増殖を妨げる役割を果たす。さらに HA と NA の構造を記憶することにより，免疫系はこれらをウイルスの抗原としてより早く認識し，増殖を抑えることを通じて重症化や再感染を防ぐ役割も期待される。ワクチン開発ではこのメカニズムを活用しており，感染初期での免疫応答をワクチンで人為的に誘発することで予防を実現してきた。しかし A 型インフルエンザでは HA と NA はそれぞれ 18 種類及び 11 種類存在することから，それらの組み合わせの数だけ A 型ウイルスの亜型が存在する。対して B 型の HA と NA に多様性はなく，C 型に至ってはこれらを持たず，代わ

りにヘマグルチニンエステラーゼというタンパク質が存在する。HAとNAの各構造内では抗原ドリフトと呼ばれる小さな変異の積み重ねが頻繁に見られ，同じHAでも年々異なるHAが生まれることによって既存の免疫を回避し得る新しい季節性インフルエンザウイルスへと進化することが続いている。これがB及びC型と比べて，A型を最も変異しやすいインフルエンザウイルスにしている。

2. 新型インフルエンザ

この様にしてインフルエンザウイルス，特にインフルエンザA型ウイルスが小さな変異を繰り返す中，時として過去数十年間に人間が経験してきたインフルエンザとは非常に大きくかけ離れた抗原を持つ変異体が現れることがある。これはHA及びNAの大幅な変異である抗原シフトが起こったことにより発生している。この様なウイルスを新型インフルエンザウイルスと呼び，「感染症法」では「新たに人から人に伝染する能力を有することとなったウイルスを病原体とするインフルエンザであって，一般に国民が当該感染症に対する免疫を獲得していないことから，当該感染症の全国的かつ急速なまん延により国民の生命及び健康に重大な影響を与えるおそれがあると認められるもの」と法律上で定義している。新型インフルエンザは従来と大きく抗原性が異なることから，既存の免疫は期待し難いことも少なくなく，そのために流行拡大のリスクが高く，新たなワクチンの開発が必須となり得る。

歴史上では，1917年から1919年に起こり，全世界で6億人が感染，3000万人が死亡したとされるスペインかぜをはじめとして，アジアかぜ（1957年），香港かぜ（1968～1969年），ソ連かぜ（1977年）が新型インフルエンザとして流行したことが確実であると記録されている。最も我々の記憶に新しいものは，メキシコを起源として世界中に流行が拡大した2009年H1N1パンデミックインフルエンザである。日本では2011年に類型指定が解除されるまで，「全国的かつ急速にまん延し，かつ，これにかかった場合の病状の程度が重篤となるおそれがあり，また，国民生活及び国民経済に重大な影響を及ぼすおそれがある」として同ウイルスが新型インフルエンザ等感染症に指定されていた（新型インフルエンザ等対策特別措置法）。これらはいずれもインフルエンザA型であり，A型の変異体による新型インフルエンザが世界的流行を引き起こす可能性が高い。では新型インフルエンザはどの様なメカニズムで発生しているのだろうか。

3. 人のインフルエンザと人以外のインフルエンザ

　新型インフルエンザの発生メカニズムの一例として，パンデミック発生を理解するにはヒト以外の動物を介した感染経路を考えることが欠かせない。インフルエンザウイルス，特にA型は，ヒト同士で毎年冬季に流行する季節性インフルエンザ以外にも，多様な動物で感染が確認されており，中でもトリで流行する鳥インフルエンザウイルスとブタが感染し得る豚インフルエンザウイルスは近年，ヒトへの感染も確認されている。トリやブタに感染したウイルスはその体内でヒトへの感染能力を持つ変異体へと進化し，更にヒトからヒトへと感染可能なウイルスへと変異していくことが知られている。この様な進化過程でヒトに感染したウイルスは人間が未だ認識できない抗原（経験したことのない抗原性）を有していることが多く，新型インフルエンザに発展し得る。ヒト以外からヒトへの感染により引き起こされたケースとして，1997年に香港で確認されたH5N1型鳥インフルエンザ，2003年から2005年にかけて東南アジアで流行した，致命率60%である変異体などが挙げられる。2009年のH1N1型インフルエンザウイルスは，ブタとトリさらにはヒトのインフルエンザウイルスが組換えによって混ざったものであるとされる。ブタがヒトとトリそれぞれから別の変異体のインフルエンザウイルスに感染し，ブタの体内でウイルス同士の遺伝子が再集合することにより不連続的にその抗原に変異が起こり得ることが危惧されている（資料1）。

　感染症法上では，ヒト季節性インフルエンザは定点把握のみを要する五類感染症に指定されている。一方，ヒトへの感染やそこから派生する新型インフルエンザの大流行を懸念し，H5N1及びH7N9の高病原性鳥インフルエンザは感染力と重症度が高いことをふまえて二類感染症に指定されている。それ以外の鳥インフルエンザウイルスは，一般的な人獣共通感染症として四類感染症に指定されて

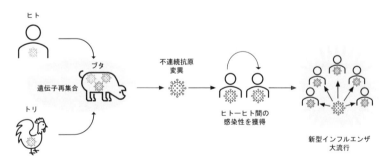

資料1　新型インフルエンザの発生

いる。現在最も警戒されているヒト以外のインフルエンザウイルスの1つは，鳥インフルエンザ H5N1 型 2.3.4.4b 系統である。2020 年のヨーロッパでの発生が報告されて以降，多様なホストを巻き込みつつ世界的な感染拡大が野生生物で起こっている。ホスト範囲の増大に伴い，他の動物やヒトへの感染も報告されている。2022 年にはスペインの農場でミンクへの感染と大量の死亡が報告され，また，海洋哺乳類でも感染が広がり，多数の死体が浜へ打ち上げられる現象が世界中で同時多発的に生じている。現時点ではヒトへの感染報告は少ないものの，鳥類や哺乳類での流行が拡大していることから，今後のヒトへの感染拡大の可能性が警戒されている。このケースを見てもわかるように，新型インフルエンザの発生予防については，生態系レベルでの理解とモニタリングが必須である。

4. 新型インフルエンザへの対策，及び政府行動計画

　未来に起こる新型インフルエンザ発生やそれに伴う大規模流行の諸被害を軽減するために様々な対策計画が練られている。2005 年，世界保健機関は「WHO 世界インフルエンザ事前対策計画」を公表し，各国はこれに基づいて行動計画を策定することを求められた。

　これらの WHO による対策計画をもとに，日本では 2013 年に新型インフルエンザ等対策政府行動計画が策定された。WHO と同様に流行を段階に分けて考え，それぞれの段階における行政対応を取り決めている。

　しかし同じ新型インフルエンザといえども，ウイルス株によって与える影響（インパクト）の大小は様々である。そこで，WHO はパンデミックインフルエンザの深刻度の評価水準を以下の3つの項目を基準として示した。第一に伝播性，つまり2次感染の起こりやすさの指標，次に感染者の重症度，そして医療や社会経済への影響である。これらの要素を評価することで，先に述べた対策を活用し，より詳細かつ事前対応型の対策を講じることが可能となってくる。例えば，伝播性の高いウイルスが流行を起こした場合は，より一層の自粛要請が必要となるかもしれない。他方，重症度の高いウイルスである場合は医療への逼迫が懸念されるため，事前の資源の確保や倫理規定に基づく治療・ケアの優先度の決定が重要となるだろう。これらをふまえた上で社会経済への影響を考慮し，全体のバランスをとりながらあらゆる影響を最小限にとどめる対策を講じるというチャレンジに立ち向かうことが求められる。

インフルエンザと
経済社会の歴史

鎮目　雅人

　19世紀の後半以降，公衆衛生をはじめとする医学の進展とその普及により，感染症死亡率は低下した一方，経済のグローバル化が進み世界的な人の移動が活発になったことで，人々が感染症にさらされる確率が高まった。こうした中で，1918〜1920年にかけて，インフルエンザの世界的な流行が発生し，世界の人口の2%強の死者が出たとされる。ここでは，このときのインフルエンザの流行を経済社会との関係に着目しながらみていきたい[1]。

1. 1918年のインフルエンザの世界的流行

　最近の推計によれば，1918〜1920年の約3年間続いたインフルエンザの世界的流行では，3700〜4600万人程度の死者が出たとされる。この死者数は当時の世界人口の2%以上であり，第一次世界大戦の死者数（1000万人程度）のほぼ4倍に相当するものであった。このうち，アジアにおける死者数が全世界の7割近くを占め，中でも英領インドの死者数は1670〜1850万人，死亡率は人口の5〜6%に達した。一方，ヨーロッパの死者数は507〜587万人で，死亡率は人口の1%前後，日本の死者数は45〜52万人で，死亡率は人口の0.8〜0.9%と推定されている（資料1）。

　発祥地は不明であるが，感染の第1波は1918年3月頃にアメリカ中西部で最初に観測された後，ヨーロッパに拡がり，同年7月までに北アフリカ，インド，中国，オーストラリアに到達した。第2波は同年8月末頃にフラン

	死者数（千人）	死亡率（%）
世界（その他とも計）	37,095-47,353	2.0-2.6
うちアジア	24,232-32,498	2.5-3.5
東アジア	4,664-10,305	0.9-1.9
日本	453-517	0.8-0.9
中国	4,000-9,500	0.8-2.0
朝鮮	185-235	1.1-1.4
台湾	26-53	0.7-1.4
東南アジア	1,719-2,049	2.4-2.9
南アジア	17,097-18,890	5.4-6.0
うち英領インド	16,700-18,500	5.5-6.1
北米	588-901	0.5-0.8
ヨーロッパ	5,069-5,865	1.0-1.1

資料1　1918-20年のインフルエンザ大流行による
　　　死者数と死亡率

出典：Athukorala and Athukorala（2022）。

---

[1]　以下では，感染拡大が始まった年を冠して「1918年のインフルエンザ」と呼ぶ。本稿の記述の詳細は，鎮目（2021, 2023a, 2023b）を参照されたい。

スで最初に観測された後，急速に全世界に拡大し，第3波は，1918年冬から1919年春にかけて，世界の多くの地域で観測された。第一次世界大戦のヨーロッパ戦線に動員されたアメリカ軍兵士から，前線を挟んで敵味方を問わず感染が拡がり，負傷，疾病のための療養や復員等により軍隊の外へも感染が拡大したとされる。

2. インフルエンザと国際社会

第一次世界大戦前の世界では，衛生問題に関する国際協力の枠組みが構築されていた。1907年にはパリに公衆衛生国際事務局を設置することが決定され，1908年末から年2回のペースで各国代表からなる常設委員会が開催されていた。しかしながら，第一次世界大戦中は委員会の開催は中断され，感染状況を含めた各国間の情報交換は必ずしも円滑ではなく，交戦国は自国内での感染状況を秘匿し，各国で外国発祥の病気であるとの主張が行われた（資料2）。こうした中で，中立国であったスペインからの感染情報が世界に向けて発信されたことにより，後に「スペイン風邪」という俗称が定着することとなった。

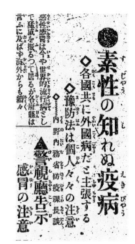

資料2 『読売新聞』1918年
10月27日

第一次世界大戦休戦後の，1919年3月に各国の衛生担当者による国際会議がパリで開催され，感染症に関する各国間の情報交換と相互協力が復活した。第一次世界大戦後に設立された国際連盟の役割として「疾病の管理と予防に関する国際的な関心事項に対して対処する」ことが定められた。もっとも，国際連盟に加盟しなかったアメリカが国際連盟の枠組みの下での活動に反対したことから，両大戦間期には，公衆衛生を担当する2つの独立した国際組織として，第一次世界大戦前からアメリカが加盟していた公衆衛生国際事務局と，アメリカが加盟していない国際連盟保健機関が並立し，相互に協同しつつ活動することになった。

3. 日本における流行状況

日本における流行状況とその対策については，内務省衛生局が詳細な報告書『流行性感冒』（1922年）をまとめている[2]。それによると，1918年から1921年

にかけて 3 回の流行の波があったとされ，発症者数は 2380 万人で人口に対する罹患率は 42%，死者数は 39 万人で人口に対する死亡率は 0.7% とされている。超過死亡率（通常年と比較した死者数の変動）を用いたその後の研究では，1918 年から 1920 年までに 2 回の流行の波があったとされ，死者数は 45 万人，あるいは 48～53 万人と推計されている。いずれにしても，当時の日本の人口の 1% 弱がインフルエンザで死亡したことになる。当時の流行状況について，内務省衛生局の報告書では，国境を超えた船舶の往来や経済活動が活発化する中で，日本だけがインフルエンザの世界的流行の波から逃れることはできなかったとしている。

　　船舶の往来，通商の繁劇を加へたる今次の流行に於て我国亦之が侵襲を受くるに至りしは到底免れ得ざる所なりしなり。即ち本邦に於ては西欧の流行に後るること三，四箇月大正七年八月下旬より九月上旬に至り初めて蔓延の兆を呈し忽ち急速なる勢を以て全国に蔓延し，爾来大正十年七月に至るまで三回の流行を反復せり。（内務省衛生局，1922 年，p. 84）

　月別の死者数を推計した速水（2006）や Richard ほか（2009）によると，日本国内での流行のピークは第 1 波が 1918 年 11 月，第 2 波が 1920 年 1 月であった。また，この事実は，新聞等によりほぼリアルタイムで国民に周知されていた。朝日新聞と読売新聞の 2 紙（本社版）について，「感冒」「流感」「インフルエンザ」のいずれかの語を含む記事（広告を含む）の数をみると，1917 年には 17 件であったのに対し，1918 年 257 件，1919 年 298 件，1920 年 401 件と激増し，1921 年には 101 件へと減少した（資料 3）。

　新聞では，1918 年 7 月頃から海外でのインフルエンザ流行が伝えられてい

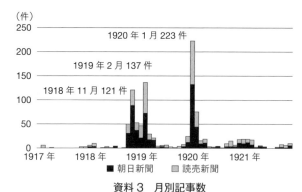

資料 3　月別記事数

※朝日新聞と読売新聞の本社版について，「感冒」「流感」「インフルエンザ」のいずれかの語を含む記事の数（広告を含む）。

2）　第二次世界大戦前の日本では，インフルエンザを含む感染症への対策は内務省衛生局が担当しており，末端の対応は内務省管下の警察が行っていた。

た（7月18日朝日新聞「孟買〈ボンベイ〉インフルエンザ猖獗」など）が，同年10月に入ると，日本国内の軍隊や学校などにおける集団感染が報道されるようになった。例えば，「鯖江第36連隊の流行性感冒は其後益々患者を増加し目下200余名に上り」（10月4日朝日新聞），「愛媛県喜多郡大洲町にて約六百名の患者あり県立大洲中学校生徒百二十名郡立女学校寄宿生通学生を合し九十二名の多数罹病し」（10月16日朝日新聞），「最近東京付近を襲った感冒は益々流行を極め学校生徒が之に冒されて休校する頗る多く」（10月24日朝日新聞）など，全国で急速に流行が拡大していく様子が伝えられている。

4. インフルエンザ対策

　1918年のインフルエンザ対策をみると，日本では，内容的には21世紀における新型コロナウイルス感染症（COVID-19）対策とほぼ同様の，三密（密閉，密集，密接）の回避，患者の早期隔離といった感染予防策が提唱されていたほか，ワクチンの開発・接種も試みられていた。しかしながら，インフルエンザのウイルスは未発見で，有効なワクチンや治療薬の開発には至らず，また，感染予防策が必ずしも徹底しなかったこともあり，感染拡大を防ぐことはできなかった。

　内務省衛生局では，第1波の感染拡大の初期にあたる1918年秋から，医学関係者の意見や海外諸国における措置を参考にしながら対策を講じた。10月26日，東京府を管轄する警視庁は告示を発出し，①室内を清潔にして光線の注入を図ること，②身体衣服は極力これを清潔にして寝具は時々日光に晒すこと，③衆人雑踏の場所にはなるべく立ち寄らないこと，④患者またはその疑いある者にはなるべく接近しないこと，⑤頭痛発熱その他身体に異状ある時は速やかに医師の診察を受けること，⑥本病患者はなるべく別室に隔離すること，⑦鼻汁・痰の付着している品物や患者の居間等はなるべく消毒すること，等を各警察署長に通知し，人々にこれを周知するように指示し，翌日の朝刊で新聞もこれを報じた（1918年10月27日読売新聞「警視庁告示　感冒の注意」，資料2）。1919年1月には，一般向けに「流行性感冒予防心得」5万部および同心得の要点を記した標語小札48万枚を各府県に配付した。

　このように，COVID-19の対策においても感染予防の要とされた三密回避や患者の早期隔離といった概念自体は，1918年のインフルエンザ時も認識されていたが，内務省衛生局の報告書は，三密の回避は実際には困難であったことを認めている。すなわち，府県によっては，学校の休校や工場の操業休止，各種興行の延期といった措置を講じた例もあったが，「禁止したる例は殆ど之を見ず」，会

場におけるマスク着用の励行や症状のある者の入場を拒絶した例もあったが，「単に予防心得書中に多衆の集合に対する注意事項を記載し一般の注意を喚起するに止まりたるもの少なからざりき」として，「多衆の集合は最も危険なるを以て之に対する施設は実に重要なるも亦最も困難とする所なり」と述べている。

マスク着用については，各府県において奨励した結果，マスク着用の習慣が急速に拡がっていった。流行前の 1918 年 1 月の段階では，写真入りで「実に格好の悪いものだがニューヨークでは郵便屋さんでも電車の車掌でもみんな口へ布を巻いている」（1918 年 1 月 26 日読売新聞）との認識であったが，1920 年 1 月には，「第一高等女学校では…好調以下男女教員率先して同校女学生一同 悉 くマスクを着用することに決めました」（1920 年 1 月 10 日読売新聞）とされている。

ワクチンについては，複数の研究機関がワクチンの開発を試みており，実際に製造もされた。しかしながら，病原体であるインフルエンザのウイルス自体が発見されたのは 1930 年代であり，この時点では，インフルエンザの真の原因についても論争があった（1918 年 11 月 25 日朝日新聞「感冒の病原研究に就て学者二派に分る」）。内務省衛生局の報告書では，「『インフルエンザ』予防の目的に向って『ワクチン』を使用するは今回の流行を以て最初となす」としたうえで，「其注射成績に至ては使用後日尚浅くして未だ十分なる効果の判定を下し得ず要するに『ワクチン』の予防的実施は尚試験的使用の域にありと云ふべし」と述べている。

感染が拡大する中で，多くの地域で医師や看護師の不足が表面化し，医療崩壊の危機に陥った地方もあった。すなわち，内務省衛生局の報告書は，「患者益々頻発し医師は東奔西走終日診療に従事すると 雖 尚 汎く患家の 翹 望〔待ち望むこと〕を満すに足らず，医療を受くる能はずして空しく床上に呻吟するもの少からず，甚しきに至りては医師も亦病の魔手に斃れ診療の途途絶えたる地方あり又は山間の僻地にして医師の来診を受くるに術なく運命の儘に只恢復を祈るの外なき地方もありき」（内務省衛生局，1922 年，p. 230）と伝えている。

5. 経済社会への影響

1918 年から 1919 年にかけて，日本経済は第一次世界大戦中の好況が続き，高成長，高インフレの状況にあった。1918 年度における国鉄の全国輸送人員について，鉄道省の報告書は以下のようにインフルエンザの第 1 波に伴う外出控えは一時的なものにとどまったとしている。

11 月に入りては偶々全国に亘り悪性寒冒流行し旅客の出遊を阻害したるも

の鮮少ならざりしも偶々常毛の野に行はれし陸軍大演習は近年未曽有の壮観なりしを以て演習参観其の他の旅客 夥 しく一方五年の長きに亘りたる世界的大動乱休戦の報に接するや都鄙競ふて平和克復祝賀会を開催するあり遠近旅客の出遊を促進せしめたるもの少しとせず（鉄道院，1920年，pp. 2〜3）。

　インフルエンザ流行の第2波にあたる1919〜1920年の鉄道輸送人員について，鉄道院の報告書は前年からの好調が続いたとしている一方，インフルエンザ流行への言及はない。1920年春の反動恐慌により，日本経済は低成長，デフレへと移行していったが，インフルエンザ対策は内務省衛生局の管轄であり，政府の経済政策はインフルエンザを考慮することなく運営された。この点は，感染拡大防止の観点から人々の行動変容を伴う強力な人流抑制策が採られた結果として経済活動が数年間に亘り収縮し，これに対して大規模な財政金融政策上の経済対策が発動されたCOVID-19とは状況が大きく異なっていた。

　疫学的な観点からみると，1918年のインフルエンザとCOVID-19の間には共通する面がある。グローバル化の進展により国境を超えた人的な移動が活発化する中で感染が世界的に拡大したこと，公衆衛生上の観点から感染対策の必要性が認識されていたにもかかわらず，短期間では感染が収束しなかったこと，などである。また，実施された公衆衛生上の感染拡大防止策も，三密の回避，マスク着用の励行，患者の早期隔離など，共通していた部分があった。一方，医学の進歩により1918〜1920年には手に入らなかった有効なワクチンや治療薬が，今日では手に入るようになっている点は異なっている。

　感染症が経済社会に与えた影響という観点からみると，両者は大きく異なっている。1918年のインフルエンザが経済社会に対して大規模な抑制効果を持ったとの証拠は見出せないのに対し，COVID-19は経済活動の大幅な縮小と人々の行動変容を通じ大きな社会的影響をもたらしている様子が窺える。政府も，1918年のインフルエンザに対しては，経済活動を抑制してまでも流行拡大を防ぐ措置を実施することはなかったのに対し，COVID-19に対しては，企業活動や市民生活全般に亘り，活動の大幅な抑制を伴うかたちで，個人間の物理的接触を最小限に抑える措置を実施するとともに，政策的措置によって引き起こされた経済活動の萎縮に対して，所得補償や事業支援を含む大規模な財政金融政策を発動している。このように，感染症が社会や経済に与える影響は，感染症そのものだけでなく，社会の制度的枠組み，政府や個人，企業などの感染症への対応という人間の営みに依存する面が大きいということができる。

「スペイン風邪」は
なぜ世界中に拡大したのか？

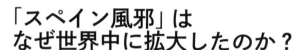

伊藤　和彦

授業のねらい

　感染症は，国境を越えて拡大する。それは，人間が国境を越えてグローバルに活動しているからである。

　たとえば，15世紀末からポルトガル，スペインが大西洋を介してアジアにいたる航路を開拓すると，進出先のアメリカ大陸などで感染症が大流行した。18世紀後半にイギリスで産業革命が始まると，質・量ともにこれまでの時代を圧倒するような人・モノの移動も始まった。それにともない，感染症もグローバル化し，「鎖国」であった日本にも，同時代に世界で流行していた感染症がもたらされることがあった。しかし，国境を越えた人間の活動は，このような経済活動によるものばかりではない。戦争もそうである。戦争を通じて人・モノが行き交い，感染症が国境を越えて拡大することがある。

　本時においては，「スペイン風邪」と呼ばれたインフルエンザの拡大を例にして，第一次世界大戦がどのような特徴をもった戦争であったのかを学ぶ。あわせて，「スペイン風邪」という感染症が，およそ100年前の社会に何をもたらしたのかを学び，生徒には今後の教訓を考えさせたい。

1.「スペイン風邪」はなぜ世界中に拡大したのか？

教員：今日は，第一次世界大戦について学習しましょう。さて，4年間にわたる第一次世界大戦での死者の数はどちらでしょう？　A：1,000万人，B：4,000万人。

生徒：当時，世界の人口って，どのくらいいたのですか？

教員：いい質問だね。当時，世界には約17億の人口がいたと言われているよ。

生徒：なら，4,000万人は多すぎるよね。だから，A！

生徒：でも，「世界大戦」と呼ばれるなら，Bでもおかしくないんじゃない？

教員：正解は，Aだ。でも，Bの4,000万人は同じ時期に亡くなった人の数です。

生徒：えっ！　戦争以外の理由で，そんなに多くの人が亡くなっているんですか！

教員：そう。その原因は「スペイン風邪」と呼ばれた感染症です。第一次世界大戦では，イギリスがドイツに対して経済封鎖を行ったことで，ドイツでは女性や子どもを中心に76万人の餓死者が出たけど，感染症によっても多

くの人が命を落としているんだ。たとえば，イギリスでは，スペイン風邪は3度，流行が拡大した時期があり，終息するのにおよそ2年かかっています。

生徒：新型コロナウイルス感染症と似ているかも。日本でもスペイン風邪は流行したのかな？

教員：資料1を見ると，女子学生がマスクをしているよね。当時の報告書では，スペイン風邪によって39万人が命を落としたとしています。ものすごい数だ。では，第一次世界大戦のとき，なぜスペイン風邪が大流行したのか，考えてみよう。1918年3月，アメリカのカンザス州にあるファンストン基地で兵士たちが発熱，頭痛，咳を発症しました。これがスペイン風邪の出発点だと言われています。アメリカで始まったスペイン風邪が，ヨーロッパで大流行したのはなぜか？

生徒：中立を保っていたアメリカが1917年4月にドイツに宣戦布告をし，アメリカ軍兵士が次々とヨーロッパ戦線に送られたからですよね。

教員：そうですね。多くの兵士が輸送船でアメリカからヨーロッパに送られた。その船の中はどんな状態だったと思う？

生徒：そりゃ，密でしょ！　以前勉強した奴隷船の中も，すごい密だったもん。

生徒：三密。密閉，密集，密接。船の中はそんな感じだったんじゃないかな。だから，健康な兵士であっても，感染症に罹っていったのではないかと思います。

教員：では，ヨーロッパ戦線はどんなようすだったのでしょう？　資料2を見てください。この堀を塹壕と言っています。これは第一次世界大戦のとき

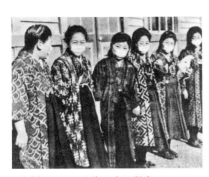

資料1　マスク姿の女子学生 (1920年)

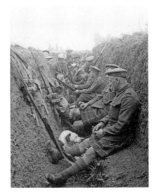

資料2　塹壕 (1915年，フランス，大英図書館所蔵)

に発明された機関銃の弾を避けるために掘ったもの。この塹壕の中のようすは？

生徒：ここも密だ！　これじゃ，スペイン風邪も広がるよね。

教員：兵士たちはこの塹壕のなかで寝泊りし，次第に体力も落ちていきました。

生徒：そうすると免疫力も落ちていきますね。また，塹壕って，雨が降れば水がたまって不衛生な環境になるじゃないですか。そういったことも感染症が広がる要因になりそうですね。

教員：そうです。なかには塹壕足に罹る兵士もいて，足を切断しなければならないこともありました。その後，膠着状態だった塹壕戦を突破する新しい兵器が発明されました。それは何でしょう？　ヒントは**資料3**だ。

生徒：戦車！

教員：そうです，農業用トラクターを改良してつくられました。この戦車の中は？

生徒：密！

教員：そうだ。戦車の中も密だ。戦争はあらゆる場所で感染症を広げるものなのかもしれないね。さて，このスペイン風邪はアフリカやインドなど，世界中で大流行しました。それはなぜでしょう？　**資料4**をヒントに考えてみましょう。

生徒：これはどんな写真なんですか？

教員：これは，ヨーロッパ戦線に動員されたインド人兵士を写したものだ。

生徒：なんでインド人兵士がヨーロッパ戦線に…あ，そうか！　インドはイギリスの植民地だったからだ。第一次世界大戦で，ヨーロッパの国々は世界中の植民地から兵士を集めたんだ。そして兵士たちは戦場でスペイン風邪に感染して，母国に帰った。それで世界中でスペイン風邪が大流行した，と

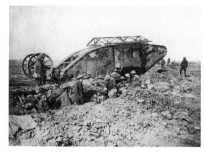

資料3　第一次世界大戦でイギリスが使用した戦車（スコットランド王立図書館所蔵）

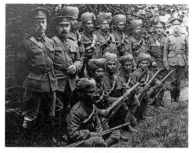

資料4　ヨーロッパ戦線に動員されたインド人兵士（1915年，大英図書館所蔵）

いうことじゃないですか？

教員：そのとおり！　よくわかったね。

生徒：ところで，スペイン風邪の大流行はアメリカ軍兵士が出発点だとおっしゃっていましたが，それならなぜ「アメリカ風邪」と言わず，「スペイン風邪」というのですか？

教員：戦争当事国では，自国の兵士がスペイン風邪に罹って苦しんでいるということ，言うかな？

生徒：言わない。だって，自国の弱点をさらすようなものだもの。

教員：だよね。戦争当事国はそういうことを言わないし，報道しない。でも，スペインは中立国だったんだ。ということは…。

生徒：報道する。

教員：そう。スペインでは，どんどん報道したんだ。だから，「スペイン風邪」と言っているのです。ちなみに，スペイン風邪とは，インフルエンザのことです。

2.　日本ではどう広がったのだろうか？

教員：次は日本です。日本も第2次大隈重信内閣のときに，日英同盟を口実にしてドイツに対し宣戦布告をして第一次世界大戦に参戦しました。

生徒：でも，日本軍兵士はヨーロッパに行ったわけではないですよね？

教員：いや，そうではありません。たしかに日本は1914年8月にドイツに対して宣戦布告をし，9月にドイツの拠点であった中国山東省に上陸を開始したので，日本にとっての主戦場は中国でした。そのとき大量のドイツ兵を戦争捕虜（当時は俘虜といった）として国内各地に収容しました。このときやって来たドイツ人捕虜が日本にいろんなものをもたらしたことは，よく知られているね。

生徒：お母さんが好きで，よく食べるのですが，「超熟」のPascoもそうでしょ？

教員：よく知ってるね。敷島製パンも，名古屋に来たドイツ人捕虜を製パン技師として迎えて創業したんだ。当時，米騒動直後だったから，「パンはコメの代用食となりうる」と確信した盛田善平という人が会社を立ち上げたんですね。話を元に戻すと，青島から逃走した極東のドイツ艦隊を追ったイギリスが，太平洋やインド洋に日本海軍の出動を求めるようになりました。それに応じて日本も戦線を拡大していきます。さらに，イギリスは日本に対し海軍を地中海に派遣するよう要請してきました。これに応じて1917

年2月，海軍が地中海に派遣されました。だから，日本軍兵士もヨーロッパに行っているのです。

生徒：そうなんですね。

教員：また，第一次世界大戦の際には，日本は大戦景気だったよね。

生徒：あ，そうか。ヨーロッパが戦場になったから，日本はイギリス・フランス・ロシアなどの連合国に軍需品や食料品などを輸出したし，アメリカには生糸を輸出しましたね。

教員：そう。だから，ヨーロッパやアメリカとの盛んな往来はあったわけで，日本でも，アメリカでの発生以降，わずか6か月でスペイン風邪が大流行したのです。当時，「流行性感冒」と言いました。では，政府はどんな対策をとったと思いますか？

生徒：スペイン風邪って，インフルエンザでしょ？　だから，まずは手洗い・うがいを呼びかけたんじゃないかな。

教員：たしかに当時のポスターを見てみると，「外出の後はウガヒ忘るな」なんて書かれています（章扉 p.31）。それとマスクですね。ポスターには，「マスクをかけぬ命知らず！」とか，「汽車・電車・人の中ではマスクせよ」って書いてあります。ただ，マスクが品薄になってしまい，「口蓋」（マスク）の値上がりを伝える新聞記事もありました。

生徒：コロナのときとよく似ているね。コロナのときは，マスク不足に対して政府は布マスクを2枚配布したけど，このときはどうだったのかな？

教員：**資料5**の新聞記事は，1920年1月14日の『新愛知』です。

生徒：「国費で口覆を配布」って書いてある！　コロナのときと一緒だ。『アベノマスク』ならぬ，『ハラノマスク』？

教員：そう言ったかどうかは分からないけれど，首相就任間もない原 敬も流行性感冒に感染しています。

生徒：学校はどうなったのかな？

教員：たとえば，愛知県豊田市には，16の小学校に流行性感冒の記録が残っていますが，ある尋常小学校の日誌には，200人以上の児童が休んだため，臨時休校になったことが記されています。また，亡くなってしまった児童もいました。当時の日誌や沿革史が残っているかもしれないので，さらに自分が暮らしている地域の学校を調べてみるのもおもしろいかもしれませんね。

　この流行性感冒で亡くなったのは，子どもたちだけではありません。教

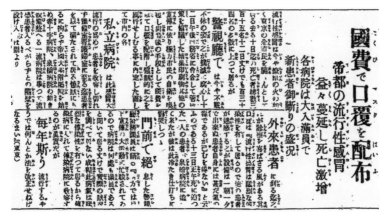

資料5 『新愛知』1920年1月14日

科書に登場するような人もいました。たとえば，劇作家の島村抱月。彼の死にショックを受けて自殺をしたのが，女優の松井須磨子でした。

外国人では，ドイツの社会学・経済学者のマックス・ヴェーバーが亡くなりました。そして，アメリカのウィルソン大統領は第一次世界大戦後のパリ講和会議の最中に，スペイン風邪に感染しました。ウィルソンは一命はとりとめたものの，パリ講和会議はすっかりイギリス・フランスのペースで進み，ドイツに対して巨額の賠償金を求めることとなりました。その結果，ドイツでは不満がたまり，ヒトラーが台頭する遠因にもなったという研究もあります。

生徒：そうなんですね。記事の中の「各病院は大入満員で新患者御断りの盛況」というのも，コロナのときと一緒だ。いまの日本は，高齢社会だし，地震などの災害も多いから，感染症の急な拡大でも困らないように，お医者さんや医療施設の数を増やして，もっと充実してほしいですね。

教員：そうですね。「病院は大入満員」だったというのは，日本だけではなく，ヨーロッパでもそうでした。ヨーロッパは戦場でもあったから，スペイン風邪の患者さんよりも戦争で傷ついた兵士たちの手当てが優先されたかもしれませんね。だから，スペイン風邪による死者が増えた可能性があります。それも，戦争の悲惨さの一つでしょう。2022年2月24日からロシアによるウクライナ侵攻が始まりました。まだコロナが終息していないなかで始まった戦争です。第一次世界大戦では戦争によって感染症が拡大し，戦争が患者の治療を遅らせました。その歴史を，いま一度思い出したいですね。

第 2 章　インフルエンザ［参考文献］

PART 1 感染症　インフルエンザの生態学，疫学と流行対策

- World Health Organization: Pandemic Influenza Preparedness (PIP) Framework
- 厚生労働省「新型インフルエンザ対策行動計画・ガイドライン」
- World Health Organization: Pandemic Influenza Severity Assessment (PISA)
- 国立感染症研究所「高病原性鳥インフルエンザウイルス A（H5N1）感染事例に関するリスクアセスメントと対応」

PART 2 歴史学　インフルエンザと経済社会の歴史

- クロスビー，アルフレッド・W，西村秀一訳『史上最悪のインフルエンザ—忘れられたパンデミック』みすず書房，2004 年
- 鎮目雅人「感染症の歴史から何を学ぶか？—明治大正期の日本の経験を踏まえて」『経済研究』第 72 巻第 3 号，2021 年，pp. 209-227
- 鎮目雅人「感染症の歴史から何を学ぶか？—経済学と他分野との協業に向けて」西山慶彦・関口格・大湾秀雄・阿部修人編『現代経済学の潮流 2021』東京大学出版会，2023 年 a，pp. 151-181
- 鎮目雅人「感染症の社会経済史的考察—COVID-19 対応への含意を見据えて」『社会経済史学』第 89 巻第 2 号，2023 年 b，pp. 101-123
- 鉄道院編『鉄道院鉄道統計資料』大正 7 年度（第 1 編　運輸），1920 年
- 鉄道院編『鉄道院鉄道統計資料』大正 8 年度（第 1 編　運輸），1922 年
- 内務省衛生局『流行性感冒』国立保健医療科学院所蔵貴重書，登録番号 18460，1922 年 https://www.niph.go.jp/toshokan/koten/Statistics/00008882.html〈2023 年 12 月 29 日アクセス〉
- 速水融『日本を襲ったスペイン・インフルエンザ—人類とウイルスの第一次世界大戦』藤原書店，2006 年
- Athukorala, P and C. Athukorala, *The 1918-20 Influenza Pandemic: A Retrospective in the Time of COVID-19*. Cambridge University Press, 2022.
- Richard, S. A., N. Sugaya, L. Simonsen, M. A. Miller and C. Viboud, A comparative study of the 1918-1920 influenza pandemic in Japan, USA and UK: Mortality impact and implications for pandemic planning. *Epidemiology and Infection* 137(8), 2009, 1062-1072.

PART 3 高校教育　「スペイン風邪」はなぜ世界中に拡大したのか？

- 内務省衛生局編『流行性感冒—「スペイン風邪」大流行の記録』平凡社，2008 年
- 速水融『日本を襲ったスペイン・インフルエンザ—人類とウイルスの第一次世界大戦』藤原書店，2006 年
- 池田考司・杉浦真理編著『感染症を学校でどう教えるか—コロナ禍の学びを育む社会科授業プラン』明石書店，2020 年
- 豊田市郷土資料館企画展「スペイン風邪とコロナウイルス」（開催期間：2020 年 7 月 14 日～11 月 29 日）なお，豊田市郷土資料館は 2022 年 9 月 30 日に閉館し，2024 年 4 月に豊田市博物館として新たに開館した。

第3章

エイズ

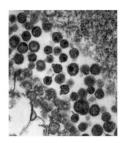

ヒト免疫不全ウイルス（HIV）に
よる感染症。免疫機能が低下し，
日和見感染症や悪性腫瘍などを発
症する。

◀HIV ウイルスの電子顕微鏡写真
ウイルス粒子は 110 ナノメートルほ
どの球状をしている。（写真出典：国
立感染症研究所）

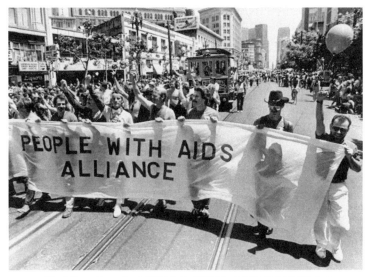

プライド・パレードで「AIDS 患者同盟」の横断幕を掲げる人々
（サンフランシスコ，1983 年）

エイズの病態と流行の推移

門司 和彦

エイズ（AIDS: Acquired Immuno-Deficiency Syndrome）は「後天性免疫不全症候群」というヒト免疫不全ウイルス（HIV: Human Immunodeficiency Virus）による感染症である。症候群とは，様々な症状をもたらす病気のことである。細菌，カビやウイルスなどの病原体から身体を守ることを免疫というが，エイズはHIV の持続感染により免疫，特に細胞性免疫機能が高度に障害された状態を指す。HIV は RNA を遺伝子として逆転写を行うレトロウイルスの仲間であるレンチウイルスに属する。1 型と 2 型があるが，世界的に流行しているのは HIV 1型であり，以下では HIV 1 型の話をする。

1. エイズという病気とその流行状況

エイズは 1981 年に米国の男性同性愛者で報告され，調査の結果，サハラ以南のアフリカで多くの患者が発生していることがわかった（病状が進むと急激な体重減少がみられるので「スリム病」と言われた）。1900 年代初頭にアフリカでチンパンジーからヒトに侵入したとされる。その後，医療現場での注射の打ち回しや，人口の移動に伴う性行動の変化などによりアフリカで拡散し，やがて国際的な人の移動でアメリカや，ヨーロッパ，アジアで流行が拡大した。

WHO の推計によれば，世界で 2022 年末までに累計で 8560 万人が HIV ウイルスに感染し，4040 万人が死亡した。現存の HIV 感染者は約 3900 万人（世界人口 80 億人の約 0.5%）で，その 3 分の 2 が WHO アフリカ地域に居住している。HIV 感染者の 53% が女性である。HIV 感染者の 76%，2980 万人が治療を受けているが 920 万人は受けておらず，2022 年にはエイズを含む HIV 感染症で 63万人が死亡した。また，130 万人が新たに HIV に感染したが，これは 1995 年のピークの 41% であった（UNAIDS/WHO，2023.7 月）。

日本では感染症法上の五類感染症（全数把握）とされる。五類感染症は，「国が感染症発生動向調査を行い，その結果に基づいて必要な情報を国民一般や医療関係者に提供・公開していくことによって発生・まん延を防止すべき感染症」で，全数把握と定点把握（指定届出機関からの届出のみ）があり，全数把握には無症状者を届けるもの（梅毒など）とそうでないものがある。HIV 感染症は全数把握で

あり，かつ，無症状の場合でも診断した医師は保健所長を通して知事に届出を行う義務がある。2022年の新規HIV感染者報告数632件，新規患者報告数252件，計884件で，過去20年間で最少となった。うち，同性間性的接触によるもの570件，異性間性的接触によるもの153件であり，新規報告数の9割が男性であった（この点は，アフリカの状況とは大きく異なる）。静注薬物と母子感染によるものは各1件であった（エイズ動向委員会，2023）。

2. 感染経路と症状

　HIVの感染源は精液，膣分泌液，血液，母乳なので，感染経路は，1）性行為による感染，2）血液を介した感染（輸血や注射針の使い回しなど），3）母子感染の3つである。腸管粘膜は単層であり膣粘膜は重層のため，肛門性交は膣性交よりもHIV感染リスクが高い。また，梅毒や淋病など他の性行為感染症に罹患していると感染リスクが高くなる。麻薬や覚せい剤を注射器・注射針で回し打ちすると感染リスクが高い。エイズ流行の初期には輸血血液のHIV検査が不十分で血友病患者などで多くの感染者が発生した。母親から子どもへの母子感染には，胎内感染，出産時の産道感染，母乳哺育による感染がある。後に示す予防対策はこれらの感染経路を断つことにある。

　HIVは免疫を担当するCD4陽性リンパ球（細胞）に感染し，リンパ球数が減少し，適切な治療が施されないと重篤な全身性免疫不全となり，日和見感染症や悪性腫瘍を引き起こす。

　HIV感染後，2～6週に体内で増殖を始め，CD4陽性リンパ球が破壊され，発熱・のどの痛み・だるさ・下痢など，風邪やインフルエンザに似た症状や，筋肉痛，皮疹などがでるが，数日から数週間で症状が消える。この時期が急性期である。急性期を過ぎると症状がでないため，感染に気づかないことが多い。急性期はウイルス量が多く，性交渉で相手に感染させるリスクが高い。この急性期に複数の性交渉相手を同時にもつ場合や短期間に性交渉相手が変わる場合に感染が拡大する。

　HIV感染は迅速診断キットでその日のうちに結果がわかるようになった。しかし，感染初期にはHIVに対する抗体価が上昇しないため，感染していてもHIV検査が陰性となる。感染が疑われる場合は繰り返し検査を受けることが望まれる。日本では，全国の保健所等で無料・匿名で検査が受けられる。

　急性期を過ぎると症状の出ない無症候期が数年から10年続く。個人差があり，15年経っても症状が出ない人もいれば，感染から2年程でエイズを発症する人

資料1　厚生労働省が定めるエイズ発症の基準となる 23 の合併症（指標疾患）一覧

A．真　菌　症：1．カンジダ症　2．クリプトコッカス症　3．コクシジオイデス症
　　　　　　　　4．ヒストプラズマ症　5．ニューモシスティス肺炎
B．原　虫　症：6．トキソプラズマ脳症　7．クリプトスポリジウム症
　　　　　　　　8．イソスポラ症
C．細菌感染症：9．化膿性細菌感染症　10．サルモネラ菌血症　11．活動性結核
　　　　　　　　12．非結核性抗酸菌症
D．ウイルス感染症：13．サイトメガロウイルス感染症　14．単純ヘルペスウイル
　　　　　　　　ス感染症　15．進行性多巣性白質脳症
E．腫　　　瘍：16．カポジ肉腫　17．原発性脳リンパ腫　18．非ホジキンリンパ腫
　　　　　　　　19．浸潤性子宮頚癌
F．そ　の　他：20．反復性肺炎　21．リンパ性間質性肺炎／肺リンパ過形成
　　　　　　　　22．HIV 脳症（認知症又は亜急性脳炎）
　　　　　　　　23．HIV 消耗性症候群（全身衰弱又はスリム病）

合併症の詳細は割愛してある。
出典：厚生労働省「感染症法に基づく医師及び獣医師の届出について」

もいる。症状がなくとも体内では HIV が増殖を続け，CD4 陽性リンパ球数が低下し，免疫力は低下する。その結果，寝汗や長期の下痢，急激な体重減少などの症状がでて，エイズが発症する。

　エイズ期には，口腔カンジダ症などの日和見感染症や悪性腫瘍，神経障害などが出現する。厚生労働省では，エイズ診断基準として**資料1**に示す 23 の疾患を指定しており，その中の 1 つが発病した時点でエイズ期とする。治療しないと日和見感染症により死亡する。

　サハラ以南のアフリカでは抗レトロウイルス治療が進んでもエイズで死亡する患者が多い。主な原因は，治療の失敗・中断と，治療を手遅れにする診断の遅れにある。そのため，WHO は，エイズのステージ 3（症状が進んだ状態）や，ステージ 4（深刻な症状）の場合，または CD4 数が 200 個/mm^3 未満（健康な時には700〜1500 個），の状態を進行性 HIV 感染症（AHD, Advanced HIV Disease）と定義して，対策を強化している。現在，サハラ以南アフリカの HIV 感染者の半数までが AHD に該当する。

3. 予防と治療の現状と目標

　有効なワクチンは発明されていない。かつては感染予防の「ABC」として，禁欲（Abstain，セックスをしない），貞操（Be faithful，性交渉相手を一人にする），コンドーム使用（Condom）が奨励され，教育とコンドームの配布，HIV とその他

の性病の検査・相談施設の設置，麻薬常用者への対策が進められた。近年では，安全なセックスを実行するために，抗レトロウイルス膣リング，包皮切除，抗レトロウイルス療法（予防的服薬）が推奨されている。

　治療薬としては，1990年代後半からHIVに対する抗レトロウイルス薬が発明され，体内のウイルス量を抑えて延命できるようになった。しかし，ウイルスを体内から消滅させる薬は存在せず，薬を一生飲み続けなければならない。また，HIV感染者は慢性疾患による死亡率が非感染者より高く，やや短命となる。結核とエイズの両方に感染すると治療がさらに困難になる。

　抗レトロウイルス薬は初期には高価であったが，様々な国際的努力により低中所得国の貧困な感染者も投薬を受けることが可能となった。治療は感染早期から始めた方が効果的なので（また感染の拡大も防げるので），感染者がHIV検査を受けて感染に早く気がつき行動に移すことが大切である。しかし，社会や家族・親族の偏見と差別（スティグマ）によって発見が遅れるケースが多い。HIV陽性の妊婦は早く抗レトロウイルス薬を服薬し，母親の健康を保持し，胎児への感染や母乳を通じた感染が防ぐことが重要である。

　抗HIV薬には様々な種類があり，3剤以上併用して服薬する。現在では1日1回1錠（中に3〜4の成分配合）でHIVの血中ウイルス量を検出限界以下に抑え，他の人への感染リスクを低減することができる。

　WHO，グローバルファンド，UNAIDSは，SDGs目標3.3に合致したHIV戦略として，2030年までに，1) HIV感染者の95%が診断を受け，2) そのうち95%が抗レトロウイルス治療を受け，3) 治療中のHIV感染者の95%が抑制されたウイルス量を達成することを目標としている。2022年の実績は，それぞれ86%，76%，71%であった。

　エイズは20世紀末から現在までを象徴する感染症である。植民地時代のアフリカで発生し，都市化やグローバル化で世界に広がり，世界的パニックをもたらした。アフリカ諸国の平均寿命は一時，大きく短縮した。また，性に関する意識と行動が変化する時代とも一致し，社会に様々な影響を与えた。抗レトロウイルス薬の出現によってニュースからは消えていったが，世界ではまだ多くの人が感染し，発症し，苦しんでいる。戦争が起これば治療薬を入手することは困難になる。多方面の努力により，新たな感染者をなくし，すでに感染した方々が少しでも長く健康に生活できるような世界を構築することが求められている。

グローバル化のなかの HIV／エイズ

永島　剛

　エイズの歴史に関する叙述の起点は，1981 年とされることが多い。ゲイ・コミュニティで原因不明の疾患による若い男性たちの死去が相次いでいるとの報告が，米国の疾病対策センター（CDC）の週報に最初に掲載されたのが，同年 6 月だったためである。それらの疾患は翌年にはエイズ（AIDS, 後天性免疫不全症候群）とよばれるようになり，その病原体のレトロウイルス（HIV＝ヒト免疫不全ウイルス）の存在が判明したのが 1983 年から 84 年にかけてであった。それ以前からこの病原体はアフリカなどで人の疾患を引き起こしていたと考えられるが，1 つの病気として公的に認知されるようになったのは 1981 年以降だったというわけである。ひとたび 1 つの病気としての認知がなされたことにより，世界各地で同様の症例が報告されるようになった。

1. 感染リスクとスティグマ

　当初，症例が男性同性愛者に限られていたため，「ゲイのペスト（gay plague）」という呼称が使われたこともあった。スーザン・ソンタグも指摘しているように，plague という用語には，悪徳にたいする罰という含みがあり，同性愛者の差別と結びつきやすいものだった。社会規範からの逸脱への報いであるというような，罹患者たちにスティグマ（差別・偏見）を負わせる認識のされ方も広まっていたのである。西欧諸国や米国の諸州では，20 世紀後半に同性間の性的関係を違法とする法律の撤廃が相次いでいたものの，社会における差別意識は根強く，同性愛者たちの解放がすぐに進んだわけではなかった。米国では，ニューヨークやサンフランシスコといった大都市に，差別の眼を避けるため集まってきた人々によって，性的マイノリティのコミュニティが形成された。その内部での，複数の相手をもつなどの性的関係のあり方が，感染を広げる要因の 1 つだったとも指摘される。

　エイズが男性同性愛者に限った病気ではないことは，1982 年には明らかになった。異性間の性行為で感染した症例も確認され，また性行為のみならず，使いまわしにより汚染された注射針を介して，麻薬常用者に感染が広がっていることもわかった。もともと社会的に問題視される存在だった麻薬常習者は，エイズ流

行で改めてそのスティグマが強まることになった。

　米国における初期の患者報告をみると（**資料1**），「ハイチ出身の米国住民」という項目がある。カリブ海の国ハイチからの移民の間での発病の報告が相次いだことにより，従来からの人種差別とも相まって，エイズはハイチ人がもたらしたという風評も立った。慎重な医師・保健当局者たちは，人種や民族そのものが感染リスクを高める因子である可能性は当初から否定していたが，多くが貧困状態にあるというハイチ系住民の社会経済的状況（たとえば性産業に従事

資料1　米国における初期の患者報告

期間：1981年6月〜1983年6月	
CDC へのエイズ患者報告数	1,641
うち死亡者	644
性別による内訳（％）	
男　性	93%
女　性	7%
リスク因子別グループの内訳（％）	
ホモセクシャル／バイセクシャル男性	71%
静脈注射による薬物使用者	17%
ハイチ出身の米国住民	5%
血友病患者	1%
その他	6%

（届出情報が充分ではない患者，リスク因子が特定できない患者，エイズ患者の異性愛パートナー，輸血を受けた人，カポジ肉腫患者）

出典）The U.S. Centers for Disease Control and Prevention, *Morbidity and Mortality Weekly Report (MMWR)*, June 24, 19

せざるをえない境遇など）がリスクを高めている可能性が指摘された。その後米国では，特に黒人住民の HIV 有病率が高かったが，これについても劣悪な生活環境との関係が指摘されなければならない。不安定な就業，教育や医療へのアクセスの欠如，家庭崩壊，ホームレスといった状況が，リスクの高い性関係や薬物使用を誘引していたことが考えられる。

　1982年には血友病患者のエイズ症例も報告され，血友病治療に使う血液製剤を介した感染が疑われた。血友病からのエイズ罹患者たちは，母子感染による感染者とともに，「（本人に）落度のない被害者」であるとして，ゲイや薬物使用者らとは一線を画したとらえ方もされたが，罹患によるスティグマと無縁だったわけではない。血液製剤は人の血液から製造されるものであり，HIV 感染者からの献血・売血が問題だった。血液提供者のスクリーニングや，ウイルス不活性化のための加熱工程をへていない血液製剤の規制といった措置が多くの国で導入されるようになったが，その時期は国ごとに異なっていた。

2.　政策的対応：1980年代

　ゲイや麻薬常用者に患者が集中していた当初，かれらの「不徳」を問題視する

人々からは，患者のあぶり出しと強制隔離という，強硬な封じ込め政策を求める声も上がったが，米国政府は対応に消極的だった。むしろ，エイズは一部の特殊な人々の問題であるだけに積極的な対応は不要であるとの思いが，当時のレーガン政権中枢にはあったとも指摘される。

異性愛者への感染の広まり，映画俳優ロック・ハドソンら著名人のエイズによる死去の衝撃などもあり，1980年代半ばになると，もはや特定の人々だけの病気ではないという認識から，対策を求める世論は高まった。こうしたなか欧米諸国の多くでは，現場の保健担当者や患者らの意見も取り入れながら，より「リベラル」な対策が模索されるようになった。ここでいうリベラルな対策とは，私権を侵害することになる強制的な検査や隔離などの防疫措置は極力とらない代わりに，啓発活動をつうじて人々の自発的な対応を促進することを目標とするものだった。まずプライバシーに配慮した無料の検査・相談窓口の設置が進められ，身近な人に感染を広めないためにも，人々が自発的に検査を受けることが期待された。性行為による感染に関しては，コンドームの使用など「安全なセックス」を呼びかけ，薬物使用に関しては清潔な注射針の使用を促すキャンペーンなども展開された。保健当局だけでなく，たとえばゲイ・コミュニティでは，当事者の有志たちがキャンペーンの主体的な役割を担ったところもあった。

リベラルなアプローチが採用された背景として，歴史研究の知見が一役買っていたという指摘もある。たとえば19世紀後半の英国には，性産業の女性たちに検病を強制する一方，男性客は不問に付す法律があった。その二重基準が批判を浴び，やがて撤廃されるが，その後性感染症に関して強制的な防疫措置は男女を問わず導入されなかった。性関係は私事であり，検査や届出を強制しようとすれば，人々はかえってそれを秘匿しがちである。それよりも啓蒙活動をつうじて自発的な対応を促すほうが効果的であるという認識が，保健担当者たちに共有されるようになっていたためだった。こうした歴史的経験をふまえ，歴史家ロイ・ポーターは1986年，「歴史はエイズへの取締り的対応にノーと言っている」と題する論説を『英国医師会雑誌』に寄稿し，強制的な措置は人権上望ましくないうえに効果も上げえず，自発的対応の促進こそが選択肢であると主張していた。

リベラルな対応をとりながら，部分的に強硬策を導入した国もあった。たとえば米国では，海外からのHIV感染者の入国・滞在を禁止する法案が1987年に議会で可決され，国際的な批判を受けながらも，2010年まで施行されていた。

血液製剤を介した感染に関しては，米国では1983年から，ウイルス不活性化のための加熱処理をした血液製剤が導入され，非加熱製剤は回収されるようにな

った。一方日本では，輸入された非加熱血液製剤が 1989 年まで使用され続けた結果，血友病患者の HIV 感染が多発した。1989 年には，この事態を招いた国（厚生省）と製薬会社の責任を問う訴訟（いわゆる「薬害エイズ訴訟」）が起こされた。1996 年に国は責任を認め，裁判での和解が成立した。

3. グローバルな流行状況：1990 年代以降

　HIV 検査をすべての人が受けるわけではないので，感染者の実際の総数はカウントできない。その代わり，定点観測調査に行動学的・血清学的調査などを組み合わせた，国連と WHO によって開発された算出方法による推計値が，1990 年以降について公表されている。国・地域によってデータ収集の精度にばらつきがあるとしても，おおよその傾向を把握する上では有用であろう。その一部を，5 年おきに示したものが資料 2a と資料 2b である。

　資料 2a によれば，「西欧・北米」の新規感染者数は，1990 年の 92,000 人をピークに，それ以降は低下傾向である。1980 年代後半以来の対策もあり，感染拡大に少しは歯止めがかかったことがうかがえる。資料 2b をみると，「西欧・北米」地域では，新たな抗レトロウイルス薬によるエイズ発症を遅らせる治療法が導入された 1990 年代半ば以降，エイズ関連の死亡数は減少している。

　北米・西欧などの経済的な高所得国で対策が先行する間にも，感染は世界規模

資料 2a　HIV 新規感染者数推計

	西欧北米		カリブ海		ラテンアメリカ		中東アフリカ北部		アフリカ西部・中部		アフリカ東部・南部		東欧中央アジア		アジア太平洋		世界計	
	千人	%	千人	%	千人	%	千人	%	千人	%	千人	%	千人	%	千人	%	千人	%
1990	92	4	28	1	73	3	6	0	460	19	1,300	54	12	1	420	18	2,391	100
1995	81	3	29	1	98	3	9	0	580	18	1,600	50	37	1	780	24	3,214	100
2000	75	3	27	1	110	4	11	0	500	18	1,500	54	60	2	520	19	2,803	100
2005	76	3	22	1	110	4	10	0	390	16	1,400	56	76	3	400	16	2,484	100
2010	75	4	19	1	100	5	11	1	320	15	1,100	53	110	5	350	17	2,085	100
2015	72	4	17	1	110	6	12	1	260	14	900	50	130	7	310	17	1,811	100
2020	62	4	17	1	110	8	15	1	210	14	600	41	150	10	290	20	1,454	100

資料 2b　エイズに関連する死亡数推計

	西欧北米		カリブ海		ラテンアメリカ		中東アフリカ北部		アフリカ西部・中部		アフリカ東部・南部		東欧中央アジア		アジア太平洋		世界計	
	千人	%	千人	%	千人	%	千人	%	千人	%	千人	%	千人	%	千人	%	千人	%
1990	42	11	5	1	19	5	1	0	89	22	220	55	4	1	18	5	398	100
1995	66	6	12	1	42	4	3	0	220	21	570	54	8	1	130	12	1,051	100
2000	29	2	18	1	43	2	5	0	350	20	940	54	17	1	330	19	1,732	100
2005	27	1	19	1	45	2	6	0	380	20	1,000	52	30	2	420	22	1,927	100
2010	19	1	12	1	40	3	6	0	260	20	600	47	33	3	300	24	1,270	100
2015	13	1	10	1	37	4	6	1	210	23	370	41	39	4	220	24	905	100
2020	13	2	6	1	30	4	5	1	160	23	280	41	42	6	150	22	686	100

出典）UNAIDS HP. HIV_estimates_from_1990-to-present（2023 年 12 月ダウンロード）より作成。

で広がっていた。とくに深刻なのは「アフリカ西部・中部」「アフリカ東部・南部」である。ここに含まれる諸国の1995年における新規感染者数の合計は218万人で，これは同年の世界計321万人の約68%にあたる。「アジア・太平洋」の24%がこれに続くが，人口比（アジアのほうがアフリカよりも総人口が多い）も勘案すれば，アフリカにおける感染の蔓延がきわめて深刻であると考えられる。

　こうした流行拡大には，経済のグローバル化と，それにともなう不平等の進行が関係していた。モノ・カネとともに，人の移動がますます頻繁化し，短期旅行者のみならず，移民も増えた。さまざまな地域の人々の交流の増加が，感染拡大につながったと考えられる。経済開発・市場経済の進展による繁栄が生まれる一方で，貧富の格差により，セックス・ワークへの従事や男性への従属を余儀なくされる女性たちもいた。経済的な収奪は，情報・教育・医療へのアクセスの制限にもつながる。アフリカのHIV感染／エイズ患者のなかで女性の比率が高いことは，こうした状況を反映しているとも指摘されている。

　1996年には，国連のもとにWHOなど11の専門機関が参画する「国連合同エイズ計画（UNAIDS）」が始動した。流行が深刻な国々には，情報収集，予防啓発・行動変容の促進，保健医療へのアクセス向上といった対策を単独で進めることが難しい開発途上国も多かった。各国の政府やNGOと連携しながら，HIV／エイズ被害を減少させ，あわせて関連するさまざま差別を解消していくための行動を推進していくことが目指されたのである。

4. 南アフリカの場合

　推計によれば，2005年の南アフリカにおける15〜49歳人口のHIV有病率は，15.8%だった。6人に1人に迫る割合の人がHIVに感染していたことになる。エイズ関連の死亡率の高さは，出生時平均余命（平均寿命）にも影響した。1990年時点での平均寿命は63年だったが，2005年には54年に低落している。**WEB**

　南アフリカは，かつては英国の植民地支配を受け，独立後も白人政権による人種隔離政策（アパルトヘイト）がとられていたことで知られる。アパルトヘイトは1991年に法律上撤廃された。1990年から2005年までに1人当たりGDPはほぼ倍増し，**WEB** 新興経済諸国の一つともみなされるようになった。しかし経済が急成長したその時期に，エイズ被害も拡大していたのである。1人当たりGDPは国民所得の平均値であり，国民間の格差は捉えられない。経済成長の一方で，不平等の度合は依然深刻だった。

　アパルトヘイト撤廃後も黒人住民の多くは貧しく，男性は鉱山，農場労働など，

女性も使用人として都市へと出稼ぎに出ることが多かった。家族と離れた出先での不安定な生活が長期間に及ぶことが，複数の相手との性行為を誘引し，弱い立場の女性が男性との性交を迫られる機会を頻発させた。大人に感染が広がる一方，母子感染による子どもの感染者も増加した。貧しい人々は，教育，保健医療へのアクセスの面でも不利な立場にあり，感染していても予防措置をとらな（とれな）かったり，治療を受けられないまますごすことを余儀なくされた。

　2010年代に入って，エイズによる死亡数，HIV新規感染者数は低下傾向が顕著になり，2015年には平均寿命も64年に回復した。予防措置を促すキャンペーンや，抗レトロウイルス薬治療の提供をめざすプログラムが寄与していると考えられる。ただし2010年代後半以降も，15〜49歳人口のHIV有病率は約18%の高い水準にある。根底にある人種間やジェンダー間などの社会的・経済的不平等自体が解消したわけではなく，エイズ問題の解決には，なお多くの課題が残っているといえよう。2010年代以降，南アフリカの経済成長は低迷している。もちろんその要因はいろいろあり，エイズ問題だけのせいとはいえない。しかし，HIV／エイズは多くの労働者（消費者でもある）の健康を阻害し生命を奪ってきた。罹患者とその家族への影響はもとより，生産性，労働力供給，知識・技能継承，社会的コストなどさまざまな点から，その経済全体への影響もまた看過できない。

5. エイズ問題の行方

　20世紀末のグローバル化の進行とともに，HIV／エイズの流行は拡大した。その被害の度合は国や地域の間で大きな開きがあり，グローバル化のもとでの不均等な発展のあり方を反映しているとみることもできる。流行は，国際社会，各国，そして各地域社会にいたる各レベルでの，格差，権力関係，境遇や文化・意識の差異に根ざす諸問題を浮き彫りにしてきた。対策をめぐっても葛藤が繰り返されてきたが，それを乗り越えるための国際的な連携・協力がなされてきたこともまた，グローバル化の重要な側面の1つであろう。

　2010年代以降，世界全体でみれば，HIV新規感染者数とエイズ関連の死亡数はともに減少傾向である。ただし地域別にみると，減少が停滞しているところがあるし，「東欧・中央アジア」などでは明らかに増加を続けている。各国・各地域におけるこれまでの経緯や現状には，これからも注視が必要である。HIV／エイズの歴史は，まだ終わっていないのである。

HIV／エイズに国際社会は
　どのように向き合うのか？

伊藤 和彦

授業のねらい

　HIV／エイズは，マラリアや結核とともに WHO によって三大感染症に指定されている。国連合同エイズ計画（UNAIDS）によれば，2022年時点で推定3,900万人が HIV とともに生きている一方で，2,980万人の HIV 陽性者が抗 HIV 治療を受けており，エイズに関連する疾病によって亡くなったのは全世界で63万人であった（最も多かった2004年の69%）。感染の拡大と抑制が同時に進んでいる感染症である。

　本授業においては，HIV／エイズに対する知識を確認した後，国際社会がこれまでどのように HIV／エイズに向き合ってきたのかを学び，生徒には2030年のエイズ終結に向けて国際社会はどのように協力したらよいのかを検討させたい。

---

1. HIV／エイズの現状

教員：この曲（♪We Will Rock You）を聞いたことがありますか？

生徒：あ，聞いたことある。でも，誰の曲かは知らない。

教員：そうですか。これはイギリスのロックバンド Queen の曲です。このバンドのボーカルを務めていたのが，フレディ・マーキュリーで，1991年に，エイズにより45歳という若さで亡くなりました。今回の授業では，エイズについて人権という観点から学んでいきましょう。

　　　まず，エイズについて基礎知識を確認するために，クイズを5つ出します。挙手で答えてください。YES と思ったらグーを，NO と思ったらパーを出してくださいね。では，第1問。HIV とエイズは同じものを指す。YES か，NO か？

生徒：（生徒挙手）NO。これは保健の授業で習った。

教員：そうですね。NO です。HIV は「ヒト免疫不全ウイルス」のことで，HIV に感染すると身体を病気から守っている免疫力が徐々に低下します。一方，エイズは，「Acquired Immuno Deficiency Syndrome」の頭文字をとったもので，日本語にすれば「後天性免疫不全症候群」のことです。エイズは，HIV に感染し免疫力が低下したことにより発症する病気のことを言います。ですから，HIV とエイズは同じものではありません。では，第

2 問。エイズは男性同性愛者の病気である。YES か，NO か？

生徒：これはそんなに難しくないね。（生徒挙手）

教員：NO が多いかな。そうです，正解は NO です。エイズは 1981 年にアメリカの男性同性愛者で報告されたので，そう思われがちですが，それがエイズに対する誤解を生み，差別・偏見につながっているのです。国連合同エイズ計画（UNAIDS）によれば，2022 年時点で推定 3,900 万人が HIV とともに生きており，そのうち 53% が女性ですし，異性間の性的接触でも感染します。

生徒：近年，トランスジェンダーなど多様なジェンダーの人たちのことが注目されているけれど，その人たちとエイズとの関係はどうなっていますか？

教員：いい質問だね。2019 年の成人（15〜49 歳）の HIV 感染リスクは，トランスジェンダーの人たちの方が他の人たちより 13 倍も高くなっているという報告があります。HIV 予防・治療面では，トランスジェンダーを想定した医療や調査の不足が指摘されています。では，第 3 問。HIV／エイズは不治の病である。YES か，NO か？

生徒：（生徒挙手）むずかしいな。

教員：これは意見が割れましたね。正解は NO です。感染を防ぐワクチンや薬はまだありませんが，現在では HIV／エイズは早期発見と適切な治療によってその発症を防ぐことができる感染症です。では，第 4 問。日本では，新規 HIV 感染者・エイズ患者として報告される合計の数は減っている。YES か，NO か？

生徒：（生徒挙手）どっちだろう？

教員：迷ってますね。正解は YES です。2020 年にエイズ患者が少し増えましたが，日本では 2016 年以降減り続けています。

生徒：日本で減っていることは分かったけど，世界ではどうなんですか？

教員：それについては，またあとで触れることにするよ。では，最後の問題。2022 年，日本国内の新規 HIV 感染者は 30 代が最も多い。YES か，NO か？

生徒：これは保健の授業で習った気がする。だから，YES かな。（生徒挙手）

教員：そうですね。HIV 感染者は 30 代が最も多く，次いで 20 代で，感染経路は性的接触によるものがほとんどです。エイズ患者も 2022 年は 30 代が最も多く，40 代がそれに続きます。しかも，ここ数年，日本では梅毒の患者数が爆発的に増えており，そのような性感染症にかかると，性器の粘膜が傷つくことがあるため，そこから HIV にも感染しやすくなります。

どれだけできたかな？

生徒：意外と自分が知っていると思っていた知識が間違っていたから，もう一度，ちゃんと学びなおさないといけないですね。

2. HIV／エイズにどう向き合ってきたのか？

教員：ところで，みんなは，毎年12月1日が何の日か知っていますか？　**資料1**は2023年のキャンペーンポスターです。

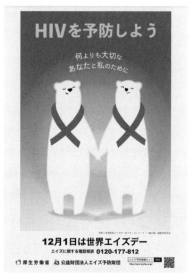

資料1　令和5年度世界エイズデー
キャンペーンポスター

生徒：保健室の掲示板で見たことがある！「HIVを予防しよう」とあるから，それに関する日かな？

生徒：くまがつけている赤いリボンは，レッドリボンだから，「エイズデー」？

教員：そうです。レッドリボンがHIV／エイズに関する運動のシンボルだとよく知っていましたね。12月1日は，世界レベルでのエイズの蔓延防止と患者・感染者に対する差別・偏見の解消を目的に，WHOが1988年に制定した「世界エイズデー」です。

毎年この日を中心に，世界各国でエイズに関する啓発活動が行われています。

生徒：ところで先生。感染を防ぐワクチンはないと言ってましたが，エイズに効く治療薬の開発は行われていないんですか？

教員：行われています。1983年にHIVが発見されたのですが，アメリカの国立衛生研究所に留学していた熊本大学の満屋裕明さんが，1985年に抗レトロウイルス薬の抗がん剤「AZT，azidothymidine（アジドチミジン）」がHIV治療薬にもなることを世界で初めて報告して，1987年にはアメリカで承認されました。

生徒：すごい！　日本の研究者がエイズ治療薬の研究に関わっていたんですね。

教員：そう。でも，これには，後日談があるんだ。何かと言うと，製薬会社が特許を独占し，治療薬を1錠1ドル88セントで販売したんだ。

生徒：えっ！　1987年ごろの1ドルって，いくらぐらいなんだろう？　1985年

のプラザ合意の後だから，円高が一気に加速しているんだけど，1987年は1ドル＝約144円，1988年になると1ドル＝約128円だね。

教員：しかも当時は，毎日，1日に何度も薬を飲み続ける必要があったから，患者さんの薬代は年1万ドル以上かかる計算になったんだ。

生徒：1万ドル！　それじゃあ，薬ができても手が届かないよ。

3. HIV／エイズに対して国際社会はどのように協力するのか？

教員：では，先ほどのクイズのなかで日本では新規のHIV／エイズの報告者数が減っているという話をしましたが，世界のHIV／エイズの現状はどうなっているんでしょうか？　次の資料（本章PART 2の資料2a, 2b）を見て気がつくことはありませんか？

生徒：HIV／エイズともに「西欧・北米」が少なくて，「アフリカ東部・南部」が多い。「アフリカ東部・南部」に次いで，「アフリカ西部・中部」と「アジア・太平洋」が多い。

生徒：そうだね。それにしても，アフリカはまとめると多いよな。でも，「アフリカ東部・南部」は，近年，数も割合も減らしてきているんじゃない？

教員：そうですね。では，「多い」あるいは「少ない」という地域にはどんな特徴があるのでしょうか？　資料2を見てわかることは何ですか？

生徒：高所得国は「少ない」けれど，下位の中所得国や低所得国は「多い」です。

教員：そうですね。HIV／エイズの流行拡大は，経済的な不平等とも関係してい

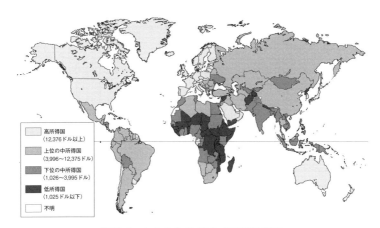

資料2　1人あたりGNI（国民総所得）

出典：世界銀行，2018年

るということが言えそうですね。

生徒：なおさら満屋さんたちが開発したエイズ治療薬に手が届かないじゃん。経済的に苦しい人たちには，医療を受ける権利はないの？

教員：そうですね。次の**資料3**を読んでみましょう。

資料3　WHO憲章

　この憲章の当事国は，国際連合憲章に従い，次の諸原則が全ての人々の幸福と平和な関係と安全保障の基礎であることを宣言します。健康とは，病気ではないとか，弱っていないということではなく，肉体的にも，精神的にも，そして社会的にも，すべてが満たされた状態にあることをいいます。人種，宗教，政治信条や経済的・社会的条件によって差別されることなく，最高水準の健康に恵まれることは，あらゆる人々にとっての基本的人権のひとつです。世界中すべての人々が健康であることは，平和と安全を達成するための基礎であり，その成否は，個人と国家の全面的な協力が得られるかどうかにかかっています。ひとつの国で健康の増進と保護を達成することができれば，その国のみならず世界全体にとっても有意義なことです。健康増進や感染症対策の進み具合が国によって異なると，すべての国に共通して危険が及ぶことになります。

（出典：公益社団法人日本WHO協会のWebサイト　https://japan-who.or.jp/about/who-what/charter/）

生徒：すごい，健康は「基本的人権のひとつ」って言ってるよ！

生徒：しかも，「経済的・社会的条件によって差別されることなく」とも。

教員：いいところに気づいたね。1987年に当時のハーフダン・マーラーWHO事務局長は世界が協力してエイズの流行に対応することを呼びかけたのですが，なかでも，先進国の果たす役割は大きいのです。2002年には，低・中所得国での感染症対策に資金を提供する機関として「エイズ・結核・マラリア対策基金（グローバルファンド）」が設立され，その後20年以上にわたり，グローバルファンドのパートナーシップは600億ドル以上を投資しています。そして先進国の一員である満屋さんは，「薬が必要な患者が世界中にいる。自分がやるべき仕事だ」と考え，エイズの治療薬の開発にあたったのです。でも，高い値がついてしまった治療薬。どんな思いがしたんだろう？

生徒：くやしい。何のためにエイズの治療薬の研究をしてきたのか，分からなくなるよ。

教員：そうですよね。満屋さんは，「薬があるのに，患者が長生きできない。憤りの気持ちでいっぱいになった」と思ったそうです。みなさんが満屋さん

の立場にあったら，どうしますか？

生徒：あきらめる……

生徒：いや，私なら，別のエイズ治療薬を開発します！

教員：たくましいですね。実際，満屋さんも，その後も次々と新しいエイズ治療薬を開発したのです。しかも，2006年にアメリカの研究者と共同で開発した「ダルナビル」は，その後，特許がWHOに無償譲渡され，途上国に対して安く提供されるようになりました。満屋さんは，エイズ医療に多大な貢献をし，彼の活動はまさに日本ができる非軍事の国際協力のあり方を示しているのではないかと思います。

4．そして，いま…

教員：さて，HIV／エイズは，結核やマラリアとともにWHOによって三大感染症に指定され，その抑制は地球全体の共通の課題となっています。1996年には，国連のもとにWHOなど11の専門機関が参画する国連合同エイズ計画（UNAIDS）が始動し，2030年にエイズを終結させようと目標を立てました。ところがいま，2022年2月24日以来，ウクライナ侵攻を続けるロシアと，隣国ベラルーシで新たなHIV感染者数が増加しているとの報道がありました。

生徒：えっ，なぜ増えているのですか？

教員：報道によれば，ロシアやベラルーシでは「エイズは同性愛者の病気」という偏見が未だ根強く，性病への警戒も薄いことがあります。また，ロシアは2000年以降，国際社会と連携して「ストップHIV運動」を進めてきたのですが，エイズ啓発や患者支援に携わる団体の多くは，欧米の基金や国際機関から支援を受けているので，ウクライナをめぐる欧米との対立によって，エイズ予防の啓発活動や支援が妨げられていることもあるようです。

生徒：貧困と並んで戦争も，HIV／エイズを拡大させるんですね。2030年のエイズ終結に向けて，先進国で暮らすわたしたちにどんなことができるのか，もう一度考えてみますね。

教員：期待しているよ。

第3章　エイズ［参考文献］

(PART 1 感染症) エイズの病態と流行の推移
- エイズ動向委員会「第 161 回エイズ動向委員会　委員長コメント」2023 年 8 月　https:// api-net.jfap.or.jp/status/japan/data/2022/nenpo/coment.pdf
- 国立国際医療研究センター・エイズ治療・研究開発センター　https://www.acc.ncgm.go.jp /medics/diagnosis/dia_surveillance.html
- 「HIV 検査相談マップ：全国 HIV ／エイズ・性感染症　検査・相談窓口情報サイト」https:// www.hivkensa.com/knowledge/whatis
- UNAIDS「ファクトシート 2023」（日本語訳）https://api-net.jfap.or.jp/status/world/pdf/fact sheet2023.pdf
- WHO 世界保健機関　https://www.who.int/news-room/fact-sheets/detail/hiv-aids

(PART 2 歴史学) グローバル化のなかの HIV ／エイズ
- Virginia Berridge and Philip Strong (eds.), AIDS and Contemporary History, Cambridge: Cambridge University Press, 1993.
- Mark Harrison, Disease and the Modern World, Cambridge: Polity Press, 2004.
- J. N. Hays, Epidemics and Pandemics, Santa Barbara: ABC-CLIO, 2005.
- Alexander C. Irwin, Joyce Millen, and Dorothy Fallows, Global AIDS: Myths and Facts: Tools for Fighting the AIDS Pandemic, Cambridge, Mass.: South End Press, 2003.　A. ア ーウィン・J. ミレン・D. ファローズ（八木由里子訳）『グローバル・エイズ──途上国におけ る病の拡大と先進国の課題』明石書店，2005 年
- The Joint United Nations Programme on HIV/AIDS, Confronting Inequalities──Lessons for Pandemic Responses from 40 Years of AIDS, Geneva: UNAIDS, 2021.
- Peter Piot, AIDS between science and politics, tr. by L. Garey, New York: Columbia University Press, 2015.　P. ピオット（宮田一雄・樽井正義訳）『エイズは終わっていない──科 学と政治をつなぐ 9 つの視点』慶應義塾大学出版会，2019 年
- Roy Porter, "History says no to the policeman's response to AIDS", British Medical Journal, December 20-27, 1986.
- Frank M. Snowden, Epidemics and Society: From the Black Death to the Present, New Haven: Yale University Press, 2020.　F. M. スノーデン（桃井緑美子・塩原通緒訳）『疫病 の世界史（下）──消耗病・植民地・グローバリゼーション』明石書店，2021 年
- Susan Sontag, Illness as Metaphor and; AIDS and its Metaphors, London: Penguin, 1991. S. ソンタグ（富山太佳夫訳）『隠喩としての病い／エイズとその隠喩』みすず書房，2012 年

(PART 3 高校教育) HIV ／エイズに国際社会はどのように向き合うのか？
- （公財）エイズ予防財団「エイズ予防情報ネット」https://api-net.jfap.or.jp
- Peter Piot, AIDS between science and politics, tr. by L. Garey, New York: Columbia University Press, 2015.　P. ピオット（宮田一雄・樽井正義訳）『エイズは終わっていない──科 学と政治をつなぐ 9 つの視点』慶應義塾大学出版会，2019 年
- 新垣修『時を漂う感染症──国際法とグローバル・イシューの系譜』慶應義塾大学出版会， 2021 年
- 井上英夫『患者の言い分と健康権』新日本出版社，2009 年

第4章

天然痘

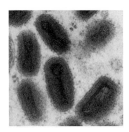

天然痘ウイルスによって引き起こされる感染症で，痘瘡とも呼ばれてきた。感染すると，高熱ののち，全身に発疹ができる。

◀天然痘ウイルスの電子顕微鏡写真
（写真提供：森川茂）

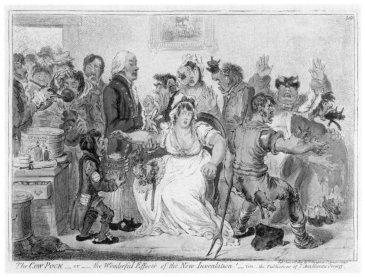

19世紀初頭イギリスでの牛痘の風刺画（ギルレイ作，1802年）

天然痘と根絶後の対策

森川　茂

　天然痘（smallpox）は，痘瘡（variola）とも呼ばれ，かつて最も恐れられたウイルス感染症である。臨床的には天然痘は致命率の高い大痘瘡（variola major）と致命率の低い小痘瘡（variola minor）がある。大痘瘡は，通常型（大痘瘡の90%以上が通常型で致命率は20〜50%），軽症型（ワクチン接種者が発症した場合の軽症型），扁平型（皮疹が繋がって皮膚全体が病変になり，ほぼ致死性）と出血型（出血熱症状を呈し，ほぼ致死性）の4型に分けられる。小痘瘡はアフリカの一部の地域と19世紀以降にアメリカ大陸で流行した軽症型の天然痘で，皮膚病変も限局していて致命率は1%程度である。

　WHO総会で天然痘根絶計画が可決された1958年時点で，世界の33か国で2,000万人の天然痘患者（死亡400万人）が，実際に根絶計画が開始された1967年当時，31か国で患者1,000〜1,500万人と推計されていた。WHOは一般人からの天然痘患者発生の情報を得るために，天然痘カードを配布した（資料1）。この天然痘根絶計画の遂行により，1977年10月26日にソマリアで自然感染による最後の患者が確認されたのち，2年間のサーベイランス後の1980年5月にWHOは天然痘の根絶を宣言した。2023年時点で人のウイルス感染症で根絶されたのは天然痘のみであるが，これは天然痘が，1）人以外の自然宿主がなく，2）不顕性感染がなく感染すれば必ず発症し，3）患者の肉眼識別が容易で医師でない一般人でも皮疹症状から容易に診断ができ，4）極めて有効なワクチンがあったことによる。

　天然痘根絶後に，天然痘ウイルスは米国とロシアの2研究機関に約600株が厳重に保管されている（資料2）。このウイルスを用いて，バイオテロリズムに用いられた場合のリスクに

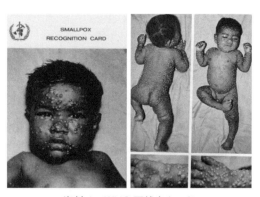

資料1　WHO天然痘カード
一般住民が天然痘の疑い患者を識別して報告するために
配布されたカード（WHO, 1988）

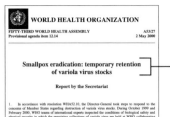

Smallpox eradication: temporary retention
of variola virus stocks
（天然痘の根絶　天然痘ウイルス株の一時的な保持）

資料2　天然痘根絶後の天然痘ウイルス保管

天然痘根絶後に米国とロシアの2か所の研究機関で天然痘ウイルスが保管されているが，必要な研究を行うために天然痘ウイルスの廃棄は延期することが，第53回WHO総会で合意された。2023年時点でもまだ，天然痘ウイルスの廃棄はされていない。

備えるため，高感度で迅速な診断法，より安全な天然痘ワクチン，抗ウイルス薬の開発などがWHO Advisory Committee on Variola Virus Researchで承認された上で研究が行われてきた。天然痘のバイオテロ対策で行われた研究成果による，診断法，安全ワクチン，抗ウイルス薬は，エムポックス（サル痘）にも有効で，2022年に世界中で流行したエムポックス対策に生かされた。

1. 天然痘の感染経路と症状

天然痘の主な感染経路は，患者との密接な接触の際の飛沫感染で，感染性のウイルス1粒子で感染が成立する。条件によっては空気感染もする。これ以外には，患者が使用して天然痘ウイルスに汚染された衣類や寝具等との接触による感染経路がある。感染してから初期症状が顕在化するまでの潜伏期間は，7～17日で，発熱して初めて感染力を持つ。天然痘の初期症状には，急激な高熱（39℃），倦怠感，激しい背部痛がある。発症3～4日後には解熱傾向となり，その後，発疹が全身，特に顔面や頭部に多く出現する。発疹後には再度高熱となる。発疹は水疱から膿疱と進展し，2～3週間で結痂（痂皮化）して脱落する。皮膚病変には大量のウイルスが含まれ，感染源になる。痂皮が脱落して治癒するまでは，感染源となり得る。重症化して死亡する場合は，出血，脳炎，気管支肺炎や，その他細菌などの二次感染による。

2. 天然痘ウイルス

天然痘ウイルスは，ポックスウイルス科のオルソポックスウイルス属に分類され，感染細胞の細胞質で増殖する。病原ウイルスとしては最も遺伝子サイズの大きい2本鎖DNAをゲノムに持ち，脂質膜を表面に有するエンベロープウイルスである。感染性ウイルス粒子には，細胞質内で形成される細胞内成熟ウイルス

（IMV）と，細胞内成熟ウイルスが感染細胞膜から出芽し細胞膜由来脂質膜をさらに被った細胞外外皮ウイルス（EEV）がある。人から人への感染には IMV が，感染した人の体内での感染拡大には主に EEV が関与する。

　オルソポックスウイルス属には，天然痘ウイルス，サル痘ウイルス，ワクチニアウイルス，牛痘ウイルスなどがある。通常，ウイルス感染症に対する生ワクチンは，病原ウイルスを弱毒化して，感染するが発症せず不顕性感染するウイルスを用いるが，天然痘ワクチンはワクチニアウイルスを用いている。

　天然痘のワクチンは最も古い生ワクチンで，1796 年に英国のエドワード・ジェンナーにより開発された。当初，ジェンナーは牛痘ウイルスを天然痘ワクチンに用い，ウシやウマなどの皮膚に牛痘ウイルスを接種して病変部位からワクチンを製造していたが，ウマポックスウイルスなど幾つかのウイルス間で遺伝子組換えによりワクチニアウイルスができたと考えられている。因みに，ワクチンの語はラテン語の雌ウシを表す *Vacca* に由来し，ジェンナーの功績を讃えてフランスのルイ・パストゥールが提唱したことに始まる。

　天然痘ワクチンは非常に有効で免疫も長期間維持されるが，副反応が強く 100 万人に 20 人程度が脳炎を発症してそのうちの 50% が死亡した。その他にも，重度の副反応が報告されている。そこでより安全なワクチンが開発された。日本では LC16m 8 株による乾燥細胞培養痘そうワクチンが，欧米では MVA 株によるワクチンが開発され承認されている。これらは，バイオテロ対策上の備蓄ワクチンとして製造されていたが，エムポックスにも有効であることが実験的に明らかにされていた。2022 年に世界中でエムポックスの大流行がおきた際に，これらはエムポックスの予防ワクチンとしても追加承認されている。

3. 天然痘対応指針

　天然痘は根絶されたが，国によって根絶時期は異なる。日本では 1946 年の戦後に流行したが沈静化し，1956 年以降は患者が発生していない。種痘（天然痘ワクチンの接種を種痘という）は国内では 1976 年に定期接種を廃止している。このため，免疫のない世代は人口の 70% になり，今後更に増加する。そこでバイオテロなどで天然痘患者が発生した場合に備えて，天然痘対応指針を作成し，ワクチンを国家備蓄している。欧米や WHO でも同様の措置を取っている。さらに天然痘を含めてバイオテロリズムに使用されるリスクの高い感染症に対して「バイオテロ対応ホームページ」を作成して一般に公開している。

4. 天然痘根絶後の問題

　天然痘は根絶され，公式には米国とロシアの2研究機関にしか天然痘ウイルスは保管されていない。このため，バイオテロなど以外で新たに患者が発生することはないと考えられていた。しかし，2014年に米国の国立衛生研究所（NIH）の旧研究施設から天然痘ウイルスの古いサンプルが見つかり，生きたウイルスが含まれることが明らかになった。このように廃棄し忘れられた天然痘ウイルスによる天然痘患者の発生リスクも否定できない。

　エムポックスは，重症例では天然痘と臨床的に類似する感染症で，アフリカのげっ歯類が保有していると考えられている。エムポックスの原因となるサル痘ウイルスは，clade I, clade IIa, clade IIb の3種類があり，clade I はコンゴ民主共和国などに分布していて最も強毒で致命率が5〜10%，clade IIa は西アフリカに分布していて致命率は1%程度，clade IIb はナイジェリアに分布していて最も致命率が低い。種痘廃止後にアフリカではエムポックス患者が年々増加してきた。2017年からナイジェリアではエムポックスの流行が継続しているが，2022年5月に英国でエムポックス患者が報告されたのち，欧州で患者発生が急増し，その後世界中で clade IIb による患者が発生した。2024年1月10日の時点で92,546名の患者（117名死亡）が確認されている。2022年の患者急増期に，欧米では MVA 株によるハイリスク者へのワクチン接種が開始され，新規患者が急減した。日本では，ワクチン接種は限定的で，2023年になってから国内感染による患者が急増した。2024年4月19日時点で日本の患者数は245人（死亡1名）が確認されている。一方，2023年からコンゴ民主共和国では全国的に強毒型の clade I によるエムポックス患者が急増していて，12,569人の患者（581名死亡）が報告されており，他国への感染拡大が危惧されている。

　WHO の天然痘根絶計画により天然痘は根絶された。天然痘ワクチンは非常に有効なワクチンであったが，現在では許容できないほど副反応が強いワクチンであり，根絶に伴い種痘は廃止されたため免疫のない人口が年々増加してきた。そのため，アフリカでは天然痘ウイルスに近縁なサル痘ウイルスによるエムポックス患者が増加してきた。2022年には，アフリカからエムポックスが世界中に拡大して，これまでに無いレベルの大流行が起きた。天然痘がバイオテロリズムで用いられた場合のリスクに対処するために，安全で有効なワクチン開発，抗ウイルス薬，迅速診断法などが開発されていたが，これがエムポックスの大流行の際に有効利用された。

天然痘との闘い――種痘の伝播

青木 歳幸

　天然痘（Smallpox）は，天然痘ウイルスを病原体とする感染症の1つで，感染力が極めて高く，感染すると高熱とともに全身に発疹を生じ，致死率も約20～50%と高く，世界中で恐れられてきた。しかし，1980年にWHOが地球上での天然痘の根絶を宣言した。長らく人類を苦しめてきた天然痘がなぜ根絶にいたったか，その闘いの歴史を検証する。

1. 天然痘流行の歴史

　天然痘は，紀元前より恐れられていた感染症で，古代エジプトの紀元前1100年代に死亡したラムセス5世のミイラにも天然痘に罹患した痘痕がみられた。

　その後もローマ帝国や中世ヨーロッパなどでも流行を繰り返した。その流行には3つの特徴があった。1つ目は天然痘が未感染地に侵入した場合は大流行となり，多くの犠牲者が出るが，一度罹患した人間は再罹患しなかったこと，2つ目は，免疫を持たない未感染者の幼児を中心に流行を繰り返したこと，3つ目は，天然痘ウイルスはその地に潜伏している常在疾患であったことである。

　15世紀末のコロンブスの「新大陸発見」以後，白人らの移住によって，ヨーロッパから天然痘ウイルスが持ち込まれて，先住民らに激甚被害を及ぼし，全滅した集落も少なからずあった。「新大陸」のアステカ文明とインカ文明の滅亡は，スペインらによる武力支配だけでなく，天然痘の大流行も大きな原因であった。

　日本列島へ中国・朝鮮から天然痘が入ってきたのは，6世紀中頃以降，仏教・仏具の伝来と渡来人の移動によってとみられる。赤もがさといわれる疫病で多数の人々が死んだと『日本書紀』にある。8世紀前半には奈良朝で政権を担っていた藤原氏の4兄弟が天然痘で次々と死亡したため，聖武天皇はこの混乱を鎮めるために，鎮護国家の仏教思想に頼り，毘盧遮那仏（東大寺大仏）を建立した。

　このように疫病流行を鎮めるため神仏の加護が求められた。祇園祭の起源も疫病退散を願ってのものだった。

　神仏への祈願にもかかわらず，天然痘は流行を繰り返し続けた。江戸時代に入っても頻繁に流行し，18世紀の米沢藩での記録『三重年表』には，8,389人が罹患し，1,064人が亡くなったとある。

資料1　天明年間ごろの八丈島における大流行

	人 口 （人）	山へ逃げ た人（人）	罹患者 （人）	罹患率 （%）	死 亡 （人）	死亡率 （%）
三根村	1,400	200	1,200	85.7	460	38.3
樫立村	900		103	11.4	29	28.2
末吉村	800	800	55	6.9	15	27.2
大賀郷	1,800		126	7	47	37.3
中之郷	1,000		40	4	13	32.5
青 島	150		19	12.7	13	68.4
計	6,050		1,543	25.5	577	37.4

出典：原南陽『叢桂偶記巻之二』，小田泰子『種痘法に見る医の倫理』より作成。

　水戸藩の医師だった原南陽は，八丈島での天然痘流行の状況を『叢桂偶記巻之二』に記した。

　その記録には，八丈島にはもともと天然痘はなかったが，天明年間（1780〜1788）ごろから八丈島で天然痘が大流行し，三根村では人口1,400人のうち，山へ逃げた者200人，罹患した者1,200人に対して死亡者が460人（死亡率38.3%）という大流行になったなどとある。未感染地での流行が悲惨な結果を招くことがよくわかる。

　飛騨のある寺院の江戸時代後期の過去帳には死因が記されており，そのトップは疱瘡（天然痘）で，そのうち69%は乳幼児であったと記録されている。

　民間では，村の入口などに疱瘡神をまつったり，家に護符を貼ったりして疱瘡の侵入や退散を願うことぐらいで，流行は防ぎきれなかった。また，医薬による治療法も種々試みられたが，ほとんど効果がなかった。

2. 人痘法の伝播

　天然痘に罹患し，治癒すると再罹患しないことが経験的に知られていたので，天然痘患者に生じた発疹の膿（痘漿）や痂（痂皮）を未感染者に接種し，人為的に軽い天然痘に罹らせ，免疫を得ようとする人痘法が行われるようになった。人痘法にはトルコ式人痘法（腕種人痘法）と中国式人痘法（鼻旱苗法など）が知られる。

　キオス島（現・ギリシャ）出身医師チモニウスは，1714年にイギリス王立協会雑誌にトルコのイスタンブルでの人痘法での数千人への接種成功例の報告をした。これがヨーロッパでの人痘法についての最初の報告であった。その方法は，針尖で上腕部の皮膚につけた傷に痘苗を擦り込み，包帯や布で固定し感染させる方法で，トルコ式人痘法または腕種人痘法と呼ばれた。

しかし，病原菌を体内に人為的に入れて予防するという免疫の発想はそれまでになく，18世紀前半からの医学界における大きな論争となった。人痘法を実施して効果を主張する医師や，イギリスのトルコ大使夫人メアリによる自分の子への人痘法実施などもあり，イギリスへ次第に腕種人痘法が普及し始めた。

一方で，牧師からは神の自然の摂理に反するとか，医師からは健康な体に病気を入れ，健康を保つという考えは不可解であるとかの強い反対も続いていた。

賛否両論が続くなかで，イギリス人医師ロバート・サットンが，1764年頃から安定した腕種人痘法の術式を考案し，普及が進んだ。フランスでもアメリカでも同様の議論がされつつ，腕種人痘法が行われるようになった。

中国では，いつごろからか腕種人痘法とは異なる人痘法が貴族の間で秘法として伝えられていた。秘法は，1742年に刊行された医学書『醫宗金鑑』で，衣苗法・漿苗種法・水苗法・鼻旱苗法の4つが公にされた。そのなかで痘痂を細末にして鼻から吹き入れて感染させる鼻旱苗法が多く実施された。

九州の秋月藩医の緒方春朔は，18世紀後半に『醫宗金鑑』の鼻旱苗法を学び，痘痂の粉を鼻から吸い込ませるように改良し，1100人余に実施し成功した。

大村藩の長与俊民は春朔に学び，子の俊達とともに，大村藩に願い出て，1830年に古田山（現・大村市）に種痘所をつくり，領内の8歳から16歳ぐらいまでの児童を集めて人痘法による種痘を実施した。

3. 牛痘法の発明と伝播

イギリス人医師エドワード・ジェンナーは，乳しぼりの女性が「私たちは牛痘に罹ったから天然痘には罹らない」と語ったエピソードと，広まっていた腕種人痘法にヒントを得て，1796年に牛痘漿を少年に接種したあと，天然痘の痘漿を接種したが，少年は天然痘には罹患しなかった。ジェンナーはこうした治験を繰り返して1798年に天然痘予防の牛痘法として学会に発表した。当初は医学会で評価されなかったが，天然痘の流行時に牛痘法の効果が示され，世界各地のイギリスの植民地へ急速に広がり，1805年には中国の広東で牛痘種痘が実施された。

わが国のヨーロッパとの正式な交易はオランダのみであったため，牛痘がなかなか到来しなかった。1817年に来日したオランダ商館長ブロムホフが，数度にわたり牛痘接種を行ったが失敗した。1823年に来日したオランダ商館医シーボルトも，牛痘接種を試みたが失敗した。痘漿内のウイルスは長期間の保存が難しく発痘力が失われやすかったようである。

牛痘が入手できないので，蘭方医たちは腕種人痘法で種痘を実施し，一定の成

果をあげていた。人痘法での種痘を行った蘭方医として，シーボルト門人で江戸在住の伊東玄朴や竹内玄同のほか，桑田玄真，桑田立斎，坪井信道，本間棗軒，大村藩の長与俊達などが知られている。なかでも本間棗軒は『種痘活人十全辨』（1846）において，1842年から1846年までに600人へ人痘種痘を実施し，一人も再感染したものはないと述べている。

　人痘を牛に植え付けて牛痘を得ようとする試みを牛化人痘法というが，大村藩医師長与俊達，紀伊出身の小山肆成，堺の小林安石と筑前の武谷祐之らが試みたが，ことごとく失敗した。

　マニラからマカオに伝えられた牛痘法を，中国人医師の邱浩川が『引痘略』（1831）で紹介した。これをもとに佐賀藩医牧春堂が『引痘新法全書』（1846）を，小山肆成も『引痘新法全書』（1847）を刊行し，牛痘法の啓蒙に努めた。1846年には，疱瘡の大流行があったため，牛痘の到来が切望されていた。

4. 牛痘法の伝播と影響

　この状況下で，佐賀藩蘭方医伊東玄朴は藩主鍋島直正へ牛痘導入を進言した。直正は玄朴らの進言をうけ，長崎詰め佐賀藩医の楢林宗建へ牛痘の入手を内命した。佐賀藩は長崎警備をしていたので，幕府による長崎貿易とは別に「除き物」として医薬などの物品を直接輸入することができたのだった。

　宗建からの商館長への依頼をうけて，1848（嘉永元）年に来日したモーニッケは牛痘漿をもたらし，接種を試みたが失敗した。宗建は，人痘法では痂を使って成功しているので牛痘痂の持参をモーニッケに提案した。翌嘉永2年6月23日（西暦1849年8月11日）に牛痘痂がもたらされ，6月26日に宗建の子らに接種したところ，発疹が出て成功した。その発疹の膿（痘漿）から次々と牛痘が植え継がれ，長崎の通詞会所での牛痘による種痘が始まった。

　8月22日には，佐賀藩の藩主の男子に接種され成功した。その種が江戸へもたらされ，伊東玄朴により藩主娘への接種が成功し，11月18日にその種（痘苗）が玄朴友人の桑田立斎，大槻俊斎らに分与され，数年のうちに蘭方医と大名間のネットワークを通じて江戸周辺から関東・東北・蝦夷地へと広がった。

　佐賀藩では引痘方役所をつくり，1858年に設立された西洋医学校好生館から種痘医師を領内全域に派遣し，無料で接種する仕組みを整えた。

　長崎の唐通詞頴川四郎八は，京都の蘭方医日野鼎哉に痘痂を送った。おりしも日野鼎哉のもとに到着した福井の町医笠原良策は，鼎哉のもとで種痘を行い，痘苗を確保し，11月下旬に福井城下へもどり，種痘を実施した。良策の努力に

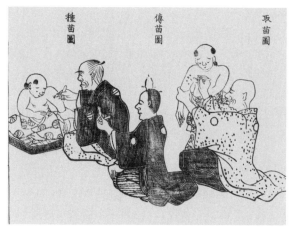

資料2　種痘の図

京都の蘭方医・広瀬元恭が著し
た『新訂牛痘奇法』(嘉永2年発
行。京都大学附属図書館所蔵)に
描かれた種痘の図。種痘は子ど
もの腕の発疹から受け継がれた。

より領内や鯖江藩，富山藩など北陸諸藩へ種痘が広がった。楢林宗建は京都にい
た兄栄建に痘苗を送り，この系統は，京都の種痘所有信堂として継続した。

　大坂の緒方洪庵は，日野鼎哉家から痘苗を分与され，大坂除痘館での種痘活動
を行うとともに，1849年11月段階で出張医師12名，諸国分苗所35か所，播
州分16か所を2か月以内に組織して，普及を開始した。その後も，漢方医らの
妨害や庶民の無理解にあいつつも，関西・中国・四国各地へ種痘を広げた。

　江戸では，漢方医の牙城であった幕府医学館が蘭方の広がりを恐れて，1851
年に，幕府医師の蘭方禁止令（外科・眼科は除く）を出し，さらに蘭方医学書の刊
行も妨害した。しかし，1857（安政4）年になり，漢方医の総帥であった幕府医
学館の多紀元堅が死去すると重しがとれ，桑田立斎に蝦夷地でのアイヌ種痘の命
令が出されるなど，蘭方への制限が緩やかになった。

　翌1858年に，伊東玄朴ら83人の医師らが申請した種痘所設置が，勘定奉行
川路聖謨の屋敷内に許可された。これがお玉ケ池種痘所として江戸での種痘の
拠点となった。種痘所は1860年には幕府直轄の種痘所となり，種痘が幕府公認
の事業となった。玄朴は，1861年には西洋医学所と改称させ，教育・解剖・種
痘の3科の西洋医学を講習する所とした。1863年には医学所となり，種痘を含
む西洋医学教育の全国的な拠点となった。医学所で学んだ医師たちが，各地に帰
ってから，種痘をはじめとして地域の医学教育の担い手となった。上州や盛岡藩
などでは，江戸医学所の種痘規定にもとづいて種痘を実施している。医学所は明
治期に大学東校へと発展した。

　中津藩領では，1861年に，中津藩医村上玄秀らが，種痘や医学教育を行う医

学館の創設を願い出て，藩民の寄附により設立した。肥後熊本藩でも，1870（明治3）年設立の熊本医学校の院長には，藩医らに種痘術を教えた吉雄圭斎が招かれた。種痘を契機に，各地で医療と医学の近代化が進んだ。

幕末期に，人から人へ伝える人伝牛痘法が普及したが，牛痘の不足，牛痘の発痘力の弱化，接種者のもつ梅毒などの病気が被接種者に感染する弊害も出てきた。そのため，生まれて間もない病気を持たない子牛に牛痘を接種し清新な牛痘を得る方法，すなわち再帰牛痘法が試みられた。1857年に来日したオランダ商館医ポンペも再帰牛痘法で清新な牛痘を得ようとしたし，水戸藩領でも藩主徳川斉昭が経営する牧場の子牛に再帰牛痘法を試みさせている。

明治期になると，再帰牛痘法での牛痘製造の需要はさらに高まっていたが，大量には製造できなかった。岡山の難波立愿著『種痘伝習録』（1876）には，明治初年（1868年）の再帰牛痘法の製造の方法の図が載っている。

5. 明治以降の種痘行政

明治以降になると，1870年3月に大学東校種痘規則が出され，種痘医は免許を有する事，1874年に牛痘種継所を設置し牛痘苗の配布や種痘済証明書の発行などの種痘規則の整備が進められた。

牛痘苗製造のための再帰牛痘法は北里柴三郎[1]らに改良され，1892年からは人伝牛痘苗が全廃されて，再帰牛痘法による清新な牛痘が用いられた。

戦後，1958年に，WHOが世界痘瘡根絶計画を決議し，種痘の普及を図った。効果的な牛痘株もいくつか考案され，天然痘患者が減少していった。日本でも患者が出なくなり，1976年に定期種痘が廃止され，1980年に，WHOが世界中から天然痘が根絶したことを宣言した。

長らく人類を苦しめてきた疫病である天然痘は，それと闘う無数の医師の努力と，それを支える行政や人々の協力によって，根絶できたのだった。

近年，ブラジルのゲノム研究者 C. R. Damaso によりジェンナーの牛痘法で使われたものは馬痘ウイルスによるものという発表があった。日本でのゲノム研究や疫学的研究の進展が望まれる。

---

1) 「近代日本医学の父」といわれる北里柴三郎は，2024年7月から発行される新千円札の肖像画に選ばれている。「北里」の読み仮名は，生家や北里柴三郎記念館で「きたざと」としている。ドイツ留学時に「きたざと」と呼ばれるためにドイツ語読みで「きたざと」に近い「Kitasato」と書いた。その「Kitasato」が英文でもそのまま使用されたため，「きたさと」の読み仮名も使われるようになったと考えられる。

「打ち，勝つ」？
——天然痘と種痘の歴史から考える

古澤 美穂

授業のねらい

　学校生活のほとんどをコロナ禍のなかで過ごした高校生たちは，人類が唯一克服した感染症である天然痘について，多くを知らない。「イギリスのジェンナーが種痘というのを発明したらしい」「種痘はワクチンの先駆けらしい」——断片的な知識はあっても，WHO が天然痘根絶宣言をした 1980 年が若者にとっては遠すぎる過去だからか，あまり深く考える機会はなかったようだ。

　本授業では，COVID-19（新型コロナウイルス感染症）のワクチン接種を呼びかける政府広報のポスターを導入に用いて種痘の普及とそれに対する同時代の人々の反応を概観し，種痘が国民統合に利用された可能性について考える。COVID-19 のワクチンに対して大きな関心を持った生徒たちが，天然痘や種痘の歴史から学んだことを，現代の諸課題に向き合う際に活かしてくれることを期待したい。

1.「打ち，勝とう」？

教員：**資料 1** は，2021 年 9 月に首相官邸の Twitter（現 X）アカウントが発信した啓発ポスターです。読み取れたことや考えたことを挙げてみましょう。

生徒：新型コロナウイルスのワクチン接種に対しては，反対する人もいたので，

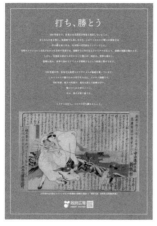

【ポスターの文言】
「100 年前まで，日本では天然痘が何度も流行していました。多くの人の命を奪い，後遺症でも苦しませた，このウイルスとの戦いの救世主は牛の膿を素とする，日本初の近代的なワクチンでした。当時ワクチンという文化がなかった日本や各国では，接種すると牛になるというデマが広まり，接種は困難を極めます。しかし，天然痘を終わらせたいという想いが，国民を，世界を動かし，接種は進み，世界で初めてウイルスを根絶するという結果に繋がります。100 年後の今，日本では新型コロナウイルスが猛威をふるっています。このウイルスに勝つための切り札もまた，ワクチン接種です。100 年前，我々の先祖が，勇気を出して接種を行い，繋いでくれた命のバトン。次は，我々が繋ぐ番です。ワクチンを打ち，コロナに打ち勝ちましょう。」

資料 1　政府広報（内閣官房・厚生労働省）「打ち、勝とう」

江戸時代にも似たような状況があったのかな。

生徒：種痘は，イギリスのジェンナーが開発した人類にとって初めてのワクチン
　　　でしょう？　そして天然痘は人類が根絶した感染症だよね。

生徒：そもそもウイルスに打ち勝てるものなのだろうか。

2. 種痘の歴史

教員：ポスターに使われている図版（**資料2**）は，桑田立斎という蘭方医が種痘
　　　を啓発するために作成した宣伝チラシを模したものです。この絵からどの
　　　ようなことが読み取れるでしょうか。

生徒：牛の上に槍を持った子どもが乗り，病気にかかった人をやっつけようとし
　　　ている？　鬼が病気の人を誘導している？

生徒：子どもの腕に斑点があるね。種痘を施した痕が描かれているのかな。

生徒：牛がワクチンの象徴？

教員：疱瘡（天然痘）を擬神化した「疱瘡神」という悪神は，古くから恐れられ
　　　ていました。「牛痘児」が牛の背に乗って疱瘡神を退治するようすから，
　　　牛痘の効果をアピールしたものだと考えられますね。一方，白い牛は，ワ
　　　クチンのラテン語発音をあて字にした「白神」という，病魔から子どもを
　　　守る神の象徴ではないでしょうか。19世紀に種痘が日本に伝えられてか
　　　ら普及するまでには長い時間がかかりました。その過程で**資料2**のよう
　　　なチラシがつくられたのです。

生徒：そういえば，大阪にある「除痘館」資料館でこの絵を見た気がします！

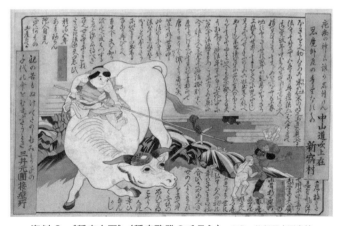

資料2　《種痘之図》（種痘啓発のチラシ）　出典：佐賀県立図書館

教員：緒方洪庵らが中心となって開設された除痘館でも桑田原作のチラシを模し
　　　たものを種痘啓発のために頒布しました。緒方を含む多くの蘭方医たちの
　　　努力と，国際的な医師たちのネットワークに支えられ，その後，種痘は飛
　　　躍的に普及していきました。さて，次は，イギリスの風刺画（章扉 p. 67）
　　　を見てみましょう。どのようなことが読み取れますか。

生徒：中央の女性が，白髪の医師のような人に何かされていますね。種痘かな？

生徒：左では，何かを飲まされている人がいて，身体が牛のようになっています。

生徒：牛の角が生えた人もいる！　種痘を受けると牛になると思われていたのかな。

教員：白髪の男性がジェンナーで，種痘を風刺したものです。天然痘のワクチン
　　　によって人間が牛になってしまうなどということはありえませんが，種痘
　　　がよく知られる前には，人々の間にこのような偏見があったようです。

生徒：牛痘に感染した牛のかさぶたから取り出した膿を人体に植えつけるんです
　　　よね。よくよく考えると，抵抗あるかも。後遺症の可能性がゼロではない
　　　ワクチンの接種にためらう，新型コロナ流行時の状況に似ています。

生徒：2枚の絵の目的は異なりますが，日本でもイギリスでも，なかなか種痘が
　　　受け入れられなかったことが想像できますね。

3.「コロンブスの交換」？

生徒：人類は，いつごろから天然痘に苦しめられていたのですか。

教員：1万年前頃だとされます。天然痘ウイルスの自然宿主はヒトだけなので，
　　　人の移動と共に感染が拡大しました。人の移動とは，具体的にどのような
　　　ケースが考えられますか。

生徒：交易や文化交流？　戦争や征服活動も！

教員：そうですね。ヨーロッパ人による「新大陸発見」と共に天然痘がアメリカ
　　　大陸にもたらされました。人類がアフリカで誕生したあと，一部の人々は
　　　新大陸に移動したとされますが，その後は長らく大陸間での人類の移動は
　　　ありませんでした。そのため，新大陸に人々が渡った後に旧大陸で発生し
　　　た感染症は，新大陸には存在しなかったというわけです。

生徒：新大陸にもたらされた感染症にはどのようなものがあるのですか。

教員：コロンブスが「イスパニョーラ島」と名付けた島（現在のドミニカ共和国と
　　　ハイチ）に居住していた人々が天然痘ウイルスの最初の犠牲者とされ，急
　　　性感染によって人口の約3分の1から半数が死滅したそうです。スペイ
　　　ンの支配地域ではほかに，麻疹，水疱瘡，ペスト，おたふく風邪，百日

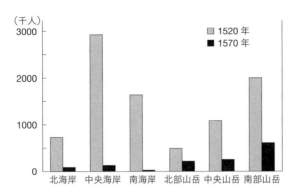

資料3 ペルーにおける地域別の先住民人口の減少
出典：山本紀夫『先住民から見た世界史　コロンブスの「新大陸発見」』

咳などの感染が拡大しました。最も致死率が高かったのは天然痘です。**資料3**のグラフを見てみましょう。どのようなことが読み取れますか。

生徒：50年で人口が激減しています！

生徒：中央海岸が顕著なので，スペイン人が多く居住していたのかな？

教員：資料集の地図で確認しましょう。現在のペルーの首都リマはピサロが建設しましたが，まさに中央海岸に位置し，スペイン人の流入が激しかったと推測できます。旧大陸から天然痘などのウイルスが持ち込まれ，免疫を持たない先住民の多くが犠牲になったのです。

生徒：新大陸の先住民の人口激減は，戦闘や虐殺，強制労働などに加え，感染症による影響も大きかったと聞いたことがあります。こうして地域別に人口減少を比較すると，その影響の大きさが具体的にわかりますね。

教員：新旧大陸間の様々な物資の交流は「コロンブスの交換」と呼ばれ，旧大陸へはとうもろこしやじゃがいも，トマト，とうがらしなどが伝わりました。

生徒：新大陸へは馬や牛などの大型家畜や鉄，車輪が伝えられたんだっけ？

生徒：それらは征服に使われた上に，感染症まで……不平等な「交換」だなあ。

4. アイヌの人々への種痘

教員：さて，**資料4**は，江戸幕府が蝦夷地で実施した種痘を描いたものです。絵からどのようなことが読み取れますか。

生徒：火の周りの人々は，髪型や服装から見てアイヌの人々？

生徒：監視しているのは幕府の役人かな？　右の奥にあるのは褒美の品？

生徒：蝦夷地のことは松前藩に完全に任されていたと思っていましたが，種痘が

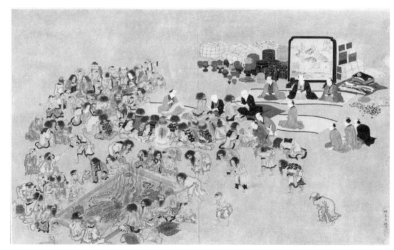

資料4 《蝦夷人種痘之図》（平澤屏山の原画の模写）の下部

出典：北海道大学北方資料データベース

幕府によって実施されたのですか。

教員：18世紀後半以降，ロシアの南下という外圧を背景に，蝦夷地を国内に統合しようとする動きが顕著になります。資料集の年表で確認しましょう。1807年に全蝦夷地が幕領になり，1821年に再び松前領となり，1855年からはまた幕領になりました。この絵に描かれている蝦夷地での種痘は，後期幕領期にあたる1857年に実施されたのです。天然痘は外部から蝦夷地に伝わり，何度も流行しましたが，感染した人間がいなくなれば沈静化するということが繰り返されてきました。種痘を拒絶するアイヌの人々に対し，幕府は半ば強制的に種痘を実施します。贈り物は懐柔策だったのかもしれません。**資料5**は絵の上部にある画賛（この政策への評価）の大意ですが，この種痘が実施に至るまでの経緯が垣間見られます。

生徒：感染者が出ると，家族でも棄ててしまうのか。無慈悲な感じがするな。

生徒：それが彼らなりの感染症対策だったんじゃない？ 新型コロナのときは私たちも「隔離」を含め，「密」を避ける行動をとったわけだし。

生徒：結果として感染拡大を抑えられたから，その経験をもとに，山への避難が有効な対策だとされたんじゃないかな。

教員：アイヌの人々は，山に避難する際，鍋についた墨を顔に塗り，垣根越しに矢を放ち，死者の家を焼き捨てたそうです。これらの行動には「パコロカムイ（天然痘の神）」の信仰があったと考えられます。

蝦夷は生来「頑愚」であり，痘瘡（天然痘）や熱病の流行を猛獣以上に恐れている。ひとたび感染者が出れば，親子であってもうち捨てて山中へと逃げ，ときには集落ごと他の場所に移動してしまうため，患者はみな死亡する。1856（安政3）年冬，西蝦夷を巡視していた箱館奉行の村垣範正は，無数の老若男女が痘瘡にたおれるのを見て憐れまれ，人口の減少をくいとめることが蝦夷地開拓の急務であると，夷人を救うべく痘瘡の実態を調査された。それをうけて，幕府は翌1857（安政4）年夏，種痘医を当地に派遣し，夷人に種痘をほどこす算段をたてた。しかし，夷人らはそれを承服せず，種痘をすると病気になると，逃げ隠れようとした。そこで村垣奉行は，各地に役人を派遣して夷人を説得してまわり，ようやく実施にこぎつけた。種痘は3か月間で6,000余名に対しておこなわれた。かくも多くの者が，村垣奉行のおかげで，天寿を全うできるようになったのである。

資料5　塩田順庵（幕府の医官）による画讃の大意

出典：香西豊子『種痘という〈衛生〉近世日本における予防接種の歴史』pp. 445-446 より作成

生徒：感染源に悪い神様が宿ったと考えて，避けたということですかね。

教員：そうかもしれません。安政期の種痘実施以前は，松前藩側がアイヌの人々の「山入り」を推奨したり，アイヌ側が願い出たりと，対策は様々でした。幕命を受けてこの種痘を実施した医師の1人が桑田立斎です。

生徒：桑田立斎は**資料2**の原作者ですよね？ **資料5**にも，この種痘が3か月で約6,000人に対して実施されたと書いてあり，驚異的なペースで実施されたことが想像できますね！

教員：桑田は種痘の実施と普及に努め，生涯で種痘した人数は7万人に及ぶそうです。種痘によってアイヌの人々の感染を抑えることができました。一方，この種痘は，国民国家が異民族をも「国民」化していく国民統合の動きの1つといえるかもしれません。

生徒：アイヌの同化政策は，明治時代に入る前から始まっていたのですね。

教員：種痘は強制的に実施されましたが，人々が種痘を受け入れた場合もあり，実態は多様だったと考えられます。現代的な価値観で判断せず，個別の事例を丁寧に見ていくことが必要です。

生徒：多角的・多面的に探究していく姿勢が求められるわけですね。

第 4 章　天然痘［参考文献］

(PART 1 感染症)　天然痘と根絶後の対策

- 岡部信彦「感染症の話　天然痘」『感染症発生動向調査週報』3(40)，2001 年，pp. 8-10
- 森川茂「話題の感染症——サル痘」『モダンメディア』69(3)，2023 年，pp. 59-67
- 厚生労働省「天然痘対応指針（第 5 版）平成 16 年 5 月 14 日」https://www.mhlw.go.jp/kin kyu/j-terr/2004/0514-1/
- 厚生労働省研究班「バイオテロ対応ホームページ」https://www.niph.go.jp/h-crisis/bt/
- Reardon, S. NIH finds forgotten smallpox store. Nature, 2014. https://doi.org/10.1038/nature.2014.15526
- WHO. Disease Outbreak News. Mpox（monkeypox）-Democratic Republic of the Congo. 23 Nov 2023. https://www.who.int/emergencies/disease-outbreak-news/item/2023-DON493

(PART 2 歴史学)　天然痘との闘い——種痘の伝播

- 山内一也『近代医学の先駆者——ハンターとジェンナー』岩波書店，2015 年
- 小田泰子『種痘法に見る医の倫理』東北大学出版会，1999 年
- 大垣貴志郎『物語メキシコの歴史』中公新書，2008 年
- 富士川游『日本医学史』日新書院，1944 年
- 須田圭三『飛騨 O 寺院過去帳の研究』生仁会須田病院，1973 年
- 深川晨堂『大村藩の医学』大村藩之医学出版会，1930 年
- 田崎哲郎『牛痘種痘法の普及』岩田書院，2012 年
- アン・ジャネッタ，廣川和花・木曾明子訳『種痘伝来』岩波書店，2013 年
- 青木歳幸「牛痘伝来再考」『天然痘との闘い——九州の種痘』岩田書院，2018 年
- 柳沢芙美子「福井藩・鯖江藩の種痘と村部への出張種痘」『天然痘との闘い III——中部日本の種痘』岩田書院，2022 年
- 『大阪の除痘館——緒方洪庵没後 150 周年記念　改訂・増補第 2 版』除痘館記念資料室，2013 年
- 添川正夫『日本痘苗史序説』近代出版，1987 年
- 青木歳幸ら編『天然痘との闘い』九州の種痘（2018 年），II——西日本の種痘（2021 年），III——中部日本の種痘（2022 年），IV——東日本の種痘（2023 年），岩田書院

(PART 3 高校教育)　「打ち，勝つ」？——天然痘と種痘の歴史から考える

- 青木歳幸／W. ミヒェル編『天然痘との闘い III——中部日本の種痘』岩田書院，2022 年
- 加藤茂孝『人類と感染症の歴史——未知なる恐怖を超えて』丸善出版，2013 年
- 香西豊子『種痘という〈衛生〉——近世日本における予防接種の歴史』東京大学出版会，2019 年
- アン・ジャネッタ，廣川和花・木曾明子訳『種痘伝来——日本の〈開国〉と知の国際ネットワーク』岩波書店，2013 年
- 永野正宏『北海道天然痘流行対策史——アイヌ民族と安政年間の種痘を中心に』北海道大学出版会，2022 年
- 濱田淑子「（研究資料紹介）平澤屏山筆『種痘施行図』」『東北福祉大学芹沢銈介美術工芸館年報』1，東北福祉大学，2010 年
- 山本紀夫『先住民から見た世界史——コロンブスの「新大陸発見」』角川ソフィア文庫，2023 年

第5章

結 核

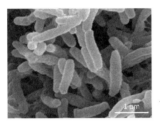

発熱，咳，痰，重篤化すると喀血や呼吸困難などが生じ，衰弱死する。骨や腎臓などの臓器に病巣を作ることもある。

◀結核菌の電子顕微鏡写真（写真提供：（公財）結核予防会結核研究所）

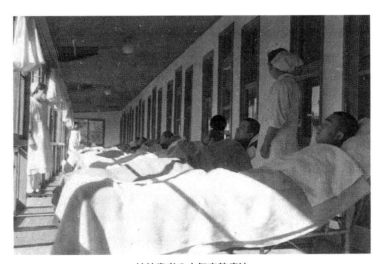

結核患者の大気安静療法
新鮮な空気，安静，栄養による結核療養所としてサナトリウムが建設された。写真は1939年に開園した保生園病院（1971年に改称）。（撮影時期不明，『厚生省五十年史（記述編）』p.6）

結 核 —— 病原性細菌の「王」たる所以

和田 崇之

　結核は，ヒト結核菌（*Mycobacterium tuberculosis*）による感染症である。主に肺に病変を起こし，発熱，咳や痰をはじめとした呼吸器症状とともに，時には喀血や呼吸困難などの重篤な症状を伴い，やがて衰弱死に至る。特効薬となったストレプトマイシンの発見以前はまさに「不治の病」として恐れられ，今なお三大感染症の1つに挙げられる感染症でもある。

　結核菌は，細胞寄生性という特殊な感染様態を取り，肺以外にも感染を広げることが少なくない。そのため，骨髄が感染巣となる「脊椎カリエス」や，妊娠中の母体感染が原因となって菌が胎盤から胎児の全身に広がってしまう「粟粒結核」などを引き起こすこともある。

　ウシ結核菌（*Mycobacterium tuberculosis* subsp. *bovis*）はヒト結核菌の亜種であるが，乳牛への感染が盛んであった戦前には，牛乳が感染源となって腸管に感染することも多かった。そのため，食品衛生法に定められた牛乳の低温殺菌方法（63℃で30分間加熱殺菌）は，牛乳内の結核菌を死滅させる実験結果によって設定されたという経緯もよく知られている。

　細菌分類学的には，多様な病原細菌を含む抗酸菌属（Mycobacterium）の一菌種である。四肢の麻痺や皮膚・神経病変（ハンセン病）を引き起こす *M. leprae*（らい菌）や，無痛性の潰瘍性皮膚炎（ブルーリ潰瘍）を起こす *M. ulcerans* の近縁種でもある。また，これらを除いた「非結核性抗酸菌（Non-tuberculosis Mycobacteria, NTM）」も慢性気管支炎などの原因となり，現代において深刻な健康被害を引き起こしている。抗酸菌はろうそくのような脂質成分で覆われた硬い細胞壁に覆われており，乾燥・消毒に強く，除菌が困難なことも大きな特徴である。

1. 三大感染症たる理由

　結核が三大感染症とされる重要な根拠として挙げられるのは，感染力の高さと潜伏感染である（資料1）。結核菌は患者の咳やくしゃみなどによって放出された後，乾燥状態でも死滅することなく生き残り，長時間にわたって浮遊する。いわゆるエアロゾル感染（空気感染）を引き起こすことから，その伝播力は極めて高い。一方で，結核菌の暴露を受けても，感染が成立するのはそのうち約半数であ

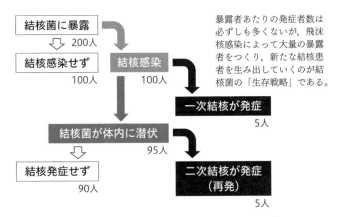

暴露者あたりの発症者数は必ずしも多くないが，飛沫核感染によって大量の暴露者をつくり，新たな結核患者を生み出していくのが結核菌の「生存戦略」である。

資料1 結核菌の暴露を受けた患者が取る経過

り，発症に至る事例（一次結核）はさらにその5%程度であるとされている。

　結核を他の感染症から際立たせて特徴付けるのは，残る95%の感染者の中から，潜伏した結核菌が長い年月をかけて再発することである（約5%）。そのような再発性の結核（二次結核）では，保菌者の高齢化，免疫力の低下に伴って体内の結核菌が休眠状態から再起し，発症する。現在，途上国を中心として世界全人口のおよそ4分の1は結核菌を保菌していると考えられており，日本でも約1,500万人もの人々が既感染であると推定されている。このような性質から，結核は，著しい免疫力低下を起こす感染症である「後天性免疫不全症候群（AIDS）」の流行地において特に流行傾向が高く，今もなお危険視される感染症であり続けている。保菌者を対象とした抗菌薬，ワクチンは開発が難しく，人類にとっていまだに最も厄介な感染症の1つである。

2. 結核と歴史の密接な関係性

　病原体の遺伝子を詳しく調べると，時間経過を伴って徐々に突然変異を蓄積していくことがわかる。新型コロナウイルス（SARS-CoV-2）の流行において，初発株（武漢型）からアルファ株，デルタ株，オミクロン株と流行株が変遷してきたことは記憶に新しいが，こうした推移は遺伝子配列の変化として観測されてきたものでもある。世界各地から分離された結核菌のゲノム配列に基づく分子系統樹を見ると，ヒト結核菌には世界的には主に7つの遺伝系統が存在していることがわかる。それぞれの系統を遺伝子変異数から逆算すると，ヒト結核菌はおよそ70,000年前にアフリカ大陸で出現した可能性が高く，人類がユーラシア大陸，

アメリカ大陸へと移住してきた経緯と照らし合わせることで，ヒトと結核菌の壮大な関係性を俯瞰（ふかん）できる。

　結核菌は骨に移行して病変を起こしやすいため，遺跡に残る遺体からも感染が推定できたり，時には遺伝子を直接検出できたりすることもある。古くは紀元前9,000年ごろと推定される母子の埋葬骨（アトリット・ヤム遺跡，イスラエル）に結核病変が発見され，結核菌の遺伝子配列が検出されている。中央ドイツでも同様に結核病変が認められる人骨が大量に出土し，紀元前5,000年ごろには広く流行していたと推されている。こうした報告は，エジプトや南米で発掘されたミイラなどからも相次いでおり，日本では弥生時代の遺跡から結核病変を示す遺骨が出土している。これらの発見は，結核という感染症が長きにわたってヒトとともに歩んできた歴史の直接的証拠であるとともに，当時における移民や人口規模などを知るための手がかりとしても盛んに研究が進められている。ヒトの歴史とともに広がり，今も緩やかに感染者を維持し続けている結核は，破滅的流行を度々引き起こしてきたペストや天然痘，スペイン風邪（インフルエンザ）や現代の新型コロナウイルス感染症（COVID-19）とは異なる形の感染症と言えるのかもしれない。

3.「社会の鏡」としての結核

　長い歴史の中で，結核が急激に流行し，社会に深刻な影響をもたらしたのは産業革命期のことである。その後も結核は猛威をふるい続け，19世紀から20世紀にかけて活躍した研究者，医師たちにとっては喫緊の重要課題であった。この時代には，結核菌の培養分離，ウシ結核菌を用いたワクチン（BCG）の開発をはじめ，細菌学・感染症学におけるマイルストーンとも言うべき功績が数多く残されている。このことは，結核の蔓延（まんえん）がその時代においていかに深刻であったかということと無関係ではない。「日本細菌学の祖」とされる北里柴三郎（きたざとしばさぶろう）がドイツでコッホに師事し，フランスではパスツール研究所に赴いた志賀潔（しがきよし）がBCGワクチンを日本に持ち帰ったのも，まさに国内で結核が大流行していた頃のことであった。

　当時，結核が大流行したのは，単純な人口増加だけではなく，労働環境が劣悪であったこと，それに伴って貧困労働者の衛生レベルが低かったことが要因であると考えられている。日本でも，結核が爆発的に流行したのは，明治から大正にかけて進められた富国強兵政策によって定常化した粗悪な労働環境が，その理由として常に列挙される。現代においては，先進国における結核罹患率（りかん）は非常に低く推移している一方で，途上国では結核蔓延が改善せず，今も公衆衛生上の重要な問題である。

　時代を隔てて発生してきた結核を取り巻く状況は，結核菌の持つ細菌学的な性質によって説明できる。人々の栄養状態や心身の健康状態が悪化すると，「保菌者」の体内に潜伏している結核菌が再び活動をはじめ，結果として結核患者が増加する。さらに，不安定な社会情勢においては，患者の発見と隔離・治療が滞り，新たな感染源となって結核患者が増えてしまう悪循環が発生する。つまり，結核は人々の生活・福祉と社会情勢が安定すると減少し，逆に生活水準の低下に伴って増加する「社会の鏡」でもある。COVID-19のパンデミックによって結核対策を後回しにすることが余儀なくされた今，世界規模で結核の増加が懸念されているのには，そのような結核特有の理由が背後にあると言える。

　20世紀半ば以降，日本の結核患者数は減少の一途をたどってきた。2021年には罹患率（人口10万人あたりの年間患者数）がようやく10を下回り，「結核低蔓延国」の仲間入りを果たした。これには，1943年にストレプトマイシンが発見され，結核が「死の病」から「治る病」へと転じたことが極めて重要であった。しかしながら，結核罹患率は路上生活者・生活困窮者などの社会的弱者，外国出生者・高齢者などにおいて今なお高く，戦後において整備されてきた公衆衛生施策を正しく充実させていくことが肝要である。また，結核を「過去の病気」と考えて対策を怠ると，途端に患者が増え始めることも知られており，1997年に罹患率が約半世紀ぶりに上昇に転じたことは1つの教訓として捉えるべきである。

4. 薬剤耐性と新薬開発の難しさ

　近年は，抗生剤が効かない薬剤耐性がさまざまな病原体で取り沙汰されるようになってきたが，結核菌も薬剤耐性の増加が憂慮されている病原体の1つである。世界的には，特に東欧・西アジア地域では新規発症例の約4分の1，治療歴のある結核再発例に至っては半数以上が多剤耐性結核菌によるものであると報告されている。こうした事態は今後ますます悪化し，現在のウクライナをはじめとする東欧諸国の情勢不安は，そのまま多剤耐性結核の世界的流行を増悪させる因子として悲観的な予測が立てられている。結核に苦しむ患者が多い地域は経済的に脆弱（ぜいじゃく）であることが多いため，コストのかかる新薬開発はインセンティブが低く，世界的な結核情勢は総じて見通しが立たない状況と言える。ヒトの歴史と常にともにあった「古くて新しい感染症」である結核は，形を変えながら，今もヒト社会の影に潜み続けている。

近代・現代日本の結核の歴史

市川　智生

　厚生労働省は 2021 年に日本が結核の中蔓延国から低蔓延国へと転じたことを報告した。WHO の基準によれば，結核低蔓延国は，人口 10 万人あたりの発生数が 10 人未満とされており，アメリカ，ドイツ，イギリス，フランスなど主要先進国はここに分類されている。日本がその基準を長らく達成できなかった背景には，明治期から第二次世界大戦をはさんで昭和 30 年代にいたるまで，結核の高蔓延国だったという事情がある。現在でも，日本は新規登録患者のうち 70 歳以上の高齢者が全体の 6 割を超えているという特徴から，過去の大流行が今日にまで影を落としていることがわかる。

　結核は，1952（昭和 27）年までは日本の死因の第 1 位だった感染症である。しかも，感染例があまりにも多く，青年期に感染しても高齢になってから発症するといった特徴から，正確な罹患率を計測することが難しく，長らく死亡率（人口 10 万人あたりの死亡数）で，発生状況が把握されてきた。

　近代以後の日本における結核の流行の歴史にはどのような特徴があり，欧米諸国とは何が違うのであろうか。ここでは，高等学校科目の「歴史総合」の中項目にある「近代化と現代的な諸課題」および「国際秩序の変化や大衆化と現代的な諸課題」を念頭に，結核の歴史について概観したい。

1.　産業革命と結核

　世界史的にみれば，結核は工業化と密接な関連にあった。18 世紀後半に始まる産業革命によって，イギリスの都市部では，急速な工業化の進展や植民地からの労働者の流入により労働環境および居住環境が著しく悪化し，結核が蔓延していたことが指摘されている。1800 年頃のロンドンでは，結核の 10 万人あたりの死亡率は約 900 に達していたとの推計がある。その後，欧米諸国では結核死亡率が漸減し，1900 年には 300 程度にまで減少した。

　抗生物質や予防接種が普及する以前になぜ結核の死亡率は減ったのか。その理由について，イギリスの医学史研究者トーマス・マキューンは，栄養水準の向上など社会経済的環境の漸進的改善が最大の理由であると述べていた。この主張は，上下水道の整備や種痘の普及といった公衆衛生および医療技術の進展の成果に対

して批判的な立場に基づくものだったため，歴史人口学および医療社会史研究者の間で多くの論争を呼んだ。

19世紀半ばから20世紀半ばのスイスの結核について，死亡台帳や公的統計から分析したキャスリン・チュルヒャーの研究をみてみよう。スイス最大の都市であったベルンでは，結核死亡率が1856年の330から，1950年には33へと10分の1に減少した。これは，市当局による結核の感染防止のための環境改善や医療サービス導入の結果だとしている。**WEB** 特に，1890年代以後に実施された集合住宅における換気を目的とした窓の設置や日光の当たらない部屋の制限といった住環境の改善，1930年代から40年代にかけての学齢期児童へのツベルクリン反応検査および胸部レントゲン検査の導入に大きな効果がみられたのである。

近代ヨーロッパにおける結核の動向からは，長期的な死亡率の低下の理由を複合的なものであったと理解することが妥当だということがわかる。栄養水準の改善，医療技術の進歩・普及，公衆衛生的政策のいずれかを過度に評価する論者は，現在ではほとんどみられない。

続いて日本の動向についてみてみよう。日本で結核の流行状況が死亡率の推移によって把握できるようになるのは，1899（明治32）年以後からである（資料1）。内閣統計局が編纂した『日本帝国人口動態統計』および『帝国死因統計』に計上された結核による死亡数を集計する作業が，1910年代半ば以後に保健衛生調査

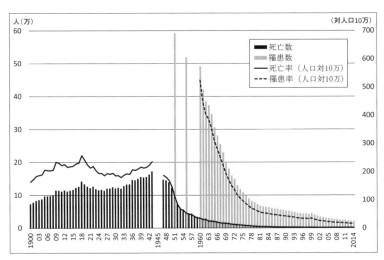

資料1　近代日本における結核罹患率および死亡率の推移
出典：『日本帝国人口動態統計』『人口動態統計年報』各年より作成

会の手によって行われた。その結果によれば，1909（明治42）年には年あたりの結核死亡数は10万を超えており，1918（大正7）年の死亡率は257.1に達していた。

　工業化の進展による結核の蔓延という構造は，日本ももちろん例外ではない。日本の産業革命は，明治中期の企業勃興期を契機とし，主に繊維工業および鉱山業に機械化と大規模労働がみられるようになった。結核発生の温床となったのは，綿紡績と製糸業の工場労働である。これは生糸の主要な産地である長野・群馬・山梨などに作られた製糸工場や，大阪・東京・名古屋など都市部に作られた綿花加工工場で働く女性労働者（いわゆる女工）の労働環境に起因する問題であった。工場労働と結核の関係を初めて本格的に指摘したのが，京都帝国大学福岡医科大学（現・九州大学医学部）で衛生学を学び，内務省の嘱託として工場衛生調査を行っていた石原　修（1885～1947）である。彼は1913年の国家医学会において「女工と結核」と題する報告を行い，繊維工場の中でも，特に都市部で操業する紡績工場で結核による死亡率が高いことを指摘した上で，次のように述べていた。

　　工業の為に犠牲になった所の女工の数は奉天戦争〔日露戦争における奉天会戦〕の死者 或は傷者と相当するものでなひかと思ひます。……平和の戦争の為に戦死したものは国民は何を以て之を迎いつつあるのであるか，国家は何を以て之に報いて居るかといふことは私には分かりませぬ，涙深かいことを申すやうでございますが，女工の運命は実に悲惨なものでございます。
（石原修『衛生学上ヨリ見タル女工の現況』国家医学会，1914年）

　このような状況は，石原によれば二交代制に象徴される長時間労働や粗末な食事による栄養摂取の劣悪さによるものだった。しかも，身体を害して故郷に戻った女工たちが「自分の一家は勿論近隣に向って結核を振り撒いて居ります」という，いわゆる「帯患帰郷問題」についても警鐘を鳴らしていた。現在では，統計学的手法により，感染した女工の帰郷が農村部の伝播の原因となったことが論証されている。石原の指摘は，日本で蔓延する結核が特定の産業の就労状況に起因することを明らかにしただけではなく，鉱山業の労働環境調査や都市貧困層の健康調査など，後に産業医学や社会医学と呼ばれる分野へと発展する契機となった。

　戦前の日本で結核が公衆衛生上の問題として本格的に認識されたのが，明治末期から大正初期にかけてであったのは，産業化の進展にともなう工場労働の問題の発生に加えて，明治期の課題であったコレラや細菌性赤痢のような，飲料水や

下水処理など生活環境に起因する急性感染症が克服されつつあったことが関係している。結核に関する予防法令は、「伝染病予防規則」（1880年）や「伝染病予防法」（1897年）とは別体系となっている。1904（明治37）年の「肺結核予防に関する件」は、結核に関する最初の条文であるが、喀痰習慣を戒めるなど簡易なもので、予防法令というよりは注意喚起に近い。1914（大正3）年の「肺結核療養所ノ設置及国庫補助ニ関スル法律」は、人口30万人以上の市に結核療養所を設置することを義務づけ、運営経費の一部を国庫から補助するものであった。これに基づき、大阪市立刀根山病院（1917年）、東京市立療養所（1920年）など先駆的な公立の結核療養所が建設された。結核に関するまとまった法令として、1919（大正8）年に「結核予防法」（いわゆる「旧結核予防法」）が施行された。ここに、結核感染の可能性がある者へ健康診断を実施すること、自宅療養できないものを療養所へ隔離すること、市町村への療養所設置などが規定されたのである。

2. 軍隊と結核

　女工における結核蔓延の問題は、先に引用した石原修の講演以外に、細井和喜蔵『女工哀史』（改造社、1925年）に代表されるルポルタージュや、山本茂実の小説『ああ野麦峠』（朝日新聞社、1968年）などを通して、一般にも広く知られている。しかし、結核感染において女性が一貫して優位だったわけではいことには注意が必要だろう。結核研究所で長年研究に従事した島尾忠男（1924〜2021）によれば、満洲事変（1931年）にともなう軍備の増強および重化学工業化の進展を背景として、1932（昭和7）年に、結核の死亡率が統計的に女性優位から男性優位へと転換した。特に死亡率の増加傾向が顕著なのは、20歳から34歳の男性であった。戦前日本の結核をめぐる疫学的状況は固定的ではなかったのである。

　ここでは、成人男性における結核蔓延状況の具体例として、軍隊の問題を考えてみたい。日露戦後の陸軍で、将兵がかかえる健康上の問題として注目されていたのは胸膜炎の多発という現象だった。何らかの理由により、肺組織の周辺が炎症を起こし、発熱・咳・倦怠感などの症状によって軍事訓練に支障が出ることから、当時は「軍隊胸膜炎問題」と呼ばれていたものである。陸軍軍医部では、1921（大正10）年に「軍隊胸膜炎調査会」を発足させ、機関誌『軍胸』を通して、疫学調査および原因の究明の経過を報告することにした（資料2）。同会の会長は、歴代の軍医総監が就任し（鶴田禎次郎、山田弘倫、合田平）、1929年3月までの間に、のべ48名の中堅クラスの軍医研究者が実験的研究、統計的調査、疫学的調査を実施した。この胸膜炎調査会の目的は、「国民結核病増加ノ反映ト見做スヘ

キヤ或ハ之ヲ兵業ノ特種ナル関係ニ帰スヘキヤ」を究明することにあった。つまり，1920年代に激増していた陸軍将兵の胸膜炎が一般社会での結核蔓延の影響を受けてのことなのか，それとも軍事演習など軍隊社会固有の問題によるのかを医学的に特定する必要があったのである。

　当初は，「結核ト共ニ軍隊主要疾病ノ双璧ヲナセリ」（矢田耕造，1923年）とされていたように，胸膜炎と結核とは別個の疾病として認識されていたようである。しかし，1919年から1921年の3年間の中途除隊兵のうち，36.3%が胸膜炎，18.8%肺結核と，胸部疾患によるものは55.1%に達しており，両者の傾向はほぼ統計的には類似するものだった。胸膜炎の最蔓延期は，1922年で，患者7,050名（将兵10万人あたり3,227例）となる。そして，検出試料を用いた培養試験の結果，胸膜炎の原因は結

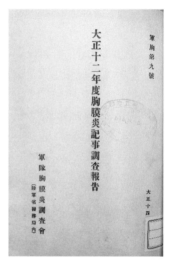

資料2　『軍胸』第9号（1925年）
軍隊胸膜炎調査会の機関誌『軍胸』は1922（大正11）年から1929（昭和4）年までの間に，第21巻まで刊行された。（京都府立医科大学図書館所蔵）

核であることが軍隊胸膜炎調査会で報告された。1927年の症例では，胸膜炎発症者の70.8%から結核菌が検出されたとの記録がある。そして，1925年から1929年の胸膜炎発症者のうち，68.0%が入営後1年以内の初年兵であること，山砲兵および野戦重砲兵など身体を酷使するため疲労度の高い部隊に発症者が多発していることから，入隊前の結核感染が「素因」となり，インフルエンザの流行や過重兵業などが「誘因」となり重症化にいたったという分析が行われた。軍隊胸膜炎調査会が提案した対策は，徴兵時の検診による営内への感染防止，健康兵へのツベクリン反応検査およびレントゲン検査を用いた兵営での蔓延予防，軍事訓練の強度緩和などに集約される。

　以上のことから，戦前日本の陸軍における結核（軍隊胸膜炎問題）は，軍隊特有の現象というよりは，一般社会における成年男性の蔓延状況が反映したものだったと考えるべきものである。特定の部隊に感染者が多くみられる事実は，軍隊における身体的負担の強弱（労働強度）がこの問題に深くかかわっていたことを示している。一般的には，戦前日本の結核と聞くと女工のみを連想してしまいがちであるが，昭和戦前期には軍隊社会の問題でもあった。女工にとっての繊維工場での過酷な労働と，兵士にとっての入営生活や軍事訓練は，労働強度，労働時間，

栄養摂取，そして何よりジェンダーという点で条件が大きく異なる。今後は，そうした相違を前提として，過去の日本における結核蔓延の要因について比較検討を行う必要があるだろう。

3. 結核の克服へ

　欧米先進国は，先述したような結核死亡率の漸減傾向に加えて，1940年代以後，BCGの接種，化学療法剤の利用，レントゲン検査の実用化などが行われた結果，1950年代から60年代には結核の低蔓延国化が実現しつつあった。一方で，日本では1951（昭和26）年に10万人あたりの結核死亡率が698を記録するなど，依然として保健医療上の大きな課題であった。

　1951年に，社会保障の再建を背景として，「結核予防法」（新結核予防法）が制定された。1919（大正8）年の旧結核予防法が，検診，隔離，療養所の設置など，結核に感染した後の対応を目的としていたのに対し，新法はレントゲン撮影による早期診断，BCG接種による感染予防，化学療法と外科治療による早期治療を目的としていたことに大きな特徴がある。

　1948年には，戦前に日本学術振興会で実施された研究成果を継承して，BCGの供給と大規模接種（30歳未満のツベルクリン反応検査陰性者を対象）が開始された。これに加え，1950年以後，化学療法剤（ストレプトマイシン，パス）の国内製造と普及が実現し，結核死亡率は劇的に低下することになった。このように，日本の結核の克服事例は，欧米先進国でみられたような社会経済的要因や住環境の改善による死亡率の漸減という現象とは大きくことなることに注意が必要だろう。

　治療薬の普及による結核死亡の減少傾向に対し，感染状況を把握するために行われたのが政府の結核実態調査である。1953年以後，5年ごとに全国で実施された。第1回調査で，全国で210か所の調査区で約5万人に対し，ツベルクリン反応検査，レントゲン検査，喀痰検査，聞き取り調査が行われ，その結果に基づく推計患者は292万人，要入院患者は137万人であることが判明した。これを受け，政府は1954年に「結核対策強化要綱」を策定し，結核検診対象の拡大，結核病床の増加，医療費の公費負担拡大などが図られた。その内容は1955年の結核予防法改正によって制度化された。この実態調査によって，結核は死亡率の推移によって蔓延が把握される感染症から，感染状況の実態把握により医療行政および社会福祉行政の対象となる感染症へと姿を変えたということができるだろう。

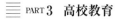
産業革命と結核

磯谷 正行

授業のねらい

　結核は先史時代から人類への感染が確認されているが，大きな影響を与えるようになったのは，都市化や工業化が進んだ産業革命以降である。都市の密集した居住や劣悪な労働環境のもとで菌が飛散し，暫時の潜伏ののち発症し，患者の青白い顔貌（がんぼう）からヨーロッパでは「白いペスト」と呼ばれ恐れられた。

　授業では，19世紀前半のイギリス産業革命期の労働環境や住環境の悪化が結核感染に好条件だったこと，同様な状況は19世紀末から産業革命が本格化した日本でも見られたこと，紡績業や製糸業など軽工業から始まった産業革命では，年少者や女性（女工）が労働力として使用されたため，彼らが結核の犠牲者となったことを理解する。その後，日本では，第一次世界大戦を経て重工業が次第に発達するのに伴い，そこで働く男性や軍隊での結核感染の拡大により男女の罹患率（りかん）に差がなくなっていったことを資料を読み解きながら理解する。

　合わせて，過酷な児童・女性労働の実態を報告した調査などにより「工場法」の制定や施行が促されたことも理解したい。

---

1. 産業革命と結核

教員：今日は，産業革命の進展とともに広がった結核について勉強します。ところで，みなさんは，高校入学直後の4月に，胸部X線検査をしましたが，これは何のためにやるのか知っていますか。

生徒：結核感染の有無を調べるためのものだと習いました。結核は罹（かか）ってもはじめは風邪のような咳（せき）が出るだけですので，知らないうちに菌を広めてしまう恐れがあるため，X線検査によって肺結核などの罹患を早期に発見するためだと教えてもらいました。

生徒：結核というと，明治から戦前までの病気のイメージで，明治の小説家で5,000円札の顔になっていた樋口一葉（ひぐちいちよう）や「ごんぎつね」などの童話を書いた新美南吉（にいみなんきち）など文人にも患者が多い印象があります。

教員：結核菌は，感染力が弱いのですが，体力が落ちてきたりすると発症しやすくなるといわれています。戦前は栄養水準が全般に低かったので，文人を

はじめ多くの人が感染し発症しました。そうしたイメージもある一方で近代社会において，体力が奪われる場所に生きた人々は，工場労働者でした。

1830年代のイギリス産業革命期の児童労働に関する議会での証言が教科書に掲載されているので読んでみましょう。

イギリスの工場労働者の証言（1832年）
質問① 活況の時期には少女たちは朝の何時に工場に行ったのですか？
　―活況の時期には，それは6週間ばかりの期間ですが，少女たちは朝の3時には工場に行き，仕事を終えるのは夜10時半近くでした。
質問② このような労働をする子供たちを，朝目覚めさせるのに大変苦労しませんでしたか？
　―そうです。早出のときには，彼女たちを仕事に送り出す前に，身支度させるために床の上に降ろすとき，眠ったままでいるのを抱えあげ，揺すぶらなければなりませんでした。（彼女たちは，5分でも遅刻した場合には賃金を25%減らされた。）
質問③ それではこの場合，彼女たちは4時間以上睡眠をとらなかったのですね？
　―そうです。とりませんでした。
質問④ この過度の労働条件はさらに残酷な行為を引き起こしましたか？
　―はい。とても疲労している場合にはむち打ちがしばしば行われました。

（清水書院『私たちの歴史総合』（2021年文部科学省検定済）より）

生徒：こんなひどい労働環境では，どんな人でも体力を消耗し，健康に重大な障害が起きますね。

教員：そうですね。後に盟友マルクスと社会主義運動に身を投じることになるエンゲルスは，1842年父親の紡績工場のあるマンチェスターに赴き，労働者の生活を観察し，45年『イギリスにおける労働者階級の状態』を著し，労働者の悲惨な生活環境を活写し，資本家の搾取を批判します。この本の中から，結核に関するところを拾い読みしてみよう。

「ロンドンの，ことに労働者地域の悪い空気が，肺結核の発生を極度に助長していることは，街路で出会う非常に多くの人々の結核性の顔貌からわかる。…この青白くひょろ長い．胸の薄い目のくぼんだ幽霊とは，今すぐにもすれちがうかもしれない。このような張りのない，無気力で精気の全く見られない顔をきわだってたくさん見たのは，ロンドンだけである。――もっとも北部の工業都市でも，肺結核が多数の命を毎年奪い去っているのだが。」

「レース製造業のもう一つの部門，つまりボビン・レース編みは，……たいていが子供や若い人によっておこなわれている。……子供は，狭くて，換気が悪く，多湿な部屋で，すわり続けたままレース・ピローにかがみこんで仕事をする。……したがって，

すわり仕事と悪い空気のために，しばらくの間消化不良の最も激しい作用に苦しんだのちに，たいていは肺結核で死ぬ。……これは，レースを身にまとう喜びをブルジョワジーの美しい御婦人のために社会があがなう代償なのである。そしてこれはとても安い代償ではなかろうか？」

生徒：こんな悲惨な労働状況はいつまで続いたのですか。

教員：労働者の疲弊は最終的には資本家にも影響を与えるので，1833年には，9歳以下の児童労働の禁止，13歳以下の1日8時間以上，18歳未満の1日12時間以上の労働及び深夜労働の禁止などを定めた「工場法」が制定され，少しずつ労働条件が改善されていきました。

生徒：これでイギリスでは，労働環境が改善されて少しずつ結核の死亡者が減少したとしても，他の国ではどうだったのでしょうか。

教員：世界で最初に産業革命がおこったイギリスで結核の死亡者数や死亡率が高まったのですが，以後，産業革命がフランスやドイツ，アメリカ，日本へと広がっていくにつれて，それらの国でも流行することになります。産業革命と結核は手を携えて世界に広がっていきました。

2. 結核とジェンダー

教員：日本の結核の話となると，若いころ見た大竹しのぶ主演の映画『あゝ野麦峠』（1979年，資料1）のことを紹介したくなります。

生徒：どんな映画なのですか。

教員：小説家の山本茂美（1917-1998）が戦前に製糸工場で働いた「工女」に，戦後インタヴューしたノンフィクション『あゝ野麦峠』（1969年）の映画版です。主人公のみね（政井みね 1888-1909）は，苦しい家計を助けるために，実家の岐阜県飛騨地方から県境の野麦峠を越えて長野県岡谷市の製糸工場に働きに出ます。繭を煮て生糸をとる「糸引き工女」として朝4時半に起床し，15時間以上働く様子が描かれ，労働現場は蒸し風呂状態で，夜は雑魚寝のため，結核菌が繁殖するに

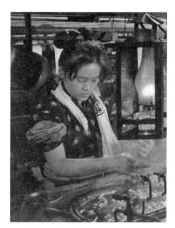

資料1　映画『あゝ野麦峠』の
　　　　一場面

98

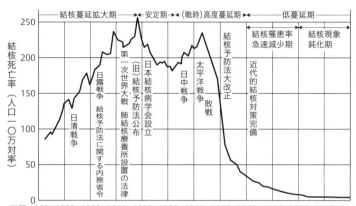

資料2　わが国の結核死亡率の推移　出典：青木正和『結核の歴史』p. 105 より作成

は絶好の条件となりました。やがて，みねも結核に感染し，「お払い箱」になったみねを兄が工場に引き取りに来て，兄の背中に背負われて郷里の飛騨に帰る途中の野麦峠で息を引き取る，という悲しい映画です。

生徒：教科書に書いてあるように，戦前の日本は，生糸や綿糸・綿織物を輸出して，機械を購入する貿易構造でした。製糸業や紡績業は重要な輸出産業で，特に生糸は 1920 年代まで輸出総額の 3〜4 割を占めていました。

教員：日本での死亡統計は，1883 年から作られ，結核についてもわかっています。**資料2**のように明治時代の産業革命が進むと急激に結核が蔓延し，死亡率は 30 年間に 3 倍になります。**資料3**，**資料4**を見て何か気づきませんか。

生徒：**資料3**を見ると，1900 年から 1920 年代にかけて，女性の死亡率の方が男性よりも高くなっています。また，**資料4**では，男性に比べて女性の死亡率が高いのは，10 歳代から 30 歳代にかけての年齢層であることがわかります。これはどういうことかな。

生徒：**資料4**を丁寧に見ていくと，生まれたときは男女同率だけれども，10〜14 歳になると，男性は人口 10 万人当たりの死亡率が 50 人程度に対して，女性は 150 人くらいに跳ね上がっている。15 歳から 18 歳くらいでも，女性の方が死亡率が高い。20 歳を超えると女性の方が死亡率が高いが男性との差は小さくなると読めます。

生徒：これは，10 代の女性がいかに結核の犠牲者になったかを示していると思います。犠牲者は，製糸工場や紡績工場に働きに出た女性でしょうか。

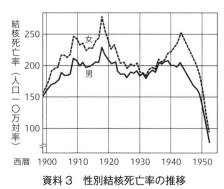

資料3　性別結核死亡率の推移
（1899〜1952年）

出典：青木正和『結核の歴史』p. 106 より作成

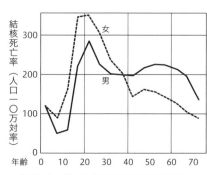

資料4　性・年齢階級別結核死亡率
（1903年）

出典：青木正和『結核の歴史』p. 107 より作成

教員：そのとおりです。この女工の結核を広範に調査した医師の石原 修（1885-
　　　1947）は，女工の結核に関する全国調査を行い，1913年に「女工と結
　　　核」の講演と論文を発表しました。以下その一節を読んでみましょう。

　　紡績工場は，繊維性の粉塵の多い工場であって，時にはむやみと蒸し暑い工場もあ
　る。そこで，紡績で特別注意しなければならぬのは連続徹夜業の問題であるが，……
　この夜業に十二三歳になるところの少女をたくさんに使っているのである。
　　次に寝具であるが，……先ず女工2人に寝具1組しか与えぬ。……女工の出入り
　は頻繁であるから一つの寝具は1か年に6人から7人の女工が敷くことになる，そ
　うして相手方の変わるごとに日光消毒でもするかといえば，決してそういうことはせ
　ぬ。それゆえ，六七人のうちに不幸にして伝染病，ことに結核などがあったときには，
　後に寝る女工に伝染するようなことになるので，何のことはない伝染病を伝播さす有
　力なる要素である。その上2人一緒に寝るのであるから，窮屈で十分に睡眠が出来
　ぬ，足を延ばすこともできにくいから自然寝苦しくて睡眠が不足になる。……これら
　も誘因になって結核を惹起しているのではないかと思われるのである。……工業は見
　ようによっては白昼人を殺しているという事実が表れている。然るにその責任を問う
　ものもいない。

生徒：今でいう「ブラック企業」ですね。石原さんの怒りはもっともですね。

教員：結核にかかり「お払い箱」になった女工は帰郷し，故郷で結核を拡散しま
　　　す。経営者は不足する労働力を「悪い噂」の届いていない土地に行き工女
　　　を募集します。こうして，日本全体に結核の影響のない地域はなくなって
　　　いったのです。

生徒：先生。先ほどの過酷な労働環境の改善は，やはり「工場法」の制定に向か
　　　ったのでしょうか。

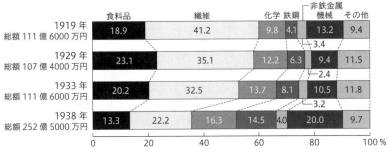

	食料品	繊維	化学	鉄鋼	非鉄金属 機械	その他

1919 年
総額 111 億 6000 万円 — 食料品 18.9 / 繊維 41.2 / 化学 9.8 / 鉄鋼 4.1 / 機械 13.2 / その他 9.4 ／ 3.4

1929 年
総額 107 億 4000 万円 — 食料品 23.1 / 繊維 35.1 / 化学 12.2 / 鉄鋼 6.3 / 機械 9.4 / その他 11.5 ／ 2.4

1933 年
総額 111 億 6000 万円 — 食料品 20.2 / 繊維 32.5 / 化学 13.7 / 鉄鋼 8.1 / 機械 10.5 / その他 11.8 ／ 3.2

1938 年
総額 252 億 5000 万円 — 食料品 13.3 / 繊維 22.2 / 化学 16.3 / 鉄鋼 14.5 / 4.0 / 機械 20.0 / その他 9.7

0　　20　　40　　60　　80　　100 %

資料 5　日本の工業生産の変化　出典：長期経済統計 10 鉱工業

教員：1911（明治 44）年に 12 歳未満の就業禁止，女性・年少者の深夜業の就業
　　　の禁止などを内容とする「工場法」が制定されましたが，資本家の反対で
　　　施行は 5 年後の 1916 年となり，適用範囲は 15 人以上の工場で，製糸業
　　　では 14 時間就業が許可され，紡績業でも期限付きで深夜業が許可される
　　　など後退したものとなりました。しかし，石原の調査の公表が施行を後押
　　　ししたといえるでしょう。

生徒：先生。ところで，先ほどの**資料 3** で，1930 年代から，男女の結核の死亡
　　　率の差がほとんどなくなっていくのはなぜでしょうか。

教員：良いところに気づきましたね。理由は**資料 5** と関係があるのですが。

生徒：1930 年代前半に，繊維などの軽工業の割合と，機械や鉄鋼の生産額の割
　　　合が逆転しています。軍需中心の重化学工業が 1930 年代になってさかん
　　　になり，そこでは男性労働者が中心であったし，労働環境や栄養状態も良
　　　くなかったので男性罹患者が増えたのではないでしょうか。

教員：よくわかりましたね。でも 1930 年代に男性罹患者の割合が増えたのは他
　　　にも原因があります。

生徒：1931 年から満洲事変が始まりますよね。狭い宿舎の中で集団行動をとも
　　　にする軍隊では，結核もあっという間に広がるのではないでしょうか。そ
　　　して，結核に罹った男性が故郷に帰ってまたそこで感染を広げることにな
　　　ったと思います。

教員：そうですね。男性が結核にかかる場所としては，製鉄工場や機械工場など
　　　の重工業を支える産業従事者や軍隊といった場所が多かったようです。結
　　　核から戦前のジェンダーの問題もわかりますね。いずれにしても，狭い生
　　　活空間環境で栄養状態が悪いなどの状況下で結核は蔓延したようですね。

第 5 章　結核［参考文献］

PART 1 感染症　結核——病原性細菌の「王」たる所以

- 大森正子「結核既感染者数の推計」2009 年　https://jata-ekigaku.jp/wp-content/uploads/2021/10/arc_kikansen.pdf
- Comas, I. et al. Out-of-Africa migration and Neolithic coexpansion of Mycobacterium tuberculosis with modern humans, Nature Genetics, 45(10), 2013, pp. 1176-1182.
- Hershkovitz, I. et al. Detection and molecular characterization of 9000-year-old Mycobacterium tuberculosis from a neolithic settlement in the Eastern Mediterranean, PLoS ONE, 3(10), 2008, pp. 1-6.
- Nicklisch, N. et al. Rib lesions in skeletons from early neolithic sites in Central Germany: on the trail of tuberculosis at the onset of agriculture, American journal of physical anthropology, 149(3), 2012, pp. 391-404.
- Suzuki, T. and Inoue, T. Earliest evidence of spinal tuberculosis from the Aneolithic Yayoi period in Japan, International journal of Osteoarchaeology, 17(4), 2007, pp. 392-402.
- 公益財団法人結核予防会結核研究所 疫学情報センター 「2021 年結核登録者情報調査年報集計結果について」2022 年　https://jata-ekigaku.jp/wp-content/uploads/2022/08/2021nenpo_bunsyo.pdf
- 石川信克「社会的弱者の結核—人間の安全保障の視点から」『結核』84(7)，2009 年，p. 545-550
- 厚生労働省「結核緊急事態宣言」1999 年　https://www.mhlw.go.jp/www1/houdou/1107/h0726-2_11.html
- World Health Organization, Global Tuberculosis Report 2022. 2022, https://www.who.int/teams/global-tuberculosis-programme/tb-reports/global-tuberculosis-report-2022
- Holt, E. Tuberculosis services disrupted by war in Ukraine, The Lancet Infectious Diseases, 22(5), 2022, p. e129.

PART 2 歴史学　近代・現代日本の結核の歴史

- 石原修『衛生学上ヨリ見タル女工の現況』国家医学会，1914 年
- 軍隊胸膜炎調査会『軍胸』
- T. McKeown, The Modern Rise of Population, Academic Press, 1976.
- 島尾忠男『結核の今昔—統計と先人の業績から学び，今後の課題を考える』克誠堂出版，2008 年
- M. Hanashima and K. Tomobe, "Urbanization, Industrialization, and Mortality in Modern Japan: A Spatio-temporal Perspective", Annals of GIS, 18(1), 2012.
- K. Zürcher et al. "Tuberculosis Mortality and Living Conditions in Bern, Switzerland, 1856-1950", PLOS ONE 11(2), 2016

PART 3 高校教育　産業革命と結核

- エンゲルス『イギリスにおける労働者階級の状態（上）』岩波書店，1990 年
- 青木正和『結核の歴史』講談社，2003 年
- 石原修「女工と結核」，上山春平他編『科学の思想 II』筑摩書房，1964 年

第6章

ハンセン病

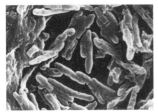

らい菌による感染症。皮膚の発疹や手足の麻痺，痛さや熱さの感覚が失われる知覚麻痺などの症状が現れる。病状が進行すると，手足や顔などに運動障害や変形をきたす。

◀らい菌
（写真出典：国立感染症研究所）

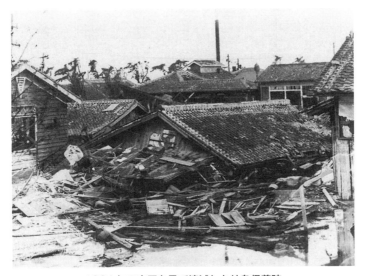

1934年の室戸台風で壊滅した外島保養院

室戸台風の直撃で，高波が防波堤を越えて押し寄せて施設が壊滅したため，200名近い人命が失われた。（写真提供：国立ハンセン病資料館）

ハンセン病の症状と治療

三木田 馨

　ハンセン病は，抗酸菌であるらい菌（*Mycobacterium leprae*）による慢性皮膚感染症である。らい菌は，1873 年ノルウェーのアルマウェル・ハンセン医師により発見された。この病原体は，主に真皮の組織球と末梢神経のシュワン細胞に寄生する偏性細胞内寄生性細菌である。主として末梢神経と皮膚に肉芽腫性病変を形成することにより，運動・感覚の末梢神経障害による変形や外傷，およびそれに伴う二次感染により外見上のさらなる変形を来たし，偏見差別の対象となってきた。現在は抗菌薬の多剤併用療法で治癒可能となったが，末梢神経障害が残るため罹患者は元患者として生きなければならない。

　ハンセン病は，皮疹の性状や数，末梢神経障害の程度（知覚障害，神経肥厚，運動麻痺など），皮膚スメア検体（知覚麻痺がある皮膚病変から円刃で真皮の組織液を採取したもの）からの抗酸菌染色，および病理組織所見などから Ridley-Jopling 分類を用いて分類を行う。発症初期の I（indeterminate）群，細胞性免疫応答が高いTT（tuberculoid）型，細胞性免疫が働かず液性免疫主体の LL（lepromatous）型，これらの中間型の B 群：BT（borderline tuberculoid）型，BB（mid-borderline）型，BL（borderline lepromatous）型に分類する。Ridley-Jopling 分類は，治療開始後に予想される臨床経過や，反応性病変，末梢神経障害，後遺症や合併症などを予測するのに有用である。医療資源に乏しい国や地域での診断・治療を想定したWHO による分類もあり，皮疹の数および皮膚スメア検査の結果のみをもとに少菌型（PB：paucibacillary，皮膚スメア検査陰性もしくは皮疹が 1〜5 個）か，多菌型（MB：multibacillary：皮膚スメア検査陽性もしくは皮疹が 6 個以上）の 2 つに分類・診断し，同時に治療薬と治療期間が決定される。潜伏期間は数年〜数十年と長い。

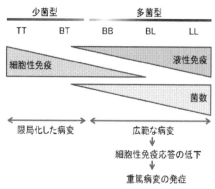

資料 1　ハンセン病の病型分類
出典：国立感染症研究所ハンセン病研究センター

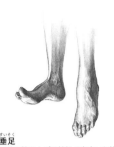

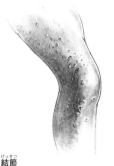

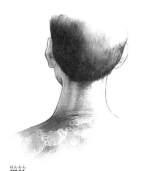

垂足
足首を持ち上げる神経が麻痺した状態をいい、足を引きずった歩き方となる。患者はこれを「ばったり」と表現した。

結節
病型によっては、こぶのようなもの（結節）ができ、それが潰瘍になることもある。

斑紋
初期症状の1つ。赤または白い色のあざのようなものができる。触っても感覚のない知覚麻痺を伴うことが多い。

資料2　ハンセン病の症状（資料提供：国立ハンセン病資料館）

1. 感染経路

　らい菌の感染経路は今のところはっきりしていないが、乳幼児期に未治療の多菌患者と頻回・濃厚に接触することにより、呼吸器を介して感染するのでないかと考えられている。そのため、家族内や同じ地域でハンセン病患者が発生することが多いため、ハンセン病が感染症であることが明らかになる以前は遺伝病と疑われ、スティグマの原因となっていた。現在でも遺伝性素因の関与についての報告がなされているが、遺伝性要因だけでなく、さまざまな要因がハンセン病の発症に関与していると考えられている。らい菌の感染力は低く、通常の接触での感染の可能性はほとんどない。また、抗菌薬で治療されると感染力を急速に失う。

2. 臨床症状

　皮疹は紅斑、白斑、丘疹、結節、環状紅斑など多彩で、特異的なものはない。皮疹に掻痒感はなく、皮疹にほぼ一致して知覚（触覚、痛覚、温冷覚等）の低下、麻痺などを認める。

　末梢神経障害は、運動神経、知覚神経、自律神経の障害を呈する。運動神経障害により筋肉が拘縮（萎縮）し、無治療で経過すると不可逆的な変形・拘縮が生じる。また、知覚神経障害により、知覚が鈍麻・麻痺するため、熱傷や外傷に気づかないことで四肢に損傷や潰瘍が生じる。自律神経の障害により、発汗、皮脂の減少が生じ、皮膚の防御能が低下する。上記のような末梢神経障害に伴い生じた皮膚の創部に、二次的な感染が起き壊死が生じることで、四肢の切断が必要になる場合がある。

眼の障害も重大な問題である。神経の麻痺により，瞼（まぶた）を閉じることができなくなる（兎眼（とがん）：眼瞼閉鎖不全（がんけん））。それにより，角膜が乾燥・混濁し，視力障害を呈する。さらに，らい菌そのものの浸潤により角膜混濁を呈し，これも視力障害の原因になる。LL，BLでは，頭髪，眉毛，まつ毛の脱毛がみられる。

　診断と適切な治療開始が遅れると，上述したような様々な臨床症状は不可逆的な変形や障害を呈する。その結果，日常生活に大きな支障をきたすだけでなく，特に外見上の病変や変形は，スティグマの原因になる。そのため，WHOのハンセン病制圧プログラム（Towards zero leprosy: Global Leprosy (Hansen's disease) Strategy 2021-2030）では早期診断と早期治療による新規患者数のコントロールだけでなく，G2D（視認できる変形や損傷が存在する）の障害が出現し，重篤な後遺症を伴う症例数の減少も目標にされている。

　3つの主要所見（知覚脱失を伴う皮疹，末梢神経肥厚，皮膚抗酸菌染色陽性）に当てはまるものがあればハンセン病を疑う。臨床像とあわせて，病理組織学的に抗酸菌染色で菌体が検出できれば確定診断になるが，病型により検出できない場合があり，PB型では検出できないことが多い。遺伝子増幅法であるPCR法は感度の高い検査法で広く用いられている。

　ハンセン病の治療には，WHOの推奨する複数の抗菌薬（リファンピシン，ダプソン，クロファミジン）を用いる多剤併用療法（MDT：multi-drug therapy）が行われる。PB型では6か月以上，MB型では1年以上治療を行う。

　日本における新規感染者は，毎年約数名である。一方，世界的には2022年の新規感染者数は174,087人で，インド，ブラジル，インドネシアで多く報告されている。また，新規G2D報告者数は，9,554人である。1980年代には，新規患者数は500万人を超えていたが，世界的なMDTの導入により患者数は大幅に減少している。しかしながら，2011年から2019年の間では減少率は低下し，年2%程度になっている。そのため，新規患者を発見して多剤併用療法（MDT）により治療するというこれまでのハンセン病対策の戦略の見直しが行われている。

　WHOのハンセン病制圧プログラムは，以下の4項目をインパクトの大きい指標としている。1）新規の自国感染者がゼロの国の数，2）性・年齢別の新規症例数，3）人口100万人当たりのG2D新規症例の割合，4）小児人口100万人当たりの小児新規症例の割合。

　ハンセン病対策には国際的な協力がなされており，日本財団は1995年からの5年間，ハンセン病治療（MDT）に必要な薬剤，5000万ドル相当を蔓延国（まんえん）で無

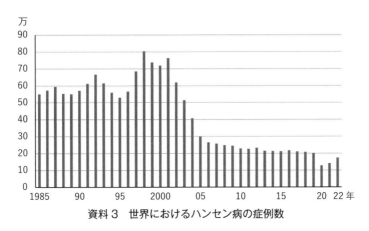

資料3　世界におけるハンセン病の症例数

償配布した。2000年からは、ノバルティス財団が引き続き無償配布を継続している。

　新規ハンセン病患者の家族など、患者との濃厚接触者に対するリファンピシン単剤投与（single dose of rifampicin post-exposure prophylaxis：SDR-PEP）が発症予防に効果があるとされており、現在有効な対策の1つと考えられている。

3. 薬剤耐性菌問題

　微生物に対して薬が効かなくなることを、薬剤耐性（Antimicrobial Resistance：AMR）と呼ぶ。AMRの問題は細菌、ウイルス、寄生虫など幅広い範囲でみられるが、近年細菌のAMRが問題となっている。AMRは最近になって誕生したわけではなく、400万年以上前にできた洞窟から薬剤耐性菌は発見されており、一部の菌は生来の特徴として薬剤耐性を持つ。一方、抗菌薬が普及し始めた1940年代から薬剤耐性菌が続々と報告された。抗菌薬が使用されると、抗菌薬の効く菌は死滅する一方、AMRをもった細菌が生き残り、その後AMRをもった細菌が体内で増殖し、ヒトや動物、環境を通じて広がる。抗菌薬の不適切な使用はこれを助長するが、抗菌薬の不適切な使用を背景として、薬剤耐性菌が世界的に増加する一方、新たな抗菌薬の開発は減少傾向にあり、国際社会でも大きな課題となっている。

　ハンセン病についてもAMRは同様に問題であり、MDTに用いられる薬剤に対する薬剤耐性らい菌が報告されており、今後のハンセン病対策を進める上で重要な問題であると認識されている。

ハンセン病──世界の中の日本

廣川 和花

1. ハンセン病の起源と伝播：文献と DNA から

　ハンセン病は「古い病気」であることがよく知られている。インドでは，ハンセン病の病変がみられる紀元前 2000 年頃の人骨が出土している。歴史資料に現れる「癩（leprosy）」と呼ばれた疾病がすべてハンセン病であるとは断定できないが，文献に現れるもっとも古いハンセン病とみられる病の記録は，紀元前 1550 年頃のエジプトの「エーベルス・パピルス」であるとされ，古代インドの医学書『スシュルタ・サンヒター』（紀元前 600〜200 年頃に成立）などにもハンセン病らしき病についての記述がある。

　近年，DNA 分析の手法の発達により，ハンセン病の起源と伝播にあらたな知見がもたらされつつある。かつては文献資料に残る記述から，ハンセン病の起源はインドにあり，アレクサンドロス大王のインド侵入（紀元前 327 年）から戻ったギリシャ人兵士によってヨーロッパにもたらされたと考えられていた。しかし近年では，世界に現存するらい菌の DNA，および出土人骨から得られたらい菌の古代 DNA の解析が進み，らい菌は後期更新世の東アフリカに起源をもち，人類の移動とともに東はアジアへ，西は中東やヨーロッパへ広がった可能性が出てきた。さらにその後，ヨーロッパから北アフリカ，西アフリカに伝播し，奴隷貿易が西アフリカからカリブ海および南米にハンセン病をもたらしたようである。北米への伝播はヨーロッパからの移民による可能性が高いとされる。アジアへの伝播に関しては，インドから東南アジアに至る「南方ルート」と，東地中海からトルコやイラン，中央アジアを経由して中国や朝鮮半島，そして日本へ至る「北方ルート」の二経路があった可能性が示唆されているが，DNA 分析から得られる知見と文献に基づく従来の知見とは一致しない部分もある。

　このようにハンセン病の伝播は未解明な部分が多いが，ヨーロッパで中世になってハンセン病が大きな問題となったことは，文献研究と古代 DNA 分析の見解がおおむね一致するところである。流行拡大の原因を，11 世紀末以降の十字軍遠征の帰還兵による持ち込みであるとする見解も古くから存在する。11〜14 世紀にヨーロッパで流行したハンセン病は徐々に鎮静化したが，ヨーロッパ以外の

多くの地域では引き続き流行がみられた。

　ハンセン病の流行は，①ある地域における自然条件，すなわち，らい菌や保菌動物の存在と，②その地域の人間集団の成員のらい菌への曝露機会や感受性という，自然と人間の微妙なバランスの上に成り立つものであると考えられている。そのバランスが，地域や時代ごとに異なる流行のありようを生んだのであろう。しかも人間集団の全体としての感受性は，その時々の社会経済的な要件によっても変動する。現在流行がみられない日本のような地域でも過去にはハンセン病流行があったことは，こうした観点から説明可能である。

2. 中世ヨーロッパのハンセン病：流行の盛衰とキリスト教

　ヨーロッパでのハンセン病のとらえ方や病者の処遇には，キリスト教が大きく関わっていた。旧約聖書の「レビ記」には「ツァーラハト」（重い皮膚病のこと，ハンセン病を指すとの考えもあった）の症状を有する者は汚れと罪をもつ存在とされ，共同体から排除され，神の許しのための祭儀を受けねばならないとされた。一方で新約聖書の「ルカ伝」には，キリストがハンセン病者に触れて治癒させた奇跡が記されている。

　こうしたキリスト教のハンセン病観にもとづき，各地にラザレット（ハンセン病者収容施設）が作られた。各国ではハンセン病患者の追放や厳しい差別を定めた法や慣習がみられたこと，罹患者は強制収容されたことなどが，一般的によく知られている。

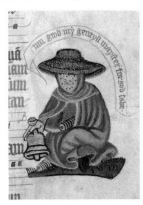

資料1　イギリスの司教用定式書の余白に描かれた，ベルを持ち托鉢するハンセン病者（1400年頃，(c) Science Photo Library/amanaimages）

しかし近年の歴史研究は，こうした過酷なハンセン病者差別の描写の多くがずっと後の19世紀の史料に基づいていることや，罹患者が一般墓地に埋葬されていること，収容施設の自治的な運営のあり方などを指摘し，過酷なハンセン病者の処遇に代表されるような中世ヨーロッパ社会への否定的な見方そのものに修正を迫っている。いずれにせよ，この時代のハンセン病者の施設収容の趣旨は，基本的には宗教的観点にもとづく病者救護とみるべきであって，公衆衛生的な観点からの隔離とは異なる性格のものであった。

　15世紀以降，ヨーロッパのハンセン病流行は沈静化し，ラザレットは他の用途に転用されていった。ハンセン病は現実的な脅威ではない「聖書の中の病」と

なっていったのである。しかし他の地域では，依然としてハンセン病は現実世界の病であった。たとえば中国では，華南地域にみられる非文明的な風土病とみなされ，16世紀には福建で初期のハンセン病者収容施設が作られた。

3. アジア・アフリカの植民地化とハンセン病の「再発見」

19世紀後半，世界のハンセン病はあらたな局面を迎えた。アジアやアフリカで植民地化を進めたヨーロッパ人は，一部の地域を除きヨーロッパにはもはやほとんどみられなくなっていたハンセン病を，「未開国」に残る「野蛮」な病とみなしていた。各国のキリスト教宣教団体は「未開国」のハンセン病患者を救済する活動を流行地で展開した。しかし，1860年代以降にハンセン病が流行していたハワイでの患者救済に従事したベルギー人神父ダミエンが，ハンセン病を発症し1889年に死亡したことは，ヨーロッパ人に大きな衝撃を与えた。遠い過去の「聖書の中の病」であり「未開国の病」であったハンセン病が，自分たちにとって現実の脅威であることを思い知らされたのである。

一方，19世紀半ばになってもハンセン病が蔓延していたノルウェーでは，1873年に医師アルマウェル・ハンセンがらい菌を発見した。ハンセンの発見によってこの病気が細菌による感染症であることが確定し，それまで長く続いていたハンセン病の原因としての遺伝説と感染説の論争は一応の決着をみた。らい菌の発見によってハンセン病が感染症であることがはっきりしたために，欧米諸国ではハンセン病が自国で流行することへの危機感が抱かれ，とりわけ中国人移民労働者が危険視された。中華民国内でも，欧米のキリスト教医療宣教師と中国人エリートが協力してハンセン病対策に力を入れた。

ドイツでも，19世紀半ば以降に局地的なハンセン病流行が起こっていた。ドイツの医学界はこれに危機感を抱き，1897年，第一回国際らい会議がベルリンで開催された。こうした機会を通じて国際的なハンセン病医学のネットワークが形成され，治療法が模索される一方で，予防策としての患者隔離が提唱された。

こうした欧米先進国主導の政策論を参照し，欧米植民地内の流行地域を含むアジアやアフリカなど，世界各地で隔離政策が導入されていった。20世紀初頭の日本もそうした国の1つであったが，「植民地の病」として植民地住民のハンセン病問題に対応した欧米諸国とは異なり，日本にとってハンセン病はまさに「自国民の病」として取り組まれねばならない病であった。

4. 日本の前近代社会とハンセン病

ハンセン病を発病して未治療の状態が続くと，感覚喪失に由来する身体各部の欠損，眉毛の脱落，失明など，"見た目"に変化を来すことが多い。病気の原因についても，細菌学の知見以前には感染や遺伝，食物，悪行や前世の罪業への罰など，さまざまな解釈がなされてきた。それにより病者やその血縁者は，世界各地で差別を受けてきた。しかし，病者が社会的にどのように位置づけられ

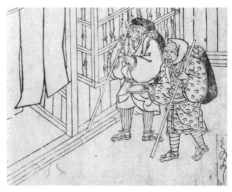

資料2 「物吉」『人倫訓蒙図彙』巻七
（元禄3［1690］年，国立国会図書館所蔵）

たのかは，その社会における身分編成のあり方や流行状況などに規定され，時代や地域ごとに異なっていたことに注意が必要である。すなわち，各社会におけるハンセン病者の位置づけは，その社会のしくみを反映したものだったともいえる。

日本列島にも古くからハンセン病は存在したとみられるが，史料上，他の皮膚病との識別は難しい。9世紀には人から人へうつる病であるとの認識もみられたが，徐々に「業病」説や「悪風」説が唱えられ，中世には仏教的罪罰観から「業病」とする見方が強まった。「癩者」は，最も厳しく差別される者として中世の非人身分の原理的な中核となった。

そのうち，京都清水坂の癩者集団は，近世の「物吉」という身分集団へとつながったとされる。かれらは小さな寺に居住して，町を回り家々の軒先で祝詞をとなえる勧進（本来は芸能や宗教行為と引き換えに喜捨を募る行為だが，実態としては物乞いとしばしば同義となる）によって生計を立てていた。近世社会では，各身分集団は何らかの役をつとめる見返りとして権力から何かに関する権益を認められるという関係を重層的に取り結んでおり，「物吉」もそのような近世身分制における周縁的な身分集団として社会に位置づいていたとみられる。

ただし近世の癩者の多くは，こうした身分集団に身を投じるのではなく，そのままの場所で生活を続けたり，旅に出るなどして暮らしていたようである。病者が困窮した場合には，村や町といった共同体内の貧困救済や行旅病人救済の取り決め（「村送り」制度）などの近世身分制社会内での一般的な救済システムに包摂することで解決が図られたのであろう。

近世日本では，庶民階層の「家」意識の確立の中で，ハンセン病の原因は特定の「家筋」によるものとの見方が定着した。中世に比べて近世日本では，社会の安定化などによりハンセン病流行は鎮静化し，患者の存在は中世ほどありふれたものではなくなっていたと考えられる。「誰でもかかりうる病」から「めずらしい病」となったとき，家族内で多発するハンセン病は，ある特定の家に伝わる病（遺伝病）であるととらえられるようになったのだろう。

5. 近・現代日本のハンセン病政策と社会

明治維新後の身分制の解体は，ハンセン病者の生活をも変えていった。世界的なハンセン病への危機感の高まりを背景に，日本でも欧米のキリスト教宣教師がいち早くハンセン病者救済事業を開始した。身分集団の受け皿を失った病者の居場所が模索され，私立病院への入院などあらたな選択肢が生まれたと同時に，群馬県草津温泉の湯之沢部落や熊本県の本妙寺部落のように，患者が集まって生活する自治区域も形成された。国公立・私立のハンセン病療養所の設立は，それまで病院や孤児院などの施設型の救済方法をもたなかった日本社会にとって，近代化の中であらたに登場した「施設」への収容という方策の一環でもあった。

日本初のハンセン病法制である明治40年法律第11号「癩予防ニ関スル件」（1909年施行）の下で，全国5か所に府県立ハンセン病療養所が設置された。この法では，入所の条件に身体要件はなく「療養ノ途ヲ有セス且救護者ナキモノ」，すなわち療養する場所や費用，扶養義務者をもたない患者が収容対象とされた。つまり感染防止のための「隔離」というよりも，差別が理由で家にいられなくなったり，経済的に困窮した患者への居場所提供に重点が置かれていた。

しかし法の趣旨は，国家の財政状況や社会政策の変化などを背景に，昭和6年法律第58号「癩予防法」への法改正で抜本的に変更された。この法の下では「病毒伝播ノ虞」，つまり患者が周囲に感染させるおそれがある病状であるかどうかによって入所が判断されることとなった。身体要件が入所基準になったことで，法律上ハンセン病療養所は公衆衛生的な「隔離」の場としての性格を強めた。療養所の増設や受入れ能力の増大にともなって，入所者数は増加していった。故郷を離れ不自

1907年	明治40年法律第11号「癩予防ニ関スル件」
1931年	昭和6年法律第58号「癩予防法」
1953年	昭和28年法律第214号「らい予防法」
1996年	「らい予防法」廃止
2008年	「ハンセン病問題基本法」制定

資料3　近現代日本のハンセン病法制とその改廃

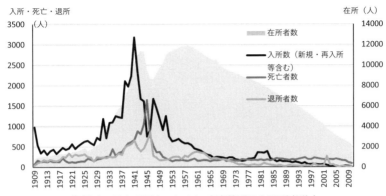

入所・死亡・退所（人）　　　　　　　　　　　　　　在所（人）

資料4　日本の国立ハンセン病療養所の入退所者動向
出典：森・阿戸・石井 2019 より筆者作成。
注：1940 年に国立化された連合府県立療養所を含む国立 13 療養所の入退所者を対象とする。

由な生活を強いられた病者に対して，断種・堕胎などの人権侵害が多数起きた。アジア太平洋戦争期の死亡者数の多さは，療養所での生活の過酷さを物語る。

　一方で，療養所内では戦前から病者自身による自治や相互扶助が模索され，戦後の患者の権利獲得運動へと展開した。1941 年，アメリカのカーヴィル療養所でプロミンによる化学療法が始まり効果を上げた。治療法が確立する中で，各国の隔離方針は徐々に通院治療へと転換していった。占領期の日本の療養所でも，入所者のはたらきかけもあって療養所でプロミン治療が始まり，治癒による退所者が続出する一方で，治療を求めて入所する者も増加した。

　しかし昭和 28 年法律第 214 号「らい予防法」は，隔離政策からの脱却へ向かう世界的なハンセン病医療の趨勢や，入所者らの強い反対運動にもかかわらず，引き続き「らいを伝染させるおそれがある患者」を収容あるいは収容勧奨対象とした。その後も患者運動は，粘り強く政策の不当性を訴え，療養者としての権利獲得を目指してきた。日本の各種患者運動の歴史の中でも先駆的な存在である。

　1996 年に「らい予防法」は廃止されたが，法の下で基本的人権が侵害されたとして，1998 年に 13 名の元患者が国家賠償請求訴訟を提起した。2001 年の熊本地裁判決は，遅くとも 1960 年以降に隔離政策は不要となり憲法に反していたとし，法の改廃を怠った行政と立法機関の不作為を認定した。判決を受けて元患者等への補償や政策の検証事業が行われ，2008 年に「ハンセン病問題基本法」が制定された。政策による被害実態も含め，幅広い射程からハンセン病の歴史を記録し，その経験を感染症対策に活かすことは，世界共通の課題となっている。

ハンセン病の歴史から
何を学ぶか

古澤 美穂

授業のねらい

　2020年春，新型コロナウイルスの感染が拡大するなかで，「普通」の人々による，「正義」や「善意」を掲げた，差別的で偏見にもとづいた言動が繰り広げられた。感染拡大の予防を講じる過程では，「自由」の制限を自ら求める一般市民も多くいた。

　本授業は，近代日本のハンセン病の歴史から，「自由・制限」や，差別や偏見の複雑な構造について，生徒が主体的に考えることをめざす。導入では，新型コロナウイルス感染拡大直後の新聞記事を読み，生徒たち自身の経験を振り返る。国によるハンセン病対策の本格化が，総力戦体制へと突き進む時期と重なることや，皇室との関わりなどを確認し，同時代のさまざまな言説を多角的にみていくことで，ハンセン病をめぐる差別や偏見を，現代的な価値観で断罪するのではなく，歴史的な文脈をふまえて考えることの重要性に気づかせたい。

1.「自粛」を求める空間のなかで

教員：新型コロナウイルスの感染が拡大しはじめた頃の自分の経験や新聞記事について話し合いましょう。

生徒：家族が早い段階で感染したんだけど，濃厚接触の隔離期間を終えて登校した弟が，小学校のクラスメイトに嫌がらせされて悔しかったよ。

生徒：親戚が経営するお店に，自粛を求める貼り紙がされて困っていたな。

生徒：新聞記事にもあるように，「武漢肺炎」という呼び方によって中国をはじめ，アジアの人々に対する差別が横行したよね。

2. 外島保養院から邑久光明園へ

教員：**資料1**は，ハンセン病患者の療養施設「外島保養院」の跡地に建てられた記念碑です。1934年に室戸台風が直撃し，高波により施設が壊滅したため，200名近い人命が失われました（章扉 p. 103）。**資料2**を見ましょう。

生徒：台風が多い国なのに，海抜0mに施設をつくるなんて！

生徒：ハンセン病はどういう病気なんですか？

教員：「らい菌」による慢性の感染症で，主に末梢神経と皮膚が侵され，知覚や

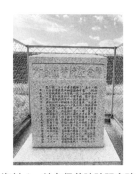

資料1　外島保養院跡記念碑
（2023年8月13日筆者撮影）

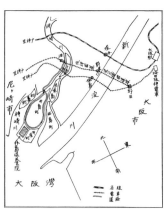

資料2　外島保養院所在地
（『大阪にあったハンセン病療養所　外島
保養院』p. 12）

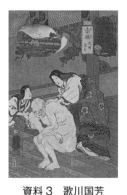

**資料3　歌川国芳
《木曽街道六十九次之内
赤坂 光明皇后》**
（東京都立図書館所蔵）

　運動の麻痺を伴う身体障害のほか，感覚喪失のせいで手足が欠損するなど，外見に変化をきたすこともあり，患者は古くから世界各地で苛烈な差別を受けてきました。感染力は強くはなく，正常な免疫機能があれば感染しても発病にいたることはほとんどない，現在では治癒する病気です。かつては遺伝病や「業病」，「仏罰」，「けがれ」た存在とされ，患者は苦しい生活を余儀なくされました。近世になると，家を重んじる価値観から家筋や血筋による病として，患者だけでなく家族全体が差別されました。「癩者」を描いた**資料3**からは，何が読み取れますか？

生徒：「光明皇后」と書かれているから奈良時代？

生徒：手前の人が患者さん？　この絵は浮世絵？

教員：聖武天皇妃の光明皇后が，癩者の垢を清め全身の膿を吸ったという伝説が，鎌倉時代に生まれました。その伝説を描いた江戸時代のものです。

生徒：奈良時代の伝説が鎌倉時代に生まれ，江戸時代に描かれた!?

教員：後世につくられたこの伝説は，大正天皇妃の貞明皇后による「救癩」事業を機に，より実体を持つものになっていくんです。

生徒：歴史がつくられていくのは興味深い……。

教員：次に「外島保養院」に関する映像＊を視聴します。

生徒：増設移転計画が頓挫し，現地で拡張工事した直後に台風が!?

＊DVD：外島保養院の歴史をのこす会ほか『外島保養院から邑久光明園へ　私たちは忘れない 伝えたい』2023年（非売品）

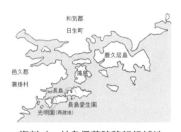

資料4 外島保養院移転候補地
(松岡，2020年，p.103 図3-2)

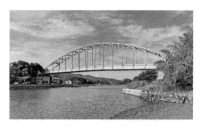

資料5 邑久長島大橋
(2023年8月18日 筆者撮影)

生徒：移転候補先の住民が反対せず，台風の前に移転できていれば……！

生徒：自分の家の近くに療養所ができたら感染すると思って反対したのかな。

教員：当時すでに感染力が弱いと判明していましたが，治療法は開発途上で，根強い偏見があったためでしょう。入所者が亡くなった場合も，地元の火葬場は使わせてもらえず，施設内に火葬場が設けられました。

生徒：住民の反対運動で障害者施設などが建設できないという問題に近いですね。

生徒：映像の説明によると，外島保養院は資料4の長島に移転されたとか。

教員：「長島愛生園」が1930年に国立療養所として設立されました。同じ島に外島保養院が「光明園」として再興されます。長島と対岸の本州までの距離はわずか30 m。行き来は長らく船のみでした。架橋には地元住民の大きな反対があったそうです。資料5の「邑久長島大橋」は1988年に開通しますが，それまでは一般社会から隔絶されていました。

3. 「隔離」政策をめぐって

教員：1880年代後半以降，欧米の宣教師たちによって私立の療養所が設立されますが，小規模だったため，多くの患者が自宅にとどまったり放浪生活を送ったりしていました。20世紀に入ると全国的な患者の調査が実施され，1907年制定の法律「癩予防ニ関スル件」では，自宅療養できない貧しい患者の療養所への収容が定められ，公立の療養所が設置されました。

生徒：すぐにすべての患者が隔離収容されたわけではないんですね。

教員：自宅から通院する在宅患者もおり，療養の形は多様でした。1931年制定の「癩予防法」により，周囲にハンセン病を感染させるおそれのある患者が施設への入所対象となり，国立の療養所も全国に設置されます。

生徒：入所対象となった人はどうなったのですか。

教員：行政や療養所の職員が入所を勧めに各家庭を訪問しました。患者の存在を

行政に通報して収容を促す「無癩県運動」に取り組む地域も現れます。府県で収容人数を競わせ，官民一体の一大事業になりました。近所の人が通報し，警察と保健所がやってきて消毒薬を家中に吹きかけ，患者は家族から引き離され，強制的に収容されることもあったそうです。

生徒：近所の人に通報されるなんて，コロナ禍の頃の「自粛警察」みたい。

教員：それと比較するのは少し強引かな。ただ，このような官民一体の「啓発」運動は，さきほど話題に上がった「救癩」事業と関わりが深く，貞明皇太后の下賜金によって1931年に設立された「癩予防協会」が主導しました。

生徒：長島愛生園の入所者，宮﨑かづゑさんを8年間追ったドキュメンタリー映画「かづゑ的」** を観てきたのですが，かづゑさんは，自分が自宅にいるせいで近所の人たちからの偏見や差別にさらされ家族に迷惑がかかるからと，わずか10歳にして入所を決めたそうで，心が痛みました。

生徒：子どもでも家族から引き離されるんですか……。

教員：さて，資料6は，1940年12月に皇紀二千六百年の記念事業として建立された「御歌」碑です。貞明皇太后が1932年に詠んだ「癩患者を慰めて」が刻まれています。

生徒：総力戦体制に向かっていく時期ですね。

生徒：「つれづれの友となりても慰めよ　行くことかたき我にかわりて」？

教員：この短歌は，療養所の職員向けに詠まれたものでしたが，曲がつけられて全国の施設で入所者と職員に歌われるようになり，歌碑までつくられました。

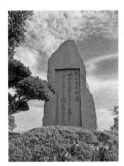

資料6　貞明皇太后「御歌」碑（邑久光明園）
(2023年8月18日筆者撮影)

生徒：さきほどお話しした映画に，戦中かづゑさんが療養所の機関誌に投稿した「御歌」の感想文が出てきました！　この歌に励まされたらしいです。

教員：東京の全生病院の患者は「一日も早く桜咲く皇国日章旗の汚点を雪ぎ，一日も早く天壌無窮の封土より忌まわしき暗影を一掃し，以て皇国の繁栄を祈り，宏大無辺の御慈心に副ひ奉らんことを冀ふものであります」と書いています。戦時下に国家への「奉仕」が叫ばれますが，患者は「奉仕」が不可能で自らが「一掃」される側の人間のはず。総動員体制下の彼らの

＊＊映画：熊谷博子監督「かづゑ的」2023年制作　オフィス熊谷　2024年公開

複雑な心境が読み取れます。

生徒：外島保養院の移転の話が持ち上がった際，候補地の1つ大阪府堺市の住民が反対した理由に，「天皇陵があるから」という意見もありました。

生徒：皇太后が「救癩」事業に関わっているのに，天皇陵が多い地域への移転が反対されるなんて。

教員：天皇や皇室は，前近代からケガレ（「穢」）の対極にあるキヨメ（「浄」）のシンボルでしたが，明治以降，近代の衛生学的な「清潔」観と結びついていったため，そのような意見がでたのでしょう。

　　　資料7は，療養所への隔離政策を推進した関係者の意見です。

生徒：全員が強い使命感を持っているように感じられるね。

生徒：「民族の浄化」からナチスのユダヤ人絶滅計画を思い浮かべてしまうな。

生徒：「遺伝する病気だったら民族浄化はできない」「伝染病と確定したから癩菌は絶滅できる，隔離を励行すればよい」とあるから「優生思想」とは異なる？

生徒：療養所の入所者が「断種」を強要されたと聞いたことがあるよ。

教員：光田健輔医師は，患者同士の非公式な「結婚」を認めることと引き換えに，当時の法の下でも違法な断種手術を強制し，妊娠した女性には堕胎手術を強要しました。資料8は，2000年以降，邑久光明園内でホルマリン漬けの形で発見された胎児の遺骨を納めて建立された慰霊碑です。

生徒：断種や堕胎は戦後も続いていたんですか。

（貞明皇太后の誕生日を「癩予防デー」とするのを）我が国民浄化の，聖日であることを有難く思ふ

（第一区全生病院《現多磨全生園》，のちの愛生園園長　光田健輔医師）

民族の血液を浄化するために，又此の残虐な病苦から同胞を救ふために，慈善事業，救療事業の第一位に数へられなければならぬ仕事である

（衛生局予防課長　高野六郎「癩予防の根本」より）

果して此の病気が遺伝性のものであるとすれば，如何に我々が焦慮しましても，我民族の浄化は望まれない訳でありますが，幸なる事には，諸威のハンゼン氏に由つて，癩菌が発見せられてから，癩病は一種の慢性伝染病である事が確定されました。そう分つて見ると，もう「癩絶滅」といふ問題は，前途を悲観すべきものでは無くなつたのであります。即ち他の伝染病と同じく，隔離法を励行すればよい事になります

（ハンセン病の私立病院鈴蘭病院　看護師三上千代の主張）

資料7　隔離政策を推進した関係者の意見
（藤野豊『日本ファシズムと医療』より抜粋し，適宜補足・修正した）

教員：そうです。戦後まもなく治療薬が導入され，ハンセン病は治癒する病気になり，世界では隔離政策廃止の方向に動いていましたが，日本では，1953年に制定された「らい予防法」で「らいを伝染させるおそれがある患者」が引き続き収容あるいは収容勧奨の対象となりました。外の世界に出た人もいましたが，多くが回復後も故郷に帰ることができず，療養所での暮らしを続けました。

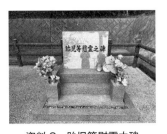

資料8　胎児等慰霊之碑
（邑久光明園）
（2023年8月18日筆者撮影）

　　　　入所者たちは自らの権利を守るための運動を展開してきました。

生徒：なぜ，日本では隔離政策が続けられたのですか。

教員：ハンセン病政策を担う人々は，患者を療養所に収容することで医療や生活を保障できると考えていたようです。入所の強制や外出制限などの強制措置などをなくすよう求めた，入所者たちによるねばり強い取り組みにより，1996年，「らい予防法」の廃止に関する法律が成立します。

生徒：1953年から40年以上も抜本的な政策転換は行われなかったんですね。

教員：2001年のハンセン病違憲国家賠償訴訟熊本地裁では違憲判決が出され，元患者たちへの補償や検証事業が実施されました。

4. ハンセン病の歴史から何を学ぶか

教員：近代日本のハンセン病対策を，「強制隔離」という観点だけで理解するのは，感染症に対する差別の複雑な実態や構造が，国家の政策責任へと矮小化されてしまう可能性が指摘されています。

生徒：家族から拒絶されて，結局故郷に帰れなかったという患者さんの話を聞いたことがあります。映画の中では，かづゑさん自身がほかの入所者たちから差別を受けた経験を話されていました。差別の構造は非常に複雑ですし，歴史的な文脈もふまえてこの問題と向き合うことが必要ですね。

教員：近年の研究では，国家によるハンセン病対策を断罪するだけに終わらせず，患者側の視点，特に療養所の入所者たちによる自治活動や，文学や絵画などの創作活動についての研究を通して，療養所での「隔離」の内実を丹念に紐解くことが試みられています。

第6章　ハンセン病［参考文献］

(PART 1 感染症)　ハンセン病の症状と治療

- Ridley DS, et al. Classification of leprosy according to immunity. A five-group system. Int J Lepr Other Mycobact Dis. 34(3), 1966, 255-273.
- World Health Organization. Chemotherapy of leprosy for control programmes. World Health Organ Tech Rep Ser. 675, 1982, 1-33.
- World Health Organization. Global leprosy (Hansen disease) update, 2022: new paradigm – control to elimination. Wkly Epidemiol Rec. 98(37), 2023, 409-430.
- World Health Organization. Towards zero leprosy. Global leprosy (Hansen's Disease) strategy 2021-2030. https://iris.who.int/handle/10665/340774
- Bratschi MW, et al. Current knowledge on Mycobacterium leprae transmission: a systematic literature review. Lepr Rev. 86(2), 2015, 142-155.
- Smith CM, et al. Chemoprophylaxis is effective in the prevention of leprosy in endemic countries: a systematic review and meta-analysis. MILEP2 Study Group. Mucosal Immunology of Leprosy. J Infect. 41(2), 2000, 137-42.
- 四津里英，鈴木幸一，森修一，石井則久「ハンセン病の診断」『日本ハンセン病学会雑誌』80(1), 2011 年, pp. 59-70

(PART 2 歴史学)　ハンセン病──世界の中の日本

- 廣川和花「ハンセン病者の社会史─日本の〈近代化〉の中で」秋田茂・脇村孝平編『人口と健康の世界史』ミネルヴァ書房，2020 年
- 廣川和花『近代日本のハンセン病問題と地域社会』大阪大学出版会，2011 年
- 森修一・阿戸学・石井則久「国立ハンセン病療養所における入退所動向に関する研究」『日本ハンセン病学会雑誌』88 巻 2 号，2019 年
- Monot, M., et al., "Comparative genomic and phylogeographic analysis of Mycobacterium leprae," *Nature Genetics* 41, 2009, pp. 1282-1289.
- Miller, T., and Nesbit, J., *Walking Corpses*, Cornell University Press, 2014
- Tabuteau, B., Historical Research Developments on Leprosy in France and Western Europe. Bowers, B. S., ed., *The Medieval Hospital and Medical Practice*, Ashgate, 2007

(PART 3 高校教育)　ハンセン病の歴史から何を学ぶか

- 荒井裕樹『隔離の文学─ハンセン病療養所の自己表現史』書肆アルス，2011 年
- 大阪府済生会ハンセン病回復者支援センター・外島保養院の歴史をのこす会編『大阪にあったハンセン病療養所─外島保養院』大阪市保健所感染症対策課，2017 年
- 沢知恵『うたに刻まれたハンセン病隔離の歴史─園歌はうたう』（岩波ブックレット）岩波書店，2022 年
- 原武史『地形の思想史』角川新書，2023 年
- 廣川和花「『隔離』と『療養』の間で─コロナの時代に考える近代日本のハンセン病史」『保健医療社会学論集』第 33 巻 2 号，日本保健医療社会学会，2023 年
- 藤野豊『日本ファシズムと医療─ハンセン病をめぐる実証的研究』岩波書店，1993 年
- 松岡弘之『ハンセン病療養所と自治の歴史』みすず書房，2020 年

第7章

レプトスピラ症

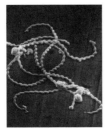

スピロヘータという細菌の一種による
人獣共通の感染症。発熱・悪寒・筋
痛・結膜充血などの症状が現れ、黄
疸・腎不全などをともなって重症化す
ることもある。

◀レプトスピラの電子顕微鏡写真　らせん形
の菌体であることがわかる.（写真提供：国
立感染症研究所・細菌第一部）

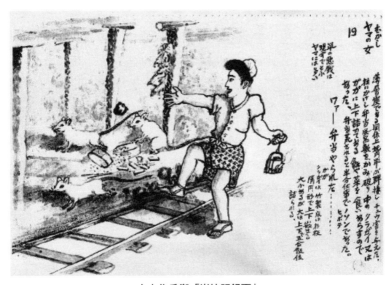

山本作兵衛「炭坑記録画」
©Yamamoto Family, 田川市石炭・歴史博物館所蔵

レプトスピラ症
——日本の研究者が病原体を発見した感染症

小泉 信夫
高部 響介

　1886年にドイツ人医師アドルフ・ヴァイルにより，脾腫，黄疸，腎炎を主徴とする独立した疾患（のちにワイル病と名づけられた）として記載されたレプトスピラ症であるが，その病原体であるレプトスピラは日本の研究者によって発見された数少ない病原細菌の1つである。レプトスピラは細菌であると書いたが，読者が細菌と聞いて思い浮かべるかたちとは大きく異なるスピロヘータの一種である（章扉 p. 121）。スピロヘータは，菌体の外側にべん毛を持つ他の細菌とは異なり菌体内部（ペリプラズム領域）にべん毛をもち，多くはらせん形の菌体の細菌である（資料1）。レプトスピラの発見は1914年のことであり，福岡医科大学（のちの九州帝国大学医科大学）の稲田龍吉および井戸泰により，ワイル病患者の血液を接種したモルモットからスピロヘータが見いだされ，*Spirochaeta icterohaemorrhagiae* の学名で1915年に報告された。その後，この病原体の形態学的な特徴により，野口英世によってレプトスピラ（*Leptospira: leptos*＝非常に細い，*spira*＝コイル）と名づけられ今日の属名となった。このようにレプトスピラは日本の研究者が大きく貢献した病原体である。現在レプトスピラ属は，人や動

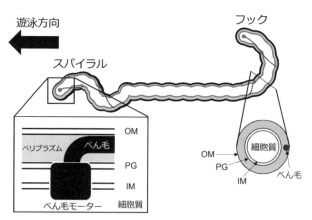

資料1　レプトスピラ菌体構造の模式図
レプトスピラの菌体末端はスパイラルあるいはフック構造をとり，スパイラル末端の方向に移動する。OM：外膜，PG：ペプチドグリカン，IM：内膜。グレーで示した領域はペリプラズム。

物から分離され病原性のある種（*Leptospira interrogans* など）と，環境から分離され，人や動物への感染性のない種（*Leptospira biflexa* など）の計 69 種からなる。また細胞表面にあるリポポリサッカライド（LPS）と呼ばれる糖脂質の糖鎖の構造の違いより 300 以上の血清型に分類されている。

1. レプトスピラのユニークな動き

らせん形で細胞内にべん毛をもつレプトスピラは，他の細菌にはないユニークな運動スタイルによって医学や生物物理学など様々な分野の研究者の興味を惹きつけてきた。外べん毛をもつ大腸菌などは，らせん形を呈したべん毛をスクリューのように回転させ遊泳する。一方レプトスピラは，らせん状の菌体全体を回転させ，時に大きくうねりながら溶液中を遊泳し，固体表面を這い回る。レプトスピラの菌体末端は大きく湾曲しており（これは他のスピロヘータにはないレプトスピラの特徴である），この形状を変えることで方向転換を行っている。遊泳時，進行方向前方の末端はスパイラル，後方の末端はフックと呼ばれる非対称な形状を示す（**資料1**）。両末端が同じ形状（スパイラル-スパイラルもしくはフック-フック）になると，レプトスピラは移動せずその場で回転し，それまでスパイラルだった末端がフックに，フックだった末端がスパイラルになることで遊泳方向転換を実現する。末端の形状はその末端のべん毛モーターの回転方向によって決まると予想されているが，離れた位置にあるモーターの回転方向を瞬時に制御するメカニズムは明らかになっていない。

2. 人はどのようにレプトスピラに感染し，感染するとどうなるのか

人以外の（脊椎）動物から人へと自然状況下で伝播する病気および感染をズーノーシス（人獣共通感染症）と言うが，レプトスピラ症はレプトスピラを保菌する動物から人へと感染するズーノーシスである。病原性レプトスピラは，哺乳動物の腎臓の近位尿細管に定着し，尿とともに環境中に排出される。この腎臓にレプトスピラを長期間保菌することができる動物を維持宿主という。通常維持宿主は腎臓にレプトスピラがいても症状はない（症状が出ることのある動物もいる。後述）。ネズミなどの野生動物がレプトスピラの維持宿主であるが，犬や牛，豚も特定の血清型のレプトスピラの維持宿主であることが知られている。国内では**資料2**にある動物からレプトスピラが検出されている。レプトスピラの共通祖先は約 20 億年前に誕生し，そこから約 2 億 6000 年前に病原性レプトスピラが誕生したとの研究報告がある。一方，哺乳類が誕生したのは約 2 億 3000 万年前（中生

アカネズミ	ハタネズミ	アライグマ	犬[a]
ハツカネズミ	エゾヤチネズミ	マングース	牛[a]
オキナワハツカネズミ	ミカドネズミ	イノシシ	豚[a]
ヨナグニハツカネズミ	オオアシトガリネズミ	シカ	猫[b]
ドブネズミ	ヒメトガリネズミ	ヌートリア	
クマネズミ	ジャコウネズミ		

a 症状のある急性感染の犬，牛，豚からレプトスピラが検出されているが，国内でこれらの動物が維持宿主となり人への感染源となっているかは不明である。

b 猫がレプトスピラの維持宿主であるというコンセンサスは得られていない

資料2　国内でレプトスピラが検出された動物

代の三畳紀中期）とされているが，レプトスピラと哺乳動物の関係はいつから始まったのかさらなる研究が望まれる。

　人への感染は，維持宿主の尿に直接触れることや，レプトスピラを含んだ尿で汚染された淡水や土壌との接触によって，皮膚や粘膜を介して起こる。レプトスピラに感染すると，5〜14日後に38℃〜40℃の発熱とともに悪寒，頭痛，筋痛，腹痛，結膜充血などの症状が出現する。多くの場合このような初期症状のみで軽快するが，初期症状の後に黄疸や肺出血，腎不全が出て重症化することもあり，命を落とすこともある（国内の致命率は1%以下）。維持宿主と異なり，人はレプトスピラを長期間保菌することはない。

3. レプトスピラ症の発生状況はどうなっているのか

　レプトスピラ症は全数報告対象の四類感染症であり，2003年以降年16〜76例が報告されている（2003年は1例）。発生は全国的にみられるが，報告例の半数以上が沖縄県で感染した事例となっており，他には東京都，宮崎県，鹿児島県での感染事例が多い。沖縄県の感染原因の80%以上は，河川やその他の淡水でのレジャーや労働（レジャーのインストラクターなど）である。河川のレジャーによるレプトスピラへの感染は沖縄県以外でも報告されている。東京都市部では捕獲したドブネズミの17%がレプトスピラを保菌しており，ネズミの尿で汚染された環境での労働や作業が感染原因と推定される事例が多い。宮崎県や鹿児島県では農作業によるレプトスピラ感染が多い。その他，台風による水害時の本症の発生の報告もある，国内では年間30例前後と感染者の多い疾患ではないが，世界をみると年間約100万人が感染し，6万人弱が亡くなっていると考えられてい

る。この感染・死亡例の 70% 以上は熱帯地域で発生しており，特に東南アジアや南アジア，中南米では公衆衛生上の重要な問題となっている。著者が共同研究を行っているフィリピン・マニラ首都圏では台風や季節的な大雨による洪水の後にレプトスピラ症のアウトブレイクが頻繁に起きており，治療の遅れや適切な治療が行えないために致命率が 10% を超えることがある。またスリランカではレプトスピラ症は rat fever（ネズミ熱）と言われており，かつての日本のように水田での農作業によって多くの患者が発生している。

4. レプトスピラ症は人だけの病気ではない

　読者の中には犬を飼われていて，レプトスピラのワクチンを愛犬に接種した方もいるかもしれない。レプトスピラ症は人だけの病気ではなく，犬や家畜の病気でもある。先ほど犬や牛，豚は維持宿主であると書いたが，維持血清型とは異なるレプトスピラに感染した場合は病気になる。犬の場合，発熱，倦怠感，食欲不振，嘔吐，脱水などの初期症状の後に，腎不全や肝不全が出現することが多い。著者らが九州を中心に行った調査では，レプトスピラ症と確定した犬の約半数が亡くなるという非常に高い致命率である。日本での報告は少ないものの，牛の急性感染では，発熱，溶血性貧血，血色素尿，黄疸などの症状があらわれる。妊娠している牛が感染した場合は流産や死産が，乳牛の場合は乳量の低下や無乳がみられることがある。牛は血清型 Hardjo（Hardjobovis タイプおよび Hardjoprajitno タイプ）の維持宿主であるが，Hardjobovis の持続感染は不妊や流産などの繁殖障害を引き起こすことがある。豚では，出血や黄疸，腎不全がみられ，妊娠中の感染では流産や死産が起こることがある。

5. どのように感染を防ぐのか

　先に愛犬にレプトスピラのワクチンを接種された読者もいるかもしれないと書いたが，残念ながら人のワクチンは現在ない（かつてはワイル病秋やみ混合ワクチンという名の国産のワクチンがあった）。レプトスピラには皮膚や粘膜を介して感染するため，維持宿主（と考えられる動物）の尿やレプトスピラに汚染されている可能性のある淡水や土壌に直接触れないことが重要である。川遊びやレジャーをする場合には，体に傷をつくらないような服装にすることや，擦り傷や切り傷がある場合は川へ入ることを控えることが推奨される。農作業などによる土壌からの感染を防ぐために，手袋や長靴を着用することが重要である。

レプトスピラ症と人との関わり

菊池 美幸

　「レプトスピラ症」という病気について，本書で初めて知ったという方が，ほとんどではないだろうか。レプトスピラ症は病原性レプトスピラ（*Leptospira interrogans* など）という細菌を原因とする疾患で，ドブネズミやクマネズミを自然宿主とする。これらネズミの腎臓内でレプトスピラが定着・増殖した後，尿と一緒に排出され，排出されたレプトスピラは，中性〜弱アルカリ性の淡水や湿地の中で長期（数か月程度）生存する。人や家畜は汚染された土壌や水に接触することで経皮的・経粘膜的に感染する。そのため，レプトスピラ症の感染を考える上で重要になるのが，自然宿主で病原体を媒介するネズミの存在と，レプトスピラが長期間存在可能となる水（あるいは湿った土壌）の有無である。

　現代の日本は，住環境の衛生状態が向上しているため，上述した条件が日常生活にあることは稀である。そのため，レプトスピラ症が身近な脅威として感じられる機会は少ないかもしれない。しかし，100 年ほど前の日本では，労働者が最も多い農業（農村）で風土病として恐れられ，基幹産業である石炭産業（炭鉱）では職業病に指定されていた。以下では，レプトスピラ症と人の関わりについて，歴史的な視点からみてみよう。

1. 戦前におけるレプトスピラ症

　戦前日本の主たる産業は一次産業で，全就業人口の 50% 以上は，農業従事者（農民）だった。明治末〜大正初期にかけて，レプトスピラ症の患者は，農民を中心に年間で数千〜数万人にのぼったと推定され，致命率も 20〜30% と非常に高率であった。このころのレプトスピラ症は，原因不明の風土病として恐れられ，全国各地で異なる名称で呼ばれていた。

　1905 年に京都帝国大学福岡医科大学内科学第一講座（現九大医学部第一内科，以下，九大と略）に初代教授として就任した稲田 龍吉は，福岡県内の農村や炭鉱夫に「熱性黄疸」と呼ばれる疾患が多発していることを受け，1908 年に同大学卒業生の井戸 泰と共に研究を開始した。稲田・井戸は，この「熱性黄疸」と，ドイツのアドルフ・ヴァイルによって症例報告されたワイル氏病（現在のレプトスピラ症のこと。当時は，レプトスピラ症の原因が特定されていなかったため，臨床的に

似た疾患をヴァイル［Weil］の名前にちなみワイル氏病，あるいはワイル病と呼んでいた）が非常に似ていると考え，病原体の特定を目指していた。

　稲田・井戸らは，1914年末に，九大病院に収容されていた熱性黄疸の患者から病原体を分離することに成功し，翌1915年1月20日の第54回九大医科大学集談会で「ワイル氏病病原スピロヘータ（一新種）確定に関する予報」として病原体発見の第一報告を行った。そして，この病原体によって引き起こされる病気を，正式には「黄疸出血性レプトスピラ病」と命名した。

　稲田・井戸らによってレプトスピラ症を引き起こす原因が特定されたことで，1915年中に感染経路，感染源，病理，診断，臨床，治療（抗生物質がないため血清による治療が主），予防に至る研究が急速に進展した。そして日本では，各地で風土病として知られていた熱性黄疸や秋やみなどは，いずれも同一の病原体を原因とするレプトスピラ症であることが明らかになっていった。

　他方，同じころのヨーロッパでは，第一次世界大戦によってレプトスピラ症の脅威が広く知られるようになった。ヨーロッパ大陸を主戦場とした第一次世界大戦は，戦争の近代化ともいえる側面を有していた。イギリスに遅れて工業化をむかえたアメリカや，フランス，ドイツなどのヨーロッパ諸国では，戦術兵器の技術革新や銃弾の生産力の向上，鉄道網の発達による迅速な補給や増援が可能となり，軍全体だけでなく歩兵レベルでも火力が大幅に向上した。それは裏を返すと，敵・味方の双方にとって銃弾から身を守るために，塹壕（資料1）の重要性が増したことを意味し，特に西部戦線では塹壕戦が中心となっていった。

　1914年9月以降，ドイツと連合国軍が，互いに塹壕の拡張を続けた。その結果，両軍の塹壕は，約800km（ベルギーの北海沿岸から，フランスとスイスの国境まで）におよんだ。西部戦線の塹壕戦では膠着状態に陥り，約4年にわたる長期的な消耗戦が展開された。このような状況を打開すべく，新たに投入された兵器が，毒ガスや戦車，飛行機などであった。

　塹壕は地面を掘って作られたため，排水が悪く，雨が降

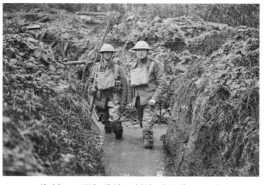

資料1　西部戦線の塹壕（イギリス軍）
写真は浸水した塹壕の中で，膝まで浸かるイギリス兵。連合軍の塹壕はドイツの塹壕よりも低いことが多く，水がたくさん溜まり湿気ていた。（スコットランド国立図書館所蔵）

ったときにはぬかるんだ泥や屎尿_{しにょう}などの汚水が溜まったままの状態で兵士は戦った（資料1）。また，塹壕の中には食料が保管され，その近くでは，すぐに埋葬できない遺体が放置されていたため，ノミやシラミ，ハエ，ゴキブリ，ネズミなどの衛生動物が繁殖した。このように劣悪な衛生環境では，前述した衛生動物が媒介する特殊な感染症が蔓延_{まんえん}[1]したが，その中の1つが，塹壕ネズミ（Trench rats）がもたらすレプトスピラ症だった。稲田・井戸がレプトスピラ症の病原体について報告を行ったのが1915年で，英語で論文を発表したのは1916年だった。その後，西部戦線の連合軍側は，稲田らの知見を参考に，フランス軍やイギリス軍ではレプトスピラ症患者の発見や治療が行われた。しかし，この時は，他の黄疸をともなう感染症とレプトスピラ症を明確に区別できていないケースも多かった。そのため，第一次世界大戦におけるレプトスピラ症の感染者数や死亡者数を正確に把握することは難しい。しかし，レプトスピラ症も含めた「伝染性黄疸熱」と呼ばれる疾病の患者数は，相当数にのぼったといわれている。世界各地でレプトスピラ症が，正確に判別されるようになるのは，1918年以降のことであった。

【Column】塹壕ネズミ

　塹壕ネズミとは，塹壕に住み着いたドブネズミのこと。塹壕内には兵士の食料やすぐに埋葬できない死体など，ネズミにとって餌となるものが豊富にあるため，爆発的に繁殖した。西部戦線で戦ったイギリス軍の兵士であるハリー・パッチは，回顧録のなかで「宿営地や塹壕では，ネズミと一緒に暮らした。特にネズミは頻繁に巨大化し，猫ほどとも言われた」と述べている。塹壕では，余りに繁殖しすぎたネズミを駆除するために，猫や犬（特にテリア）を飼い，ネズミ狩りを行っていた。また，2022年にはじまったロシアのウクライナ侵攻でも，両軍の塹壕でネズミが増殖し感染症を媒介していると報じられている。ウクライナ軍の陣地では，猫を送り駆除を行っている。

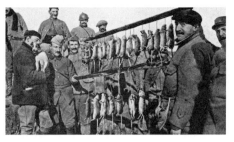

資料2　フランスの塹壕で15分間ネズミ狩りを行った成果
左の兵士の肩には，ラッターズ（Ratters）と呼ばれるテリアがいる。（Rare Historical Photos より引用。National Archives 所蔵）

---

1) 有名なものとしては，塹壕熱（Trench fever）や発疹チフスがあり，いずれもコロモジラミが媒介した。他にも，ガス壊疽（Gas gangrene）や腸管寄生虫も蔓延した。また，感染症以外で非常に多かった塹壕足（Trench foot）は長時間，足が湿った状態（水に浸かった状態）であることで生じる皮膚の損傷で，破傷風やレプトスピラ症の感染に繋がった。

2. 石炭産業でのレプトスピラ症

（1） 筑豊の炭鉱におけるレプトスピラ症の蔓延

　話を日本に戻そう。稲田・井戸らが病原体を発見する少し前のころ（1913年ごろ），同じ福岡県下の筑豊（ちくほう）の炭鉱でも，レプトスピラ症は問題となりつつあった。筑豊の炭鉱でレプトスピラ症が多発した理由は，病原体の生育環境に適した自然条件（中性〜アルカリ性土壌）であったことに加えて，①筑豊石炭産業全体の成長と，②炭鉱の特殊な労働環境が関係していた。

　戦前の筑豊は石炭産業の中心地で，国内で生産されるシェアの45%前後を占めていた。筑豊で採掘された石炭の多くは，地元の八幡（やはた）製鉄所や，関西に集中していた紡績関連の工場などで消費され，文字通り日本の工業化を下支えした。石炭は，国内で自給できるエネルギー資源として，極めて重要な位置づけにあった。

　筑豊の石炭産業は，明治末〜大正半ばにかけて急速に成長し，特に第一次世界大戦中の好況期（1916年10月〜1919年）には，鉱夫数が10〜20万人に達した。このように，産業の急速な成長にともなう鉱夫数の増加は，次に述べる炭鉱内の労働環境とも相まって，レプトスピラ症の蔓延を誘発した。

　炭鉱の特殊な労働環境とは，地下坑内という点である。レプトスピラ症の感染を考えるには，保菌動物となるネズミの存在と，病原体が長期間存在するための水の有無が重要である。当時の筑豊の炭鉱には，その両方の条件がそろっていたのである。筑豊の炭鉱夫であった山本作兵衛（やまもとさくべえ）が描いた絵にもあるように，当時の炭鉱内は非常に不衛生で，ネズミ（坑内ネズミと呼ばれていた）が増殖していた（章扉 p.121）。坑内は，ネズミにとって外敵が少なく，気温が安定して高いため（坑内は冬でも25℃前後），繁殖に適し，鉱夫が弁当を持ち込むため，餌に困らなかった。また，当時は坑内の石炭運搬に機械が導入されておらず，馬を使っていた。搬出用の馬は坑内の馬小屋で飼育されていたため，それも坑内ネズミにとっては格好の餌場，すみかとなった。加えて，採炭にともなって大量の地下水が噴出し，それが十分に排出できず，便所の設置も不十分であったため，垂れ流しの汚水が至る所に存在した。

　このような環境下で，当時の鉱夫は草鞋（わらじ）や素足で作業していたため，病原体に汚染された土壌や水があれば，容易に感染してしまう条件がそろっていた。それを裏付けるように，炭鉱でのレプトスピラ症患者は，ほぼ坑内夫に限定されていた[2]。

(2) 三井鉱山　田川鉱業所のレプトスピラ症対策

　筑豊最大手の炭鉱企業であった三井鉱山株式会社（以下，三井鉱山と略）の田川鉱業所では，1913年に初めて感染者が報告され，毎年患者が続出した。このころは，まだレプトスピラ症の病原体が発見されていない時期で，田川鉱業所では有効な予防対策を実施することができなかった。

　田川鉱業所のレプトスピラ症対策が，大きな転機をむかえたのは，九大との共同研究による世界で初めてのワクチン開発および予防接種の実施だった。稲田・井戸らは，回復期のレプトスピラ症患者の血清中に免疫物質が出現することに着目し，同病の治療，予防に関する研究も進めていた。1919年春ごろ，田川鉱業所に九大側から「実験動物での予防接種の開発に成功した。何とか臨床試験に協力してもらえないだろうか」という強い打診があり，実験ならびに費用を三井鉱山側が全面的に提供することで，1919年7月より予防接種の臨床試験が開始された。その結果，ワクチンの予防効果は極めて高いことが判明し，三井鉱山傘下の炭鉱では，1919年12月より，全坑内夫を対象に予防接種の定期的な実施を決めた。これ以降1938年まで，三井鉱山傘下の炭鉱では，レプトスピラ症の予防接種を対策の主軸にした。他にも，馬を使用した運搬の廃止（運搬機械の導入：1921年），排水ポンプの設置，草鞋や裸足を禁止し地下足袋（じかたび）の着用義務化（ブリヂストンが1923年に開発）などを行い，炭鉱内の電化や技術革新を進めることで，同時に，坑内環境の衛生改善も行った。その結果，田川鉱業所の患者数は，1919年を境に急激に減少していった。

(3) 福岡鉱務署による職業病指定─石炭産業で初めての職業病

　他方，政府も各地で報告されていたレプトスピラ症の実態調査（1915年〜1917年に実施）に乗り出した。この調査では，これまでレプトスピラ症の報告が多かった14県（茨城，埼玉，千葉，新潟，富山，岐阜，滋賀，鳥取，愛媛，高知，福岡，佐賀，熊本，鹿児島）を対象に実施された。調査結果よると，福岡を除く13県では，農業従事者の患者が全体の70%近くを占めていた。しかし，福岡だけは，特殊な事情を有する県として紹介され，農業従事者以上に炭鉱で患者が多いことが報告された。この調査により，初めて日本各地のレプトスピラ症の実態が明らかになり，同時に福岡の特殊な事情（炭鉱とレプトスピラ症の結びつき）が政府レベル

---

2)　福岡鉱務署の鉱山監督官（鉱山業を監督する技師）だった松下正信は，1920年9月〜1921年8月にかけて，筑豊の主要炭鉱を対象に，初めてレプトスピラ症の感染状況について調査を行った。その報告書によれば，1年間で855人の罹病者が報告されており，致命率は平均16%であった。また，総罹病者に占める坑内夫の数は847/855人（99%）で，炭鉱でのレプトスピラ症はほぼ坑内夫に限られていた（社会局編（1924））。

にまで認識されることになった。

　この後，筑豊を含む福岡鉱務署管内の炭鉱を対象にした調査が実施され，炭鉱で発生するレプトスピラ症は，ほぼ坑内夫に限定されることが判明した。そのため福岡鉱務署は，坑内業務によって鉱夫がレプトスピラ症に感染した場合，業務上の疾病と認定することを妥当とし，日本の石炭産業で最初の職業病に指定した。1922年11月のことであった。職業病の指定以降，筑豊の炭鉱におけるレプトスピラ症は減少の一途をたどり，1925年には399人になり，1930年代には100〜200人にまで減少した。筑豊全体でワイル氏病患者が減少していった背景には，それぞれの炭鉱で，坑内環境が改善したこと，地下足袋の利用が広がったこと，予防注射による予防法が拡大したことなどが関係していた。

3. 農村におけるレプトスピラ症対策

　炭鉱では，レプトスピラ症対策として予防接種が拡大していくが，農村では，それとは異なる方法で対策が講じられていった。対策の1点目は，河川の整備と乾田化である。レプトスピラ症は，低地の湿潤な水田地帯を中心に多発していたことから，特に排水路の整備は大きな意味を持った。さらに，湿田の乾田化も進められ，土壌をできるだけ乾燥させる取り組みが進められた。

　対策の2点目は，石灰窒素の利用拡大である。内務省社会局は，1920〜1921年にかけて富山および千葉で湿田に石灰窒素を散布する実地試験を行い，レプトスピラ症の抑制と収穫量増加の点で大きな成果を挙げている。石灰窒素の主成分であるカルシウムシアナミド（$CaCN_2$）は，水と反応し加水分解され，シアナミド（H_2CN_2）になることで，農薬としての効果を発揮する。この間（数日〜約1週間程度）は，作物を植えることができないが，その後シアナミドは，尿素→水・アンモニウム→硝酸態窒素と変化し，肥料としての効果を持つようになる。このように，石灰窒素は，適切な方法で使用すれば，農薬と肥料両面の効果を期待でき，かつ，価格が硫安よりも安価であったこと，日本の土壌が持つ欠陥を矯正するのに適合的であったことなどから，戦前より少しずつ利用が拡大していった。戦後は，前述した化学肥料の使用に加えて，農業の機械化，ゴム手袋や長靴の着用，ワクチンの普及により，1970年代半ば以降，患者も減少していったのであった。

レプトスピラ症と筑豊の石炭業

磯谷 正行

> **授業のねらい**
> 　20世紀初頭の日本では，産業革命が本格化し，九州の筑豊炭田では炭鉱人口の増加や鉱夫の頻繁な移動があり，風土病の一種であるレプトスピラ症が流行した。石炭産業の興隆に伴う炭鉱でのレプトスピラ症の蔓延は，一種の「開発原病」とも言えるが，1914年，病原菌が発見され，対策が取られた結果患者は減少した。また，レプトスピラ症の世界への認知にはロックフェラー研究所にいた著名細菌学者の野口英世の貢献もある。20世紀初頭のアメリカ医学界とレプトスピラ症との関連についても学習し，学問（学者間）のネットワークについても考察する。

1. アジアの「交通革命」を支えた九州・筑豊炭田

教員：今日は，レプトスピラ症と歴史との関係について勉強します。レプトスピラ症ってどんな病気か知っていますか。

生徒：この病気は犬の病気ですか。この前，我が家の犬の予防接種をしたのですが，ジステンバーなどと一緒にレプトスピラ症のワクチンも入っていました。

教員：そうですね。この病気は，「人獣共通感染症」といって，犬も人間も感染します。1970年代前半までは日本でもレプトスピラ症で年間50〜250人が死亡していたのですが，その後患者発生数が激減し，現在では国内で年間20〜30例ほどの報告数にとどまっています。東南アジアや中南米などでは毎年大きな流行があります。

生徒：かかるとどんな症状が出るのですか。

教員：レプトスピラ（レプトは小さい，スピラはコイル，スパイラルの意味）という病原菌がネズミなどの尿を介して人体内に入ると数日後に発熱があり，悪化すると黄疸や腎不全を併発します。そのため，かつては農村で，農作業中に手足の傷口から菌が入り発症するケースが多かったのですが，現代では河川でレジャーをしていて，汚染された水に接触して菌が傷口から体内に入って発症することも報告されています。歴史の中では，第一次世界大戦の時に西部戦線で塹壕戦が展開され，散乱する死体や残飯，汚染水など不衛生な塹壕の中でネズミが繁殖し，兵士の間にこの病気が蔓延し，兵士

の士気を奪いました。

生徒：日本史とこの病気とはどんな関係があったのですか。

教員：今日はそのことを学習します。舞台は筑豊炭田です。ところで皆さんは，明治後半から大正時代にかけて，石炭が日本の重要な輸出品だったことを知っていますか。

生徒：えっ，そうでしたか。この時代の輸出品と言えば，生糸や綿糸を思い出しますが，**資料１**を見ると，確かに，石炭も重要な輸出品ですね。**資料２**を見ると，19世紀末から20世紀にかけて全国の出炭量のうち30％以上が輸出されていますが，20世紀に入るとその割合が減っていくのは，産業革命の本格化とともに国内の石炭消費が増加したからだと思います。でも，海外のどこの国に輸出していたのかな。

教員：**資料３**を見てください。輸出先としては，中国（上海），香港，さらに海

資料１　日本からの輸出品上位６品目

（A）輸出　　　　　　　　　　　　　　　　　　　　　　　　　　（単位：100万円，％）

年度	第１位	第２位	第３位	第４位	第５位	第６位	以上合計
1898	生糸（25.4）	綿糸（12.1）	石炭（9.2）	絹織物(7.7)	茶（5.0）	銅（4.5）	105.8(63.8)
1903	生糸（25.7）	綿糸（10.9）	絹織物(10.1)	石炭（6.7）	銅（5.3）	茶（4.8）	183.5(63.4)
1908	生糸（28.6）	絹織物（8.0）	銅（5.7）	石炭（4.9）	綿糸(5.5)	綿布(3.9)	214.1(56.6)
1913	生糸（29.8）	綿糸（11.2）	絹織物（6.2）	綿布（5.3）	銅（4.5）	石炭(3.8)	358.4(60.9)

出典：奥和義「日本貿易の発展と構造—1885-1913年」『関西大学商学論集』第56巻第2号，2011年，p. 41

資料２　石炭の全国生産量，筑豊生産量，輸出の割合

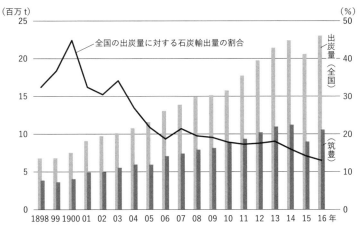

出典：『最新筑豊石炭鉱業要覧』『筑豊石炭鉱業会五十年史』『農商務統計表』各年次『本邦鉱業ノ趨勢』各年版より作成。

（年平均，単位：千 t，（　）内は %）

年	中　　　国	香　　　港	海峡植民地
1886〜90	256（69.7）	143（18.2）	7（1.3）
1891〜95	409（37.2）	521（47.4）	112（10.2）
1896〜1900	741（39.7）	704（37.9）	266（16.2）
1901〜05	1,247（42.4）	914（31.2）	393（13.4）
1906〜10	1,267（46.3）	831（30.0）	241（8.6）
1911〜14	1,225（35.5）	969（28.0）	466（13.4）

出典：杉山伸也「アジア石炭貿易における日本とインド」秋田茂編『「大分岐を超え
て―アジアからみた19世紀論再考―」ミネルヴァ書房，2018年，p.111

峡植民地（シンガポール）に輸出していました。これらの都市はどんなと
ころでしょうか。

生徒：上海はアヘン戦争以後開港した港町，香港とシンガポールはイギリスの植
民地で，インドのボンベイなどからの航路もありました。イギリス汽船に
よる貿易網を維持するために，蒸気船の燃料として輸出されたと思います。
「交通革命」という言葉を思い出しました。

教員：そうですね。日本の石炭の輸出は，ヨーロッパ・アジア間の貿易を支える
とともに「アジア域内貿易」をも活性化させました。歴史的には，そうし
た国際海運ネットワークを利用して日本は綿糸や綿布，雑貨を中国や東南
アジアに輸出したのですね。そこに三菱の日本郵船も進出し，19世紀末
にはインドのボンベイへの定期航路も作りました。

2.　発展する筑豊炭田で発見されたレプトスピラ細菌

教員：20世紀に入ると日本の産業革命は本格化し，増産を重ねた筑豊炭は八幡
製鉄所や大阪の紡績工場の燃料として大量に消費され，輸出は減っていき
ました。筑豊炭田にもボイラーを使った蒸気力が導入され，林立する高い
煙突により「さぞやおっ月さん，煙たかろう」と「炭坑節」にも歌われま
したが，一方で「熱性黄疸」といわれる病気が多発するようにもなりまし
た。風邪に似た発熱があり，悪化すると黄疸，出血，腎不全を併発し，致
死率は20〜30% でした。全国的には，農業地域に発症者が多かったので
すが，福岡県では炭鉱夫が患者の9割ほどで，入坑を拒む鉱夫も出たり
しました。離職率も高く，人の移動も頻繁なため，会社としては安定した
鉱夫の確保が課題となっており，石炭産業の急激な発展が筑豊地域に「熱
性黄疸」を蔓延させ，一種の「開発原病」となっていました。

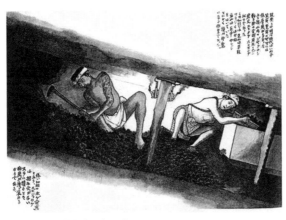

料4　山本作兵衛「炭坑記録画」©Yamamoto Family, 田川市石炭・歴史博物館所蔵

徒：この「熱性黄疸」というのが，後に特定されるレプトスピラ症ですね。

教員：そうです。1905年に京都帝国大学福岡医科大学に着任した稲田 龍 吉は門
　　　下生の井戸 泰とともにこの病気の研究を始めました。炭鉱も視察し，
　　　1914年に苦心の末に病原体を発見，翌15年に原因が細菌（スピロヘータ）
　　　であることを学会で報告しました。この発見により研究は進み，感染経路
　　　や感染源，治療や予防方法も発表されました。
　　　　さて，ここで皆さんに質問です。炭鉱の中の環境は，炭鉱の外と比較し
　　　て，どんな点が細菌を運ぶネズミの繁殖に好都合でしょうか。山本作兵衛
　　　という画家が，筑豊炭鉱の労働や生活を描いた記録画（資料4）を残して
　　　いますが，これを参考に気づいた点を言ってください。

生徒：多分，炭鉱内は外より狭く，温度や湿度も高かったのだと思います。排水
　　　も坑道内に滞っており不衛生でしょう。こうした環境が細菌を運ぶネズミ
　　　の繁殖に好都合だったのではないでしょうか。

教員：その通りです。鉱内には炭鉱夫や石炭搬送用の馬の残飯がありましたし，
　　　トイレの設置も不十分で不衛生でした。また，「ネズミが現れることはガ
　　　スが充満しておらず，坑内が安全な証拠だ」という伝統的な知恵もあり，
　　　ネズミにエサをやって「飼って」もいました。

生徒：炭鉱夫の労働はどうだったのでしょうか。

教員：長時間労働で疲弊し，狭い空間でも掘り進めるよう裸足やわら草履で作業
　　　をしていたため，足の傷口などから菌が侵入したのです。

教員：しかし，1919年には，炭鉱で予防注射も始まり急激に罹患者が減少しま

ART 3 高校教育　レプトスピラ症と筑豊の石炭業　　135

章　レプトスピラ症

した。会社は，なぜ，予防接種に協力的だったと思いますか。

生徒：たぶん，石炭業界内の競争が激しくなってきて，悪い病気が流行すると，炭鉱夫が逃げていくので，待遇改善にも努力したのだと思います。他にはこの病気を防ぐ方策はなかったのですか。

教員：裸足の炭鉱夫の足の傷口から細菌が侵入しないように，鉱夫にゴム底の草履（地下足袋）を履かせました。この地下足袋製造から会社を発展させたのが，久留米の石橋正二郎で，後のブリヂストンタイヤです。

生徒：タイヤメーカーの起源が鉱夫のためのゴム底地下足袋にあるなんて面白いですね。

3. レプトスピラ症を世界に広めた野口英世

教員：ところで，レプトスピラ症と野口英世が関係があると知っていましたか。

生徒：知りませんでした。教えてください。

教員：野口は，日本の医学界では冷遇されていたので，1900年一縷の望みを抱いてアメリカに渡り，幸運にも創設されたばかりのロックフェラー医学研究所の研究員の職を得ました。当時のアメリカは世界一の工業国でしたが医学界はヨーロッパの後塵を拝しており，豊富な研究資金を元に**資料5**に見えるように追い抜きを図っていたのです。野口はここで見いだされ，多額の研究資金を得て才能と努力によって世界的細菌学者となったのです。

生徒：野口は，当時のアメリカ医学界の潮流にうまく乗ったのですね，一種の頭脳流出といえますね。

教員：野口は，1915年に恩賜賞を授章するために日本に帰国していますが，その時に，九州帝国大学医科大学の稲田らのレプトスピラ症研究に興味を持

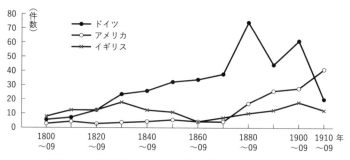

資料5　医学研究における国別発見数（1800〜1919）
出典：中山茂『野口英世』岩波書店，1995年，p.140

ち，千葉県ではレプトスピラ症患者にも会っています。そして，帰国後，稲田らに接触して，英文でレプトスピラ症の論文を掲載するよう薦めました。その結果，1916年にロックフェラー研究所の機関誌 *Journal of Experimental Medicine* に英語論文が発表され，稲田らのレプトスピラ症研究が世界に知られるようになりました。当時，ドイツでも同様の研究が進められていましたが，野口のおかげもあって稲田らが世界最初の発見者として認識されたわけです。この功績により，稲田らは1919年のノーベル生理学・医学賞候補に推薦されました。

生徒：その後野口は，中南米大陸で恐れられていた黄熱の研究に取り組み，レプトスピラ症の病原菌に似た極小のスピロヘータを病原菌として特定したと発表しました。しかし，この説に多くの医学者が反対したため，自説を証明するためにアフリカに渡ったのですが，黄熱にかかって死んでしまいます。

教員：そうですね。顕微鏡で発見することのできる「細菌」はコッホやパストゥール，北里柴三郎や志賀潔らによって，20世紀初頭にはほぼ発見されていたのです。確かに，野口は，人並み外れた努力家であり，「細菌の狩人」の異名を取っていましたが，黄熱の病原体はウイルスで，野口の努力と光学顕微鏡では見つけることができなかったのです。科学史家の中山茂は次のように書いています。

19世紀後期の細菌の狩猟期と20世紀中期のウイルスの狩猟期の中間に彼の活動期が入り，細菌学の技術によってウイルスまでとらえようとして，踏み越しをしたということになる。……科学者の栄光はつねに後人によって踏み越えられ，踏み消されていく。自然科学の研究伝統というものは，その教祖の名を忘却して成熟していくものである。 （『野口英世』岩波書店，1995年，pp. 285〜286）

生徒：野口英世の次から次へと研究し論文を生産して上を目指していく姿は，アメリカの風土に合っていたのですね。私も改めて野口を見直しました。

教員：今日の授業では，レプトスピラ症の流行やその病原体の発見，治療方法が明治・大正期の筑豊の石炭産業の発展と密接な関係があることを学習しました。また，後半では，日本人医学者のレプトスピラ症研究が世界的なものになった背景にアメリカのロックフェラー研究所に日本人の野口英世がいたことがあることを勉強しました。医学研究の発展には，当時も時代の要請や競争，ネットワークや協力が必要であったし，今もそうであると言えますね。

第 7 章　レプトスピラ症［参考文献］

（PART 1 感染症）　レプトスピラ症──日本の研究者が病原体を発見した感染症

- 越湖允也，福住宗久，小泉信夫，明田幸宏「レプトスピラ症の発生状況」『IASR』44，2023 年，pp. 29-30

- Koizumi N, Muto M, Tanikawa T, Mizutani H, Sohmura Y, Hayashi E, Akao N, Hoshino M, Kawabata H, Watanabe H. Human leptospirosis cases and prevalence of rats harboring *Leptospira interrogans* in urban areas of Tokyo, Japan. J Med Microbiol. 58(9), 2009, 1227-1230.

- Costa, F., Hagan, J. E., Calcagno, J., Kane, M., Torgerson, P., Martinez-Silveira, M. S., Stein, C., Abela-Ridder, B., Ko, A. I., Global morbidity and mortality of leptospirosis: a systematic review. PLoS Negl. Trop. Dis. 9, 2015, e0003898. https://doi.org/10.1371/journal.pntd.0003898.

- Koizumi N, Mizutani Muto M, Akachi S, Okano S, Yamamoto S, Horikawa K, Harada S, Funatsumaru S, Ohnishi M. Molecular and serological investigation of *Leptospira* and leptospirosis in dogs in Japan. J Med Microbiol. 62(4), 2013, 630-636.

（PART 2 歴史学）　レプトスピラ症と人との関わり

- 菊池美幸「1910 年代〜20 年代の筑豊地域における石炭産業の衛生問題と企業の対応」『社会経済史学』85 巻 2 号，2019 年，pp. 25-49

- 菊池美幸「Ⅳ 各論　3 災害と保安　3.3 ワイル氏病」田川市石炭・歴史博物館編『三井田川鉱業所と地域社会』田川市石炭・歴史博物館，2020 年，pp. 287-302

- 社会局編『坑夫ヨロケ病及ワイル氏病ニ関スル調査』，社会局，1924 年

- 内務省衛生局編『千葉，茨城，埼玉，新潟，富山，岐阜，及滋賀七県ニ於ケルワイル氏病調査報告』内務省衛生局，1919 年

- 内務省衛生局編『福岡，佐賀，熊本，鹿児島，愛媛，高知及鳥取七県ニ於ケルワイル氏病調査報告』内務省衛生局，1919 年

- Clement R. Boughton, "Jaundice & War: Viral Hepatitis and Other Causes of Jaundice in Times of War", Health and History, Vol. 4(2), 2002, 41-56.

- Harry Patch and Richard Van Emden, The Last Fighting Tommy: The Life of Harry Patch, Last Veteran of the Trenches, 1898-2009, Bloomsbury Publishing PLC, London, 2008.

- J. M. Alston and H. C. Brown, "The Epidemiology of Weil's Disease", Journal of the Royal Society of Medicine, Vol. 30(6), 1937, 741-756.

（PART 3 高校教育）　レプトスピラ症と筑豊の石炭業

- 奥和義「日本貿易の発展と構造─1885-1913 年」『関西大学商学論集』第 56 巻第 2 号，2011 年

- 荻野喜弘『筑豊炭鉱労資関係史』九州大学出版会，1993 年

- 杉山伸也「アジア石炭貿易における日本とインド」秋田茂編『「大分岐」を超えて─アジアからみた 19 世紀論再考』ミネルヴァ書房，2018 年

- 菊池美幸「1910 年代〜20 年代の筑豊地域における石炭産業の衛生問題と企業の対応」『社会経済史学』85-2，2019 年

- 中山茂『野口英世』岩波書店，1995 年

- 山本作兵衛『筑豊炭坑絵巻新装改訂版』海鳥社，2011 年

第8章

ペスト

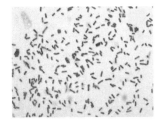

ペスト菌を保有するノミが媒介。症状はリンパ節の腫脹，頭痛，発熱，倦怠感など（腺ペスト）。重症化すると敗血症や壊疽を生じ，肺炎を併発して飛沫感染する（肺ペスト）。

◀ペスト菌のグラム染色標本
(https://phil.cdc.gov/Details.aspx?pid=1914)

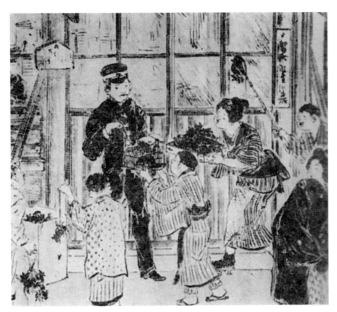

警察によるネズミの買い上げ　1900年の神戸の様子
（『厚生省五十年史（記述編）』p. 5）

ペスト ——繰り返された世界流行

濱田 篤郎

　1994 年 9 月，インド北部のスーラットでペストの流行が発生した。多くの住民がこの町から避難を始めるとともに，近隣のアジア諸国は，インドからの航空機や船舶の入国を禁止する措置をとった。日本の空港でも，インドから到着した航空機の乗客の扱いで，大きな混乱が生じていた。その後，スーラットのペスト流行は，インド国外に波及することなく，10 月末に鎮静化したが，ペストという病名に人々は強い恐怖を感じ，それが世界的なパニックを生じさせたのである。

　人類の歴史の中でペストは何回も大流行を繰り返し，多くの人命を奪ってきた。その記憶は私たちの脳裏に深く焼き付いている。本パートではペストを感染症学の立場から解説するとともに，繰り返された世界流行の歴史を紹介する。

1. ペストの病像

　ペストはエルシニア属の細菌の 1 種であるペスト菌（*Yershinia pestis*）によっておこる。元来，ネズミなどのげっ歯類の間で流行する病気で，ノミが病原体を媒介している。ヒトは病原体を持ったノミに，たまたま刺されて感染する。ペストにかかったネズミの多くは死亡するため，ネズミの流行が拡大するとノミは本来の宿主を失い，ヒトを頻繁に吸血するようになる。この結果としてヒトの流行が起きる。

　ヒトがペスト菌を保有するノミに刺されると，1〜7 日の潜伏期間の後に，刺された場所の近くのリンパ節が腫脹する。この腫れた部分は痛みを持ち，表面が潰瘍になることもある。これが腺ペストで，全身的には発熱や頭痛，倦怠感がみられる。

　腺ペストの病状が進むと菌が全身に散布され，敗血症の状態に陥る。その結果，ショックや手足の先端などの壊疽（血流が途絶えた状態）を起こす。壊疽を起こした部分は黒くなることから，ペストは古くから黒死病（black death）とも呼ばれた。

　敗血症をおこしたペスト患者は肺炎を併発することが多く，これを肺ペストと呼ぶ。肺ペストを発病すると 24 時間以内に死亡するだけなく，患者は咳をした時にペスト菌を周囲に撒き散らし，これを吸い込んだヒトは，腺ペストを経ずに肺ペストを発病する。すなわち，本来のノミに媒介される感染経路ではなく，患

者から直接，飛沫感染で拡大するようになる。

　ペストの治療にはストレプトマイシンが1940年代から使用されており，最近ではフルオロキノロンなどの抗菌薬も使用されるようになった。こうした抗菌薬の治療でペストの致死率は大きく低下しているが，適切な治療が行われないと3割以上の患者が死亡する。

　ワクチンは不活化ワクチンが開発されているが，効果が不十分なので，あまり使用されていない。むしろ，抗菌薬の予防投与が有効で，患者に接した人などに実施されている。

2. ペスト菌の巣

　2019年のWHOからの報告では，2013〜2018年までの6年間に全世界で約2,800人のペスト患者が確認され，このうち約500人が死亡した。患者が確認された地域はアフリカ，南北アメリカ，アジアで，ヨーロッパからの報告はない。これらの国々の中でも患者数の特に多いのがアフリカのマダガスカルで，2,300人以上を占めていた。

　このように，ペストは現代でも局地的な流行を繰り返しているが，これは「ペスト菌の巣」が世界各地に存在するためである。「ペスト菌の巣」とは，この菌を保有する野ネズミ，リスなど野生のげっ歯類が棲息する場所で，こうした動物の間でペスト菌が流行を繰り返している。この「ペスト菌の巣」にヒトが近寄ったり，そこに棲息するげっ歯類が人家に近づいたりして，ヒトの患者が発生する。

　現在のペストの流行地域は，こうした「ペスト菌の巣」のある場所に一致しているのである（資料1）。

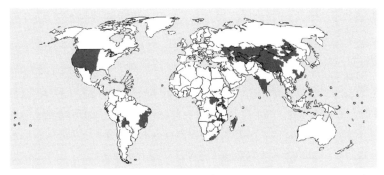

資料1　世界に分布するペスト菌の巣（Potential plague natural foci）
出典：WHO（https://www.who.int/news-room/fact-sheets/detail/plague）

3. 歴史上のペスト流行

ペスト菌は約6000年前，エルシニア属の仮性結核菌（*Yershinia pseudotuberculosis*）から進化したとされる。最近の遺伝子研究によれば，その場所は中央アジアと推定されており，この地で発掘された約5000年前の遺体からもペスト菌が分離されている。つまり，初期の「ペスト菌の巣」は中央アジアにあり，それが現在までに世界中に拡大した可能性が高い。この過程で，ヒトの間に大きな流行が3回発生した。

第1回は6世紀に東ローマ帝国を中心に発生した流行である。この時代の東ローマ帝国では，ユスティアヌス帝が古代ローマを復興するための戦いを繰り広げており，そんな中，ペストの流行がヨーロッパや中東に拡大していった。

第2回が14世紀に起きた流行で，中世ヨーロッパの黒死病とも呼ばれている。この流行により，ヨーロッパでは当時の人口の3分の1にあたる約3500万人が死亡したとともに，中世キリスト教社会の崩壊を招く一因になった。さらに第2回流行は，ヨーロッパだけでなく中東やアジアなど当時の文明社会全体に波及し，最終的に死亡者数は全世界で7000万人以上に達したと推測されている。

4. 現代も続く第3回世界流行

第3回の世界流行は19世紀末，中国の雲南省で発生し，1894年には交通の要衝である香港から世界各地に飛び火した。この時，香港には，微生物学者であるフランスのイェルサンと日本の北里柴三郎が派遣されており，両者によりペスト菌が発見される。

1896年にはインドのボンベイでペスト流行の火の手があがり，そこからインド亜大陸全体に拡大していった。この結果，この地では1918年までに1000万人近い死亡者が発生する。1898年にはインドからの船により，アフリカのマダガスカルに流行が持ち込まれた。この流行は同国内に「ペスト菌の巣」を作り，それが同国で現在も続く患者発生の原因になっている。また，1899年には南米のアルゼンチンやパラグアイ，さらに1900年には米国のサンフランシスコでペストの流行が始まった。サンフランシスコでは感染が野生のげっ歯類にも及び，アメリカ大陸で初の「ペスト菌の巣」が形成される。また，第3回の流行は日本にも波及し，1930年までに2,900人以上の患者が発生した。しかし，比較的小さな流行で終わるとともに，「ペスト菌の巣」が日本国内に形成されることはなかった。

このように，第3回世界流行は20世紀初頭まで世界各地で大流行し，その後も現代に至るまで散発を繰り返している。1940年代に中国・満洲で起きた流行は，日本軍の731部隊との関連も指摘されており，その詳細は本章のPART 3で解説されている。1940年代にアフリカ北部のアルジェリアで起きた流行は，フランスの小説家カミュの代表作『ペスト』の題材にもなった。そして，冒頭で紹介した1994年のインド・スーラットでの流行も，第3回世界流行の名残と言えるのである。

5. 現代社会によみがえる14世紀の対策

14世紀に起きた第2回のペスト流行は人的被害が特に大きかった。人類は誕生してから個体数を常に増加させているが，14世紀にだけはペスト流行により大きな人口減少がみられている。**WEB**。14世紀の流行が大きな被害を生じた原因としては，ペスト以外の感染症が流行したとの説もあるが，この時代に死亡した遺体を調査した結果では，歯や骨から現代のペスト菌と同じ遺伝子が検出されており，ペストの流行だったことは間違いない。一方，最近の研究によれば，当時のヨーロッパでは，ペスト菌がシラミに媒介され，感染力が増強した可能性も指摘されており，今後のさらなる検証が待たれる。

では，14世紀の人々はこれだけの流行をどうやって克服していったのか。当時はペストなどの感染症が，汚れた空気や星の配置などでおこると考えられていたが，流行が拡大してくると，患者との接触が流行の原因と考えるようになった。その結果，流行対策としてペスト患者を隔離するという方法がとられる。また，イタリアのベニスは，入港する船を40日間監視し，患者の発生が無いことを確認してから乗員の上陸を許すという制度を作った。この制度は地中海の港町全体に広がり，現代の検疫制度の起源になった。さらに，イタリアのミラノでは，ペストの流行が近づいてくると，町の城門を閉ざし，感染者の侵入を防ぐ都市封鎖という対策をとった。ミラノはこの方法で，ペスト流行の波及を遅らせることに成功している。

このように，ペストによる大規模な人的被害が生じる中，14世紀の人々は隔離，検疫，都市封鎖といった感染対策を考案し，それを実施することで危機を脱していった。こうした対策は現代の感染症対策としても活用されており，新型コロナウイルス感染症（COVID-19）の流行に際しても，流行初期のワクチンや治療薬による薬物的対策が実施できない段階で，中心的な役割を担ったのである。

ペスト流行のアルケオロジー

飯島　渉

　ペストは歴史学がもっとも関心を寄せてきた感染症の1つである。たびたびパンデミックを引き起こし，多くの人命を奪い，さまざまな影響を及ぼしてきたからである。現在，ペストは根絶されていないが，その感染はごく小規模なものとなり，抗菌剤なども有効な「管理可能な感染症」となった。

　感染症の歴史学は，中世ヨーロッパにおける黒死病の社会史から研究が始まった。そのため，ペストはヨーロッパでのみ流行したかのように理解される場合も少なくない。新型コロナウイルス感染症（COVID-19）のパンデミックの中で，日本でも感染症の代名詞として中世ヨーロッパの黒死病が論じられた。そうした中で，日本でもペストが発生したこと，但し，19世紀末から20世紀初頭，港湾都市での散発的な発生にとどまったことはほとんど意識されなかった。

　日本における感染症の歴史の特徴の1つは，「ペスト流行の小ささ」にある。しかし，限定的な流行だったにもかかわらず，政治，経済，文化，社会への影響は小さくなかった。

　本稿では，「歴史総合」においてペストをとりあげるための視角を紹介する。「歴史総合」の対象は19世紀以降が中心だが，「日本史探究」や「世界史探究」との接続のために，19世紀以前のペストのパンデミックについても言及したい。

1. ペストのパンデミック

　6世紀から8世紀にかけて，中東から小アジアでペストが流行した。東ローマ帝国の皇帝もかかってしまったため，「ユスティニアヌスのペスト」と呼ばれ，8世紀までの間に約3000〜5000万人が亡くなったと推定されている（第1次流行）。ところが，その後，数百年にわたってペストの流行を確認できない。この空白の理由は不明である。

　14世紀から17世紀，再びヨーロッパでペストが流行した。1347年，クリミア半島のカッファから交易にともなってコンスタンティノープルへ，その後，各地に黒死病（ペスト）がもたらされた。14世紀だけでも約2500〜4000万人が亡くなったとされ，これは当時のヨーロッパ人口の約4分の1から3分の1にあたる（第2次流行）。

都市名	ニュルンベルク	アウクスブルク	マクデブルク	ブレーメン	ケルン
1350年代		1350, 57	1350, 57	1350	1350, 56-58
60年代					
70年代	1377, 79		1375	1375-77	
80年代		1380, 81, 89	1383	1381, 83, 88	
90年代					1396
1400年代	1407		1405		1400-02, 09
10年代					
20年代	1427	1429	1428	1420, 21, 1429	1428
30年代	1437	1430, 38		1438	1438-42
40年代					
50年代	1451		1450	1450	
60年代	1462	1462, 63	1463	1464	1464
70年代	1474		1474		1472
80年代	1483		1483		1481
90年代					
1500年代	1505	1504, 05		1505	1502, 06
10年代	1519-21	1511, 12	1516		1518

資料1 14世紀から16世紀の西ヨーロッパにおけるペストの流行

出典：井上周平「瘴気と都市―ヨーロッパにおける疫病流行と公衆衛生の歴史」『公衆衛生と感染症を歴史的に考える』山川出版社，2023年，p. 28

　その状況は，教会教区の簿冊からかなり正確に把握できる。ドイツ語圏のエアフルトで1万2000人，ミュンスターで1万1000人，マインツで6000人の死者があった。1350年，神聖ローマ帝国北東部のブレーメンでも総計6966人が死亡した。この数には簿冊に記録されない下層民の死亡数は含まれていない。黒死病は，16世紀初めまで，ニュルンベルク，アウクスブルク，マクデブルク，ブレーメン，ケルンで散発的流行を繰り返し，土着化（エンデミック化）した（資料1）。

　黒死病の原因をめぐってはさまざまな考え方があった。14世紀半ばには，人間の堕落への神によって与えられた罰だという考え方，天体の動きによるという考え方，ユダヤ教徒などによる陰謀だという考え方が多かった。その後，エンデミック化の中で，大気の汚染＝ミアズマ（瘴気）が人体に入って腐敗を引き起こすためであるという考え方が広まった。

　黒死病はヨーロッパだけではなく，中東や北アフリカにも拡がった。1347年，マムルーク朝統治下のエジプト，アレクサンドリアでもペストが流行した。黒海や地中海地域とのさかんな交易がその背景にあった。マムルーク朝の首都であるカイロでは，人口30万人の都市で1日に1万人以上の命が失われたとされる。

2. 黒死病流行をめぐる謎

　ペストの第1次や第2次の流行が本当にペストだったか否かをめぐっては長く論争が続いてきた。しかし，ペストで亡くなったとされる遺体（人骨）から回収されたDNAの分析が可能になり，後述する1894年，第3次流行の中で，A・イェルサンと北里柴三郎が発見したペスト菌と同じ病原体であることが確認され，この論争はほぼ決着がついた。とはいえ，ペストの流行をめぐる謎がなくなったわけではない。

　そもそもペストの起源はどこか？　現在のところ，中央アジア説が有力だが，エチオピアなどのアフリカ起源説もある。ホモ・サピエンスが，約4〜5万年前に気候変動の影響を受けて，新たな生活の場所を求め世界中に拡散したことからすると（単一起源説），アフリカに起源があったとする考え方は捨てがたい。

　考古学的な研究の進展によって，新石器時代の現在から約5000〜4500年前にもペストの流行があった可能性が指摘されている。現在のハンガリーからアルタイ山脈のあたりのウクライナなどにおこったヤムナヤ文化という牧畜文化の西進とともにペストが流行し，免疫のなかったヨーロッパの農耕社会は大きな影響を受けたという主張がある。今後も各地でDNAの分析が進み，ペストの流行の時期や地域にさまざまな修正が加えられる可能性がある。

　14世紀の黒死病はどのようにクリミア半島のカッファに持ち込まれたのか。感染症の歴史学の古典であるW・マクニール『疫病と世界史』は，それが雲南からシルクロードの交易を通じて中央アジアにもたらされたものだったと主張した。ペスト菌の西漸説で，その担い手はモンゴル帝国とされる。しかし，DNA分析の成果をもとに，M・グリーンは，黒死病の起源を中央アジアのキルギスに求め，マクニール説を否定している。

　黒死病の起源をチベット高原の青海と考えるB・キャンベルは，1340年代における気候の寒冷化を「十四世紀の危機」と呼び，黒死病の伝播の背景としながら，モンゴル帝国の分裂に至る政治変動の要因とする。イル・ハン国統治のイランでも黒死病が流行し，アゼルバイジャンでも流行は顕著だった。しかし，チャガタイ・ハン国も含め，黒死病の流行が政治秩序を直接左右したとまでは言い難い。

　中国史上のペストも依然として謎が多い。中国は古くから数多くの感染症の流行を経験し，記録も多い。しかし，「疫」や「大疫」などという記録にとどまり，どんな感染症なのかがわからない。中国医学の文献も病状を記述し，その治癒のための知見を紹介しているが，病因論に関する知見は多くない。また，C・ベネ

ディクトは，19世紀以前の中国におけるペストの流行を裏付ける記録は見つけられなかったと述べている。

3. **20世紀のペスト**

ペストの歴史を考えるとき，最も大きな転換点は1894年のペスト菌の発見である。香港で流行していた「鼠疫」の原因をめぐって，世界中の学者が調査研究を行った。その一人は北里柴三郎である。北里は，ペスト菌の発見報告を最も権威ある学術雑誌の *Lancet*（ランセットは手術用のメスのこと，この雑誌は現在でも刊行されている）に掲載した。その直後に，A・イェルサン（Yersin）も同じく発見報告を掲載し，この競争は，結局，病原性の強い細菌を発見したイェルサンに軍配が上がった。そのため，ペスト菌は，イェルサンの名前をとって *Yersinia pestis* と呼ばれることになった。

19世紀末には，北里をはじめとする日本人研究者が細菌学や寄生虫学の世界で活躍するようになった。これは，蘭学を基礎に西洋医学（特に，ドイツ医学）の導入をはかった日本の医学が世界の潮流に急速にキャッチアップしたことを意味している。また，調査研究が香港で行われたことも注目される。この時期，多くの医学や衛生学の発見が植民地で行われた。これを「植民地医学」（colonial medicine）と呼ぶ。ペスト研究では，日本の緒方正規が台湾で，フランスのルイ・シモンがインドで，感染したノミがヒトを吸血しペスト菌を媒介することを発見した。

1894年に香港で感染爆発を引き起こした雲南起源のペストは，交易や人の移動によって中国の沿海地域や台湾に伝播し，東南アジアや南アジア，アフリカへと西進し，また，ハワイや北米へと東進した。グローバル化したペストは，世界にさまざまな影響を及ぼした。その1つは人種差別の顕在化である。20世紀前半，ペストが中国起源であったため，各地で中国人排斥運動の原因になった。米国のサンフランシスコでは，中国人生徒の就学拒否運動も起きた。ペストの流行が南アフリカに拡大し，ペスト対策としての隔離が人種隔離政策（アパルトヘイト）のきっかけになったことも重要である。

4. **日本のペスト史**

資料2のように，20世紀初期，日本でもペストが発生した。その多くは長崎，神戸，横浜などの港湾都市での散発的な発生にとどまり，コレラのような広がりはなかった。亡くなった人の数も限定的であった。

1899年の神戸では対策のために家屋の焼却処分も行われた。神戸における感

染症対策，とりわけ，ペスト対策は，被差別部落を含むスラム・クリアランスの性格を持っていた。また，ペストの発生は条約改正の時期にあたっており，19世紀後半におけるコレラの流行とともに居留地における外国人社会との関係の再編の契機ともなった。

ペスト対策としてネズミの買い上げが行われた（章扉 p. 139）。1900 年初め，尾崎紅葉はこの様子を見て，「霜の手の銭や鼠を売りて来し」という川柳をつくった。子どもたちが，霜焼けの手でネズミをつかまえそれを交番に持って行ってお金を手に入れた様子を詠んだのである。

20 世紀初期の小説にはペストにまつわる話が出てくる。有名なのは，『吾輩は猫である』であろう。主人公の「名前はまだない」猫は，近所の猫とネズミ捕りをめぐって会話をする。夏目漱石は，黒という名前の屈強な猫に，「…一てえ人間ほどふてえ奴は世の中にいねえぜ。人のとった鼠を皆んな取り上げやがって交番へ持って行きゃあがる。交番じゃ誰がとったか分からねえからそのたんびに五銭づつくれるじゃねえか。うちの亭主なんか己の御蔭でもう壱円五十銭位儲けていやがるくせに，碌なものを食せた事もありゃしねえ。おい人間てものあ体の善い泥棒だぜ」（夏目漱石『吾輩は猫である』岩波文庫，p. 19）と言わせている。この

（単位＝人）

年	全体		横浜		大阪		神戸		長崎	
	患者	死者	患者	死者	患者	死者	患者	死者	患者	死者
1897	1	1	0	0	0	0	1	1	0	0
1898	0	0	0	0	0	0	0	0	0	0
1899	62	45	0	0	31	20	22	19	4	1
1900	168	122	0	0	130	119	3	3	1	1
1901	3	3	0	0	0	0	0	0	0	0
1902	14	10	7	4	0	0	0	0	2	2
1903	58	39	44	35	0	0	0	0	1	1
1904	1	1	0	0	0	0	1	1	0	0
1905	282	107	0	0	129	105	89	67	0	0
1906	498	157	0	0	143	118	64	48	3	2
1907	646	320	12	1	561	509	2	2	43	28
1908	347	159	0	0	79	74	76	60	0	0
1909	389	237	28	22	29	27	269	209	0	0
1910	49	22	0	0	12	12	7	7	0	0
1911	0	0	0	0	0	0	0	0	0	0
1912	4	4	0	0	0	0	0	0	0	0
1913	27	18	21	17	0	0	6	3	0	0

資料 2　日本各地のペスト発生状況（1897〜1913 年）

出典：厚生省医務局『医制百年史（資料編）』ぎょうせい，1976 年 9 月，表 6，横浜市役所『横浜市統計書』より作成

小説は，もともと『ホトトギス』に連載されたもので，このネズミ捕り談義は，1905 年（明治 38 年）1 月号に掲載された。

日露戦争の渦中には唱歌の中で，「そもそもペストの暴虐は，赤痢コレラの比にあらず，人をそこなふ大悪魔，国を亡ぼす大怨敵，旅順 奉天 遼 陽で勇名あげし戦 捷も，ペストの敵にもしあひて，斃るるときは効もなし，また此の病はびこらば，世界各国交際も，通商貿易中絶へて，国運次第に衰へん」と歌われている。

5. 満洲のペスト

20 世紀のペスト史の中で忘れることができないのは，1910 年から 11 年の満洲における流行である。約 5〜6 万人の死者がでており，飛沫感染を引き起こす肺ペストの流行もあり，20 世紀のペスト流行としてはもっとも大きな規模のものだった。

20 世紀のペストは，グローバル化したものの，流行の規模は縮小し，地域も限定的だった。しかし，その流行は，国際政治においても大きな問題となった。清朝政府は，ロシアと日本の権益拡大を阻止するため，万国ペスト会議を開催し，特に，イギリスやアメリカからの代表の参加を要請した。中国側のキィ・パーソンは伍連徳で，ペストの流行は，中国が衛生事業を制度化するきっかけとなった。

日本軍の 731 部隊による細菌戦研究とその実戦での使用の問題も指摘しておきたい。満洲では散発的にペストが発生していたが，こうした中で，ハルビンに大規模な細菌戦研究の施設が造られた。日本軍による細菌戦研究と中国大陸などでの実戦での利用に関しては，その事実関係や評価をめぐって多くの議論がある。論者によって理解や評価の違いがあるものの，歴史学的知見として，細菌戦研究と実戦への利用は疑う余地がない。研究蓄積も多いが，常石敬一は細菌戦研究の成果と課題を簡明に紹介している。常石は関係者への聴き取りも行っていて，日本軍の細菌戦研究が陸軍を中心とし，それに医学界が深く関わった組織的かつ大規模な研究開発プロジェクトであったことを明らかにした。実際には細菌戦の実戦への利用はかなり困難で，研究自体は失敗した。しかし，その過程で蓄積された基礎研究が戦後の医学研究に活用されたことは記憶されなければならない（731 部隊の詳細は本章 PART 3 参照）。

細菌兵器（Biological）は，NBC（核・生物・化学）兵器と呼ばれる大量破壊兵器の 1 つである。1945 年 8 月，広島と長崎への原子爆弾（Nuclear）の投下による被害，1995 年の地下鉄サリン事件（Chemical）も経験した日本の社会は，学校教育においてもこの経験を継承する役割を担っていると言える。

科学／学問と軍事とは，
どのような関係にあるべきか？

伊藤　和彦

授業のねらい

　感染症は，自然に発生し拡大するものばかりではない。意図的に感染拡大させたものもある。

　第一次世界大戦では，毒ガスなど化学兵器が開発・使用され，軍人・民間人を問わず，多くの犠牲者を出した。そのため，第一次世界大戦後の1925年，これら非人道的な化学兵器や生物兵器（細菌兵器）の戦争における使用を禁止する「窒息性ガス，毒性ガス又はこれらに類するガス及び細菌学的手段の戦争における使用の禁止に関する議定書」（ジュネーブ議定書）がつくられ，1928年に発効した。

　本授業においては，生物兵器の研究・開発にあたった731部隊を取り上げる。そこでは，中国人やソ連人，朝鮮人などを対象に，さまざまな人体実験が行われていたことが明らかになっている。医学研究は本来，人間の命を救うために行われるが，軍事目的に使われれば，人間の命を奪う凶器にもなる。生徒には，医療・医学研究を事例として，科学／学問と軍事との関係がどうあるべきかを考えさせたい。なお，使用する資料としては，裁判での証言を活用した。

---

1. アジア・太平洋戦争──そのとき中国で何が？

教員：次の資料は中国浙江省（せっこう）の「ある村（崇山村（すうざん）村）」で起きたできごとで，1998年2月16日に王麗君さん（当時65歳）が裁判で述べた意見陳述です。これをペアで読んでみましょう。

資料

　1942年，私が10歳だったときに，……ペストが崇山村で突然に発生し，あっというまに伝染したのです。ペストに罹った病人はみな同じような症状で，高熱を発し，頭痛がひどく，のどが渇き，リンパ節が大きくはれ上がりました。……

　当時，私の家には7人の家族がいたのですが，そのうちの4人がペストに感染しました。私の母，一番上の姉，二番目の姉と二番目の兄です。最初に発病したのは，二番目の兄で，まだ17歳の若さだったのですが，発病して3，4日目に亡くなりました。続いて母と一番上の姉が発病し，さらに15歳の二番目の姉も発病しました。二番目の姉は発病して3日もたたないうちに死亡してしまいました。私の母と上の姉は幸い助かりました。このとき，一家の病に倒れる者，死にいたった者は，ほんとうに苦しかったのです。……(出典：上田信『ペストと村─七三一部隊の細菌戦と被害者のトラウマ』風響社，2009年，p. 173)

教員：この後，日本軍は疫病のまん延を防ぐという理由で，村の家屋を焼き払いました。この崇山村では，ペストによって当時1,200人ほどの人口のうち，その約3分の1にあたる396人が亡くなりました。

生徒：3分の1！　それはたいへんですね。でも，ペストが崇山村で突然に発生したのはどうしてなのかな？

教員：それはもう少し後で説明するよ。その他，疑問・質問はありますか？

生徒：ペストってどんな病気なんですか？　中世ヨーロッパで流行ったことは授業で習ったことがあるんだけど。

教員：中世ヨーロッパだけではないよ。日清戦争が勃発した1894年に香港で大流行し，19世紀末から20世紀初めにかけて日本でも発生しました。日本では神戸，大阪，横浜などの港町を中心に流行し，自治体がネズミを買い取るほどでした（章扉 p.139）。だから，ネズミ駆除対策のために「猫ブーム」も発生したんだよ。

生徒：猫ブーム！

教員：そうです。1910年から1911年には満洲全域でもペストが大流行しましたが，「黒死病（black death）」とも呼ばれたペストはこのように20世紀に入っても何回も大流行を繰り返し，多くの人命を奪ってきた感染症です。元々，ネズミなどのげっ歯類の間で流行する病気で，ペスト菌は感染したネズミからノミを介してヒトに拡大するのです。崇山村でも，ネズミが家屋の中や周囲を走り回り，死んだネズミも多数発見されたそうです。

生徒：となると，崇山村は元々ペストが流行していた地域だったんですね。

教員：いや，そうとは言えないんだよね。どうも崇山村におけるペストの流行は日本軍が関わっているようです。

2. 731部隊ではどのような研究が行われていたのか？

教員：1931年の満洲事変とともに，翌1932年に陸軍軍医学校のなかに防疫研究室が設置されました。それが1936年に関東軍防疫部（満洲第731部隊）として再編され，一般的に「731部隊」として知られています。1938年にはハルビン郊外の平房に移転し，現在も建物跡が一部残っています（資料1）。

生徒：ボロボロの建物ですね。戦後80年近くにもなるからですか？

教員：それもあるだろうけど，別の理由もあります。それはさておき，731部隊ではどんなことを行っていたのか。戦後，ソ連が開いたハバロフスク裁判

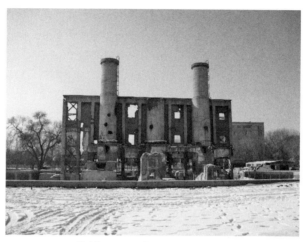

資料1　731部隊ボイラー室跡

　で隊員たちがさまざまな証言を行っています。それをペアで読んでいきましょう。

資料　731部隊　倉員悟さん（憲兵班）

　人体実験を自分で見たのは1940年の確か12月ごろだったと思います。まずその研究室に入りますと長い椅子に5名の中国人の囚人が腰を掛けております。それで，その中国人の手を見ますと3人は手の指がもう全部黒くなって落ちておりました。残りの2人は指がやはり黒くなってただ骨だけ残っておりました。吉村技師のそのときの説明によりますと，凍傷実験の結果こういうことになったということを聞きました。

（出典：『NHKスペシャル　731部隊の真実～エリート医学者と人体実験～』2017年。以降の資料も出典同じ）

資料　731部隊　古都良雄さん（衛生兵）

　安達の演習場で自分の参加した実験はチフス菌であります。それは瀬戸物で作った大砲の弾と同じ型をした細菌弾であります。空中でもって爆破して地上に噴霧状態になってその菌が落ちるようになってました。そして菌が地上に落ちたところを被実験者を通過させたのと，それから杭に強制的に縛り付けておいてその上でもって爆破して頭の上から菌をかぶせたのと2通りの方法が行われました。大部分の者が感染して4人か5人亡くなりました。

生徒：「人体実験」！　こわいですね。

生徒：「中国人の囚人」もかわいそう。

教員：中国人の他に，ソ連人や朝鮮人も人体実験に使われ，かれらは「マルタ」

と呼ばれていました。約3,000人の人びとが犠牲になったと言われています。

生徒：「細菌弾」というのも，おそろしい。もしかして，ペストでもこんなことを考えていたんですか？

教員：では，次の証言も読んでみましょう。

> **資料　731部隊　西俊英さん（軍医）**
> ペスト蚤の実験をする建物があります。その建物の中に約4〜5名の囚人を入れまして家の中にペスト蚤を散布させて，そうしてその後その実験に使った囚人は全部ペストにかかったと言いました。

生徒：ペストも兵器として利用しようとしたんですね。ということは，崇山村におけるペストの流行は731部隊によるものだったんですか？

教員：そうです。このように，731部隊では，細菌を兵器として利用しようと，さまざまな人体実験を行っていたことで知られています。そのために国から莫大な研究費がつけられ，全国の大学から優秀な医学研究者が集められました。ちなみに，731部隊の部隊長である石井四郎も，京都帝国大学医学部を卒業し，そのコネクションを使って隊員をリクルートしました。では，みなさんに問います。研究費も潤沢，周りには優秀な研究者もたくさんいる。そんな恵まれた環境のなかで，命を救おうと医者を目指しているアナタが人体実験に直面したとき，どう行動しますか？　ちょっと考えてみてください。

生徒：私なら，人体実験に積極的に協力するね。その方が地位も，収入も安定するし，何よりマウスなどより人体を対象に実験した方が正確なデータが取れ，医学の進歩にもつながると思うよ。

生徒：ホント?!　医学の進歩のためと言ったって，その手段はあまりにも非人道的じゃない？　私なら反対を提言する。反対することで，その先の人生が不安定になるかもしれないけど，命を助けることを志していた人が，人間を非人道的な方法で殺さなければならない状況に耐えられるとは思わないし，すごく辛いんじゃないかな。

生徒：むずかしいな。もし反対を提言したら，私が周りの人から「非国民め！」といわれるだけじゃなく，家族にも害が及んでしまう可能性があるから，嫌だなと思っていても参加するしかない。ただ，命を救う医者を目指す者のプライドとして，命を軽く見る人体実験に，「国のためだ」と言って積

極的に協力しようとは思わないから，私は，二人の間をとって，しかたなく協力するかな。

教員：「戦争中だから，しかたなかった」という言い方をよくするけど，実際，どうなんだろうね？　ただの言い訳にしか聞こえないような気もするけれど。

生徒：私なら，何も言わずに731部隊を辞めて，他のところで研究したり，他にもおかしいと思っている人たちと手を組んで異議申し立てをしたりするかな。

教員：実際，京大から部隊に加わった生理学者の斎藤幸一郎（さいとうこういちろう）や病理学者の林一郎（はやしいちろう），それに北里研究所の笠原四郎（かさはらしろう）などのように，731部隊の研究環境に見切りをつけた研究者もいました。こうして巨額の資金，優秀な人材を731部隊に注ぎ込んだものの，結局のところ，ペスト菌の細菌戦への利用は失敗に終わりました。

3. ソ連の参戦──そのとき731部隊は？

教員：1945年8月8日，ソ連が日本に宣戦布告し，満洲に侵攻してきました。みんなが731部隊の隊員だったら，どうしますか？

生徒：逃げる。とにかくヤバいことやってきたし。

教員：そうですね。部隊は証拠隠滅のため，全ての囚人を殺害しました。また実験施設も徹底的に破壊しました。だから，あの建物なんですね。

生徒：731部隊の隊員たちはどうなったんですか？

教員：医学者たちには特別の列車が用意され，いち早く日本へ帰国しました。そして彼らは，731部隊の実験データなどをアメリカに提供することによって，戦争責任を問われず，戦後も医学界において指導的立場に立ち続けたのです。

生徒：そうなんですか！　満洲への農業移民たちは，とても苦労したというのに。

教員：しかも，731部隊で得られた医学的な知見が戦後の医学研究に応用された事例もあります。例えば，結核のワクチンであるBCGの開発も，731部隊での人体実験による知見を活用したものです。

生徒：でも，それで結核患者が減ったのならば，問題ないんじゃないですか？

教員：そうとも言えないんだ。その研究は兵士のための結核ワクチン開発だったので，10代後半以降の男性を人体実験の対象としたんだけれど，BCG接種は男女の小学生でしょ？　安全性や投与量の十分なデータを欠いたまま，

ぶっつけ本番で「成果」を上げ，日本社会に定着したのです。

生徒：怖いですね。医学研究のあり方に問題があるように感じました。

教員：また，ソ連に連行され，裁判にかけられた隊員もいました。敗戦から4年後の1949年に行われたハバロフスク裁判で，12人の日本人細菌戦戦犯が裁かれ，全員が実刑判決を受け，シベリアに抑留されました。そこで亡くなった方もいますが，多くは1956年の日ソ国交回復にともなって帰国しました。しかし，731部隊の軍医であった柄沢十三夫は次のように語っています。

資料

　自分は現在平凡な人間といたしまして，自分の実際の心の中に思っていることを少し申してみたいと思います。私には現在日本に，82になります母と，妻並びに2名の子どもがございます。なお，私は自分の犯した罪の非常に大なることを自覚しております。そうして終始懺悔をし，後悔をしております。私は将来生まれ変わって，もし余生がありましたらば，自分の行いました悪事に対しまして，生まれ変わった人間として人類のために尽くしたいと思っております。

教員：彼は帰国直前に自殺したと言われています。どんな感想をもちますか？

4．アジア・太平洋戦争とは何だったのか？

生徒：中国浙江省の崇山村でペストが流行した1942年後半というと，アメリカの対日反攻作戦が本格化する時期ですね。そんな時期に中国でも戦争が続いていたんですね。

教員：そうです。1942年の段階で，陸軍の全兵力の29%が中国（満洲を除く）に配備されていました。43年でも，中国戦線には23%が配備されています。中国では民族的な抵抗が続いているので，日本は多くの兵力を中国戦線にはりつけておかねばならなかったのです。日本はこの戦争を欧米諸国による植民地支配からのアジアの解放，「大東亜共栄圏」の建設といったスローガンを掲げますが，731部隊の実態を検討することによって，アジア・太平洋戦争の本質が見えてくるのではないでしょうか。

第8章　ペスト［参考文献］

(PART 1 感染症) ペスト──繰り返された世界流行

- 国立感染症研究所「ペストとは」 https://www.niid.go.jp/niid/ja/kansennohanashi/514-plague.html
- World Health Organization: Plague around the world in 2019. Weekly epidemiological record. 94(25), 2019, 289-292.
- World Health Organization: Plague (Health Topics) https://www.who.int/health-topics/plague#tab=tab_1
- Drancourt M., Raoult D.: Molecular history of plague. Clinical Microbiology and Infection. 22, 2016, 911-915.
- 濱田篤郎『パンデミックを生き抜く──中世ペストに学ぶ新型コロナ対策』朝日新書, 2020年
- Kirsten I. Bos et al.: A draft genome of *Yersinia pestis* from victims of the Black Death. Nature. 478. 2011, 506-510.
- Katharine R Dean et al.: Human ectoparasites and the spread of plague in Europe during the Second Pandemic. PNAS 115(6), 2018, 1304-1309.

(PART 2 歴史学) ペスト流行のアルケオロジー

- 飯島渉『ペストと近代中国──衛生の「制度化」と社会変容』研文出版, 2000年
- 飯島渉『感染症の中国史──公衆衛生と東アジア』中公新書, 2009年
- 飯島渉「「感染症の歴史学」と世界史──パンデミックとエンデミック」小川幸司編『岩波講座　世界歴史』I, 岩波書店, 2021年
- 飯島渉『感染症の歴史学』岩波新書, 2024年
- 千葉敏之編『1348年　気候不順と生存危機』山川出版社, 2023年
- 常石敬一『731部隊全史──石井機関と軍学官産共同体』高文研, 2022年
- 永島剛・市川智生・飯島渉編『衛生と近代──ペスト流行にみる東アジアの統治・医療・社会』法政大学出版局, 2017年
- 永島剛・井上周平・福士由紀編『公衆衛生と感染症を歴史的に考える』山川出版社, 2023年
- マクニール, W. H., 佐々木昭夫訳『疫病と世界史』新潮社, 1985年（McNeill, William Hardy, *Plagues and peoples*, N.Y.: Anchor Press, 1976.）, 中公文庫,（上下）, 2007年
- Benedict, C., *Bubonic Plague in Nineteenth-Century China*, Stanford: Stanford UP, 1996.

(PART 3 高校教育) 科学／学問と軍事とは, どのような関係にあるべきか？

- 常石敬一『731部隊全史──石井機関と軍学官産共同体』高文研, 2022年
- 上田信『ペストと村──七三一部隊の細菌戦と被害者のトラウマ』風響社, 2009年
- 『NHKスペシャル　731部隊の真実〜エリート医学者と人体実験〜』2017年8月13日放送

第 9 章

コレラ

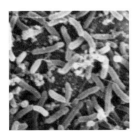

毒素産生性のコレラ菌によって引き起こされる感染症。おもな症状は下痢と嘔吐。症状が出ないことも少なくないが，重症の場合は大量の「米のとぎ汁様の便」が出て死に至ることがある。

◀コレラ菌（写真提供：山城哲）

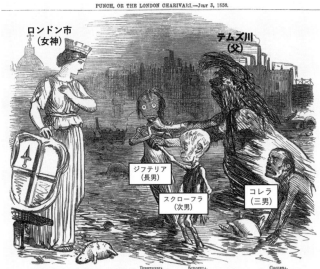

PUNCH, OR THE LONDON CHARIVARI.—July 3, 1858.

ロンドン市（女神）

テムズ川（父）

ジフテリア（長男）

スクローフラ（次男）

コレラ（三男）

DIPHTHERIA.　　SCROFULA.　　CHOLERA.

FATHER THAMES INTRODUCING HIS OFFSPRING TO THE FAIR CITY OF LONDON.
(A Design for a Fresco in the New House of Parliament.)

1858 年 7 月 3 日の雑誌『パンチ』に掲載された風刺画

汚れたテムズ川（父）が 3 人の子ども（ジフテリア、スクローフラ（結核の一種）、コレラ）を連れて、ロンドン市（＝女神）に挨拶に来た様子を描いている。この時期のロンドンで頻繁に発生していた感染症を描くことで、テムズ川の汚染が健康に対するリスクとなっていることを風刺している。

コレラとは

山城　哲

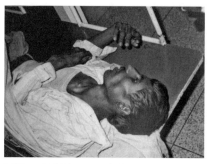

資料1　重症例のコレラ患者 (提供：岩永正明博士)

コレラは，コレラ菌の感染によって発症する水様性下痢性疾患である。それまで健康であったヒトが突然，水のような下痢と大量の嘔吐に襲われる。数時間以内に10回以上の大量の下痢便が出ることもあり，適切な治療をせずに放っておくと死に至る場合もある。便は最初は茶褐色の粘性便だが，次第に生臭い米のとぎ汁様の便になる。コレラは人類の歴史を変える力を持つ恐ろしい感染症の一つであり，「医学の祖」といわれるヒポクラテスの時代（紀元前5世紀）の書物にもコレラと似た症状の患者の記録が見られる。コレラの感染および流行はヒトの移動と密接な関係があり，劣悪な環境下では感染が国境をまたいで急速に拡大する。

コレラの感染経路や原因菌は，スノーやコッホをはじめとするコレラ研究の先人達によって明らかとなった。イギリス人医師スノーは1954年のロンドンでのコレラの流行に際し，地図上にコレラ患者の発生地点をマークし，それを公共の水源に関連付けることで，水がコレラの伝播に重要な役割を果たすことを提唱した。これは先駆的な疫学や公衆衛生学的研究として評価されている。ドイツ人医師コッホは1880年代初頭，死亡したコレラ患者の腸内容物から菌を回収しコレラの原因だとした。

1. 感染源と症状

コレラはコレラ菌で汚染された水や食物を経口的に摂取することによって感染する経口感染症である。経口摂取後，大部分の菌は胃の酸性環境で死滅するが，胃酸から逃れた菌が小腸下部に到達して定着・増殖し，そこで菌が産生・分泌したコレラ毒素が小腸細胞内に取り込まれる。その結果，小腸細胞内の酵素類が異常に活性化されて，細胞内の塩素イオンや，ナトリウムイオンなどの電解質および水分が過剰に腸管腔内に漏出されることとなり，これが集積してコレラ特有の

大量の下痢となる。つまり，コレラによる下痢はほとんどが細胞内液であり，これが生臭い米のとぎ汁様の下痢の正体である。大量の細胞内液の漏出が続くと脱水となり，重症例では意識喪失，腎不全などが出現することもある（**資料2**）。コレラ菌に感染した全てのヒトが重症例となるわけでは無く，無症状や軽い下痢を発症するだけの感染者も多い。

　入江や河口に生息する *Vibrio* 属の細菌の一菌種 *Vibrio cholerae*（ビブリオコレレ）は菌体表面のO（オー）抗原の違いによって200種類以上の血清群に分類される。そのうち *V. cholerae* O1 および O139 血清群のみがコレラ毒素を産生しヒトに感染してコレラを発症し，コレラ菌と呼ばれる。

　つまりコレラ菌とはコレラ毒素を産生する *V. cholerae* O1（O1 コレラ菌）または O139（O139 コレラ菌）であると言える。O1 コレラ菌はさらに，classical（クラシカル）と El Tor（エルトール）という2つの生物型に分類される。第1次〜6次パンデミックは O1 コレラ菌クラシカルによるもので，1961年に始まった第7次パンデミックは O1 コレラ菌エルトールによるものである。1990年代以降，O1 コレラ菌クラシカルによる流行は見られなくなった。一般的に O1 コレラ菌クラシカルによるコレラは，重症化しやすいとされているのに対し，O1 コレラ菌エルトールによるものは重症例の頻度は低く，感染者は軽い下痢を示す者や無症状の者も多いとされる。一方，O1 コレラ菌エルトールによるコレラは，下痢便中に多量の菌を排出し，かつ同菌は環境中でも比較的長く生存するため他者への感染の機会が増えるとされている。O1 コレラ菌はさらに2つの血清型に分類されるが感染者の臨床症状に大きな差は無い。

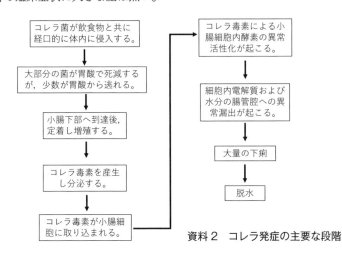

資料2　コレラ発症の主要な段階

2. 歴史上のコレラパンデミック

　現在までにコレラパンデミックは 7 回にわたって記録されているが，1817 年に始まった第 1 次コレラパンデミック以来，1899 年から始まる第 6 次コレラパンデミックまで，全てベンガル湾沿岸地域から発生して世界中に広がり，O1 コレラ菌クラシカルが原因菌であったとされている。しかし，1961 年にインドネシアのスラウェシ島に端を発した第 7 次コレラパンデミックは O1 コレラ菌エルトールによるものであり，流行は 1971 年にアフリカ諸国，1991 年には中南米にもおよんで定着したとされ，現在も終息する気配がない。WHO の報告によると，2022 年の世界の患者数は 44 か国で約 47 万人とされ，死亡者数が 2,000 人を超える。このように WHO はコレラ流行の動向を監視するため，コレラに関するサーベイランスの報告をまとめている。しかし，コレラが問題となる国の多くは，政治的・経済的理由，あるいはサーベイランス体制の不備などの理由で，流行の正確な実態を把握できないのが現状である。コレラであっても軽症例の場合見過ごされてしまうこともあり，実際はコレラの患者数は地球規模で年間数百万にのぼるとの試算もある。O139 コレラ菌によるコレラは 1992 年ベンガル湾沿岸地域で発生し周辺の国々でも流行が見られたが，この地域以外には広がることはなく，現在は同地域で散発例の報告があるのみである。

　初期のコレラパンデミックにおいて，コレラの流行は旅行者や商人の航海路に沿ってアジアからヨーロッパへと伝わった。これを踏まえ，各国はコレラ流行を食い止めるために，国際的な衛生条約の締結や，国際貿易における船舶の検疫制度（積荷や乗船者の上陸に一時的な制限を設ける）を設けたがその成果は十分ではなかった。一方，このような措置は大きな経済的，社会的損失を伴うものであり，社会全体を圧迫した。

3. 予防と対策

　近年の研究の結果，コレラの疫学に対する考え方が変化している。まず，長年，ヒトが唯一のコレラ菌の感染源であると信じられてきたが，実際はコレラ菌は幅広い環境下で宿主（レゼルボア）内で生息しており，そこからの感染を考えると感染者の移動の制限だけではコレラの制圧には不十分であることがわかってきた。また前述のようにコレラは無症候性感染があり，その様な場合移動制限の対象となりにくく感染源となることも明らかとなってきた。さらに，紛争，気候変動，開発等に伴うヒトの移動は，コレラの発生数を増加させる要因となることが報告

されている。それらを踏まえて WHO は現在，コレラ流行の制圧を目的とした
ヒトや貨物の制限は必要無いとし，その代わりにコレラが発生した際には迅速に
検出できるように国内の感染症サーベイランス体制を整えるべきだとの立場を取
っている。

　コレラの予防のための社会的な対策としては，良質で安全な飲料水の供給
(Water)，排泄物の適切な処理や個人の衛生に対する教育（Sanitation and Hy-
giene)，（頭文字をとって WASH と呼ばれる）が重要である。コレラ流行地におい
は，生水，生食品の喫食は控えるべきであろう。WHO はコレラの予防や流行の
制御のために，経口コレラワクチン（OCV: oral cholera vaccine）の使用を推奨し
ている。O1 コレラ菌および O139 コレラ菌による感染や病気の発症を防ぐのに
有効な 2 価ワクチンが主流で，感染リスクが高い地域への渡航や流行地域での
使用が推奨されている。日本では OCV は承認されていないが，一部の医療機関
で輸入ワクチンの接種を受けることができる。

　コレラの治療は大量に喪失した水分と電解質の補給が中心で，静脈内点滴輸液
のほか WHO は経口輸液（Oral Rehydration Solution, ORS）の投与を推奨している。
ORS は極めて有効な治療法であり，滅菌が不要で安価であるため開発途上国で
は利点が多い。重症患者の場合には抗菌薬等の使用が推奨されている。

4. 日本のコレラ流行

　日本では 1877 年（明治 10 年）に，大規模なコレラの流行があり，1879 年に
はこれを上回るコレラの大流行に見舞われた。この時は患者数約 16 万 3,000 人，
死者数は 10 万 5,000 人を超え，致命率は 65.0% に達して，近代的統計が採用
されて以降，日本での最大のコレラ流行となった。この時期に内務省はコレラ大
流行に対応するために「虎列刺病予防法心得」等を定め，港の検疫体制の整備，
隔離病院の設置，患者発生時の届出，交通規制，消毒等の規定を設けた。コレラ
大流行が日本の衛生行政の発達をうながしたとも言える。日本では 1929 年ごろ
までは，数十人〜数千人規模のコレラ流行がほぼ毎年見られたが，第二次世界大
戦前にはコレラの流行はほとんど見られなくなった。しかし，終戦翌年の 1946
年に中国や極東地域から日本への帰還者が発端となってコレラの大流行が発生し，
患者数 1,229 人，死者数 528 人を数えた。その後日本ではコレラの報告は散発
例が中心であるものの，1977 年和歌山県有田市や，1977 年名古屋市で，輸入食
材が原因と見られるコレラの流行があった。近年わが国におけるコレラは，ほと
んどが熱帯・亜熱帯のコレラ流行地域への旅行者の現地での感染例である。

コレラ──繰り返された流行

菊池 美幸

感染症は，私たちの歴史の中で繰り返し脅威となってきた。そのような感染症がパンデミックを引き起こす背景には，私たちの行動や活動の規模の変化が大きく関係していた。本章では，人類の歴史において，大きな影響を与えた感染症の1つであるコレラをとりあげる。コレラは，現在までに7次（回）のパンデミックが発生しており，1～6次のパンデミックは，いずれもインドのベンガル地方を発生源としていた。また，6次までのパンデミックの原因菌は，クラシカルであったとされているが，7次（1961年～現在）のパンデミックは，インドネシアのスラウェシ島で発生したエルトール型によって引き起こされている。以下では，コレラのパンデミックの歴史と，日本での流行について1～6次までの状況を中心に述べていく。

1. コレラの発生源となったインドの状況

コレラは，もともとベンガル地方の風土病だったが，イギリスによるインドの植民地開発にともない，感染が拡大した。ここでは，脇村（2008）（2009）に依拠して18世紀半ば～19世紀におけるインドの状況を整理し，パンデミックが生じた背景について確認する。

コレラがベンガル地方から伝播する経路として，インド洋を経由した海上ルートとインド国内を経由する陸上ルートがあった。資料1は，その経路について示したものである。海上ルートは，ベンガル地方から東南

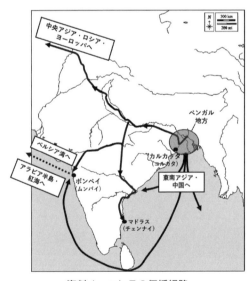

資料1　コレラの伝播経路
出所：脇村（2009）の図1を元に，加筆。

アジアや中国へ向かうルートと，インド洋の西側（アラビア海）の海路を通じて紅海やペルシア湾岸地域へ向かうルートのことである。他方，陸上ルートは，ベンガル地方から北西に陸路で向かうルートで，中央アジア・ロシア・ヨーロッパに向かった。

インドでは，18世紀後半に，インド洋の東側部分で活躍していたイギリス東インド会社が台頭した。19世紀前半には，ベンガル地方のカルカッタ（現コルカタ）を拠点にイギリス東インド会社やイギリス系地方貿易商人の活動が活発化し，特に中国（広東）向けのアヘンが重要な輸出品となった。このアヘンは，イギリス・インド・清の三角貿易において，清から莫大な銀の流出（貿易赤字）をもたらし，後にアヘン戦争の発端になるものであった。

19世紀後半には，インド周辺で蒸気船の就航がはじまり，海上交通の迅速化が生じた。特に1850年代以降は，インド洋の西側部分（インド―ペルシア湾やインド―紅海）で蒸気船の本格的な利用がはじまった。また，1869年には，スエズ運河が開通し，コレラが紅海を通じて地中海沿岸へ広がるルート（紅海ルート）が開けた。他方，陸上ルートについても，19世紀後半に鉄道の敷設が急速に進み，インド亜大陸内部の旅客輸送が格段に増加した。このような，交通網の構築にともなう，交易活動の活発化や，巡礼を目的とした人の移動（イスラム教徒・ヒンドゥー教徒）がパンデミックの背景にあった。上述したインドの状況を踏まえて，2.では，パンデミックの歴史についてみてみよう。

2. パンデミックの歴史

パンデミックの時期については，出版物などによって区分に若干の違いがあるが，1次：1817年～1823年，2次：1829～1851年，3次：1852～1859年，4次：1863～1879年，5次：1881～1896年，6次：1899～1923年，7次：1961 WEB ～現在，とされている。

（1）1次パンデミック：1817～1823年

1次パンデミックは，1817年にベンガル地方のジョソールを発生源としてインド国内に広がったあと，海路でセイロン島やミャンマー（ビルマ）に伝播し，1820年には東南アジアの国々に侵入した。特にジャワ島の被害は甚大で，10万人が亡くなったとされている。さらに，ミャンマーやバンコクから海路で中国（広東）へ伝わり，長江流域に及んだ。1821年ごろには中国の北部へ広がり，陸路で北京から万里の長城を越えて，キャラバンのルートを通ってキャフタ（ロシア南部）まで到達した。他方，アラビア半島へは1821年初めに，インドからオ

マーンへ派遣された東インド会社の軍によって持ち込まれた。コレラは，オマーンの領土の大部分に拡大したあと，現在のイランの領土にも侵入した。そこから内陸に広がり，シーラーズ，テヘランへ侵入し，最終的にはカスピ海と黒海の間にあるトビリシ（ジョージア）やシリアにまで到達した。また，アラビア半島と東アフリカ沿岸を結ぶ商船の往来が密接だったため，モーリシャス諸島やザンジバルにも及んだ。

　日本へは，1822年にコレラの侵入が記録されている。感染経路としては，前述したジャワ島経由でオランダ船が長崎へ持ち込んだ説と，中国〜朝鮮〜対馬を経て関門海峡付近から侵入した説があるが，後者の経路が有力視されている。日本のコレラ感染者数は，明治期以降に統計が取られるようになってから把握できるため，この時の感染者数は不明であるが，相当数にのぼったとされている。

(2) 2次パンデミック：1829〜1851年

　2次パンデミックは1829年からはじまるが，発生源であるベンガル地方では，1826年からコレラが流行していた。翌年にはパンジャーブまで広がり，1829年には中東や中央アジアの諸国に到達した。また，これまでメッカでは散発的に流行が生じていたが，1831年にはイスラム教の巡礼者の間で蔓延し，1.2万人近くが亡くなった（1846年にも1.5万人が亡くなった）。さらに巡礼者たちによって，故郷へ（中東・アフリカ・東南アジアなどへ）広がっていった。

　1830年には，中央アジアからロシアへ伝わった。ロシアでは，10万人以上の死者を出し，そこから東欧，西欧，北欧，北アフリカ諸国へ伝播した。2次パンデミックでは，西欧諸国と北アフリカ諸国全体で，約300万人が死亡した。さらに，ヨーロッパからの移民が，北米へコレラを運んだ。アメリカでは，この期間に15万人以上が亡くなったとされている。1840年ごろには，再びベンガル地方でコレラが発生した。同じ頃，カルカッタとマドラスではアヘン戦争に向けて軍が集結しており，カルカッタから派遣された将校が海峡植民地（マレー半島南部のイギリス植民地）や中国（広東）にコレラを持ち込んだ。コレラは広東から交易ルートに沿ってミャンマーに及び，他方で，陸路で新疆方面まで到達し，1844年ごろには再び西アジアに及んだ。1845年には再びベンガル地方でコレラが発生し，多くの地域で流行が繰り返された。

(3) 3次パンデミック：1852〜1859年

　1852年にインドで大流行したあと，イランとイラクで猛威を振るい，1853年には北部ヨーロッパや，アメリカ，メキシコ，西インド諸島にも及んだ。1854年には，ヨーロッパ全体で深刻な被害をもたらした。また，ギリシャとトルコで

もコレラが発生したが，その背景には，クリミア戦争による南フランスからの兵員輸送が関係していた。また，イギリスでは，3次パンデミックの期間に2.3万人以上が亡くなったが，特に被害が甚大だったのはロンドンだった。ロンドンは，産業革命を経て都市化・工業化が加速し，衛生環境が著しく悪化していた。市街の中心を流れるテムズ川は，未処理の屎尿や工場廃水がそのまま投棄され，周辺住民は川の水をそのまま生活用水に使用した。そのため，コレラを含めた水系感染症が頻繁に流行した。1858年には「大悪臭（Great Stink）」という事件も発生し，雑誌『パンチ』には都市環境の悪化を風刺する絵が度々掲載された（章扉p. 157）。

　日本へは1858年7月に，長崎へ入港した米軍艦ミシシッピ号によってコレラが運ばれた。乗船者の中に中国でコレラに感染した者が含まれていた。それから僅か1か月後には，全国へ広がり，流行は翌年まで続き，1861年ごろに収束へ向かった。この時も正確な患者数は不明であるが，江戸だけで3〜4万人が亡くなったと推計されている。

（4）　4次パンデミック：1863〜1879年

　4次パンデミックは，1863年にインドからはじまり，メッカへの巡礼者を通じて各国へ広がった。特に1865年は例年より多くの巡礼者が集まる祝年にあたり，メッカとその近郊に集まった信者のうち3万人超が亡くなった。1858年にはアレクサンドリア〜カイロ〜スエズを結ぶ鉄道が全開通しており，巡礼者を乗せた紅海ルート（海路）と鉄道との接続が，アフリカや地中海方面へ急速な感染拡大を後押しした。アレクサンドリアは，巡礼者だけでなく難民も多く集まったため，前述した地域へコレラを広げる拠点となっていた。以後のパンデミックは，この紅海ルートと鉄道との接続に加えて，1〜3次パンデミックのルートのいずか，もしくは，全てによるものだった。

　1866年にはロシアに広がり，9万人以上が亡くなった。同年は普墺戦争が終結した年で，戦争で荒廃したオーストリアやハンガリーではコレラが猛威をふるった。特にボヘミアやモラヴィア地方では約8万人が亡くなった。また，参戦国の1つであったイタリアでも，翌年に13万人以上がコレラで死亡した。この後も，ヨーロッパやロシアでは，流行が複数回発生した。

　他方，アメリカでは，1866年ごろから流行がはじまったが，これは3次パンデミックの再発によるものだった。特に，南北戦争後の軍隊再編による移動や，大陸横断鉄道の開通などが引き金となり，この期間に約5万人が死亡した。1867年には，カナダと中米にも伝播し繰り返し流行した。

日本では，1877年から流行がはじまった。感染が拡大した理由としては，九州が戦場になった西南戦争とその後の軍隊の移動が関係していた。感染経路としては，横浜系統（米国製茶会社に雇われていた使用人が，アモイから輸入した食品を摂取し発症したことをきっかけに横浜以東で拡大）と，長崎系統（長崎港に入港した英軍艦にコレラ死亡者が含まれ，埋葬地付近から発生）があり，長崎系統が西南戦争を経て九州各地に広がり，全国へ拡散（戦争終結後，軍隊を乗せた諸軍艦が神戸に入港した際に爆発的に発生）させた。1877～1879年に17万人超が感染し，このうち約11万人が死亡した。全期間を通じて，この時の感染者・死亡者数が最大だった。このような状況に対して政府は，1879年に「虎列刺病予防仮規則」を，さらに翌年には包括的な伝染病予防法である「伝染病予防規則」を制定したが，その後も国内で流行は繰り返し生じた。この間，ヘスペリア号事件が発生し，外国船への防疫対策として海港検疫を行使できないという点も含めた不平等条約について，国民は改正の必要性を痛感することになった。

(5)　5次パンデミック：1881～1896年

　5次パンデミックは，4次と比べて広範に及んだが，被害の程度は相対的に少なかった。この時期には，コレラのパンデミックに対する防衛措置として，重要な出来事もいくつかあった。まず，1883年にコッホがコレラ菌を発見・同定したことである。コッホの発見により，コレラはコレラ菌を原因とし，感染者の排泄物によって汚染された水から感染することが明らかになった。勿論，コッホの説がすぐに広く受け入れられた訳では無いが，欧米列強国では上水道や下水道の整備が漸次進み，大都市を中心に衛生的な水が供給されはじめた。また，4次パンデミック以降，国際衛生会議に参加していたヨーロッパ列強国は，紅海ルートから全ヨーロッパへコレラが侵入することに対して深刻な危機感を抱いており，紅海におけるメッカ巡礼に対して，国際的な枠組みのなかで検疫活動の強化をすすめていった。1890年代から1900年代初頭にかけて，国際衛生条約が相次いで成立し，国際的な検疫制度の標準も定められた。そのため，ヨーロッパやアメリカでは，以前に比べてコレラが繰り返し流行し，甚大な被害をもたらす状況は減少した。

　日本では，5次パンデミック中に3回の流行（1881～82年，1890年，1895年）と1回の大流行（1885～86年）があった（本章PART 3，**資料3**参照）。1881～82年の流行は，前回の西南戦争終結後の余波によるものである。また，1885年からの大流行は，同年に長崎港でコレラが発生（感染経路は不明）し，それが全国的に広がったことによる。1886年には15.6万人以上の感染者が発生し，このう

ち 10.8 万人が死亡した。感染者が 1 万人を超えた地域は，東京，富山，大阪で，5 千人以上は，青森，神奈川，新潟，福井，兵庫，広島，愛媛であった。1890 年の流行は，85 年の時と同様の理由で全国に感染が拡大した結果であった。また，1895 年の流行は日清戦争後の帰還兵（遼東半島，澎湖諸島［台湾］）が原因で，国内の検疫所（門司［福岡］，似島［広島］，天保山［大阪］，小樽［北海道］）から感染が広がった。この時の感染者数は 5.5 万人で死亡者は 4 万人だった。外国船との接点が多い主要都市では，この時期に少しずつ上水道の整備が進められ，横浜，函館，長崎，大阪では衛生的な水の供給がはじまった。

（6） 6 次パンデミック：1899～1923 年

6 次パンデミックでは，発生源やコレラの大まかな侵入ルートはこれまでと同様であったが，西ヨーロッパでは，衛生設備と公衆衛生が進歩したことで，ほとんど感染拡大がみられなかった。しかし，ヨーロッパの南東部やロシア，トルコなどでは相変わらず被害が甚大だった。これは，第一次世界大戦で特定の地域の荒廃が激しかったことやロシア革命の影響が関係していた。ロシアでは，このパンデミックで約 50 万人が死亡したとされている。

日本については，日清戦争の終結後，コレラの発生件数は激減した。この時期の重要な変化は，1899 年の不平等条約一部改正とそれにともなう「海港検疫法」の施行により，自主的な海港検疫を実施できるようになったことである。これにより，諸外国の干渉を受けることなく検疫が実施可能になり，外国船からの侵入ルートは大きく制限されることになった。この後 1904～05 年には日露戦争もあったが，大陸からのコレラ侵入はなかった。国内でも，順次，上水道の整備がすすみ，広範に安全な水が供給されるようになった点も大きかった。

以上，1～6 次までのコレラのパンデミックを見てきたが，その出発点は，インドの植民地開発と国際的な交通網の普及にあった。また，欧米列強を中心とした経済・対外活動の活発化や，人・モノの移動がこれまでにない規模で拡大したことが，感染拡大に大きく関係した。日本でのコレラの発生・感染拡大も，こうしたグローバルな流れの中に取り込まれていく過程で生じた出来事であり，近代国家としてのシステムを確立していく過程で，感染者も減少していったのである。

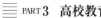

コレラと多摩地域

齋藤　健太朗

授業のねらい

　19世紀に全世界的に流行したコレラが，東京や神奈川という地域にもたらしたとされる変化，多摩地域の東京府移管をこの授業では扱う。コレラ感染の状況や対策を一次史料，グラフ，地図資料などから読み取り，その上で，多摩地域の東京府移管の理由の1つとして法案にあげられる騒動の新聞記事を取り上げる。最後に，自由民権運動の勢力低下を狙ったという政治史の視点を取り上げ，これまで見てきた感染症の視点とあわせて，1つの事象を多角的に考察することの重要性を考えるきっかけとしたい。本来であれば，1時間の中でどちらの理由も取り上げるべきであるが，今回はコレラの流行に主眼をおいて授業を展開した。「歴史総合」では，日本と世界各地域の結びつきや比較がこれまで以上に取り上げられる。その中で，各地域がどのように変化したのかという地域史からの視点も意識して授業づくりをおこなった。

1.「町田は神奈川」？

教員：「町田は神奈川だ」という言葉を聞いたことがありますか。

生徒：はい，どこかで聞いたことがあります。

教員：実は，現在の東京都町田市は，明治時代の途中まで神奈川県でした。1893年（明治23年）に

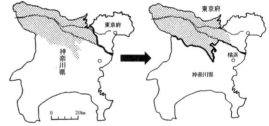

資料1　多摩の東京編入

肥留間博，1991，『玉川上水』たましん地域文化財団，pp 184-185を修正。

神奈川県から当時の東京府に現在の町田市は移されます。そのとき，神奈川から東京に移った地域が**資料1**です。他にどのような場所が移されたか読み取れますか。

生徒：八王子市や吉祥寺のある武蔵野市，調布市，三鷹市あたりですか。今よりも神奈川県が広く，東京が狭いです。

教員：そうです。多摩地域が移された原因には，ある感染症が関わっています。

今日の授業では，その感染症の流行や対策，それに伴うトラブルをみて，感染症が地域に与えた影響を考えていきます。さいごに，多摩地域が移った理由が本当に感染症流行の影響なのかも検討していきましょう。

2. 19世紀のコレラ

教員：神奈川県から東京に多摩地域が移った要因とされる感染症は，**資料2**の
錦絵に描かれています。この感染
症は，何だと思いますか。

生徒：何でしょうか。腕から上はトラで
それ以外は何の動物でしょうか。

教員：いいところに気付きましたね。腕
から上はトラ，胴はオオカミ，下
半身はタヌキを描いています。

生徒：トラなんですね。「虎」という字
がつくのでしょうか。

教員：そうです。漢字で書くと「虎」か
らはじまり，「虎列刺」と書きます。

生徒：コレラだ！

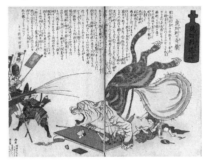

資料2　ある感染症を描いた錦絵
大村竹次郎著「虎列刺退治，明治19年8月17日」
東京都公文書館蔵。

教員：よくわかりましたね。**資料2**では，コレラを消毒しようとしていますが，
消毒，退治できず，手に負えない様子を描いています。コレラは，水や食
べ物を通して口から感染し，米のとぎ汁のような下痢が続きます。現在の
医学用語でも「米のとぎ汁様便」と同じように言います。さらに，激しい
嘔吐もあります。この状態が続くとどうなると思いますか。

生徒：脱水症状になると思います。

教員：その通りです。そして，脱水症状が続くと人はどうなりますか。

生徒：死亡してしまう。毎年，夏に熱中症で亡くなっている人がいるように。

教員：そうです。19世紀後半のコレラは，現在とは異なり，急に症状が進み，
すぐに重症となり死亡しました。そのため，「コロリ」とも日本で呼ばれ
ました。また，トラはその速さから一日に千里を走るといわれていたため，
早く亡くなってしまうコレラを表すために，**資料2**に描かれました。イ
ンドのベンガル地方の風土病であったコレラは，日本には江戸時代から入
り，19世紀に何度かパンデミックを起こし，1863年～1879年の世界的
拡大は，地理的には最大の流行となりました。そのさなかに，**資料2**の

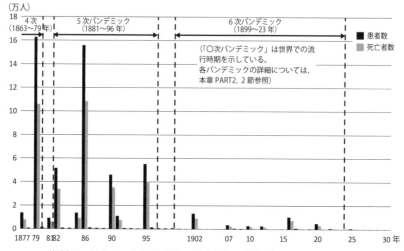

資料3 日本のコレラ患者数・死亡者数の推移（1877〜1930年）
出典：内務省衛生局編（1924）pp. 24-29，および内務省衛生局編（1937）p. 13 より作成。
注：1930年以降は，ほとんど患者が発生しなくなるため省略した。

　　　錦絵が描かれました。資料3を見て，何か気付くことはありますか。

生徒：資料3から，何度か日本ではコレラの流行があったことが読み取れます。
　　　1879年には患者数が16万人を超え，1886年にも，16万人に近い数の人
　　　が患者として数えられています。

生徒：先生，私は死亡率に驚きました。このグラフから，単純に死亡率を死亡者
　　　数÷患者数で計算すると，ものすごい大きな数になります。例えば，患者
　　　数が一番多かった1879年をだいたいの数で計算すると，死亡者数
　　　100,000人÷患者数160,000人＝62.5％と半分以上の人数が死亡してい
　　　る計算になります。それ以上に死亡していると読み取れる年もありました。

3. 神奈川県のコレラ対策

教員：神奈川県は，1877年に「虎列刺予防事務取扱所」を設置し，対策本部と
　　　します。当初は，県立病院だった十全医院が隔離病院とされました。アメ
　　　リカ人医師シモンズと宮島義信のふたりが中心となり，感染対策を進めて
　　　いきます。どのような感染拡大対策をしたのでしょうか。感染者が増えた
　　　1877年の翌年，1878年の対策である資料4をみてください。

生徒：トイレを頑丈にして清潔にすることと，トイレを井戸から離すことですね。

教員：そうです。では，なぜその必要があるのでしょうか。

丙第七十三号　　　　　　　　　　　　　　　　　　　　明治十一年三月五日
　　　　　　　　　　　　　　　　　　　　　　　　　　神奈川県令野村靖

修繕及掃除施行件目
第一欵　便所の便壺は頑丈な作りにして，その周りに石材あるいはたたき，厚い板な
　　　　どを設置し，いつも掃除をして清潔にしなければならない。
第二欵　井戸の近くにある便所やごみ捨て場などは遠い場所に移設すること。
　　　　ただし，移設するのが難しい便所は，より一層清潔にするよう努めること。

資料4　『神奈川県布達』「丙第七十三号，明治十一年三月五日」（口語訳）

生徒：患者の便や嘔吐物からコレラが広がるからですか。そして，便壺が丈夫で
　　　なかったら，その汚物がどこに行くか分からず，色々なところに広がって
　　　しまいます。それが，近くの井戸に入ってしまったら，その水を飲んだ人
　　　がコレラに感染してしまい，ますます感染が拡大していきます。だから，
　　　井戸とトイレを離すようにと指示しているのですね。

教員：さすがですね。その通りです。では，他の対策も見ていきましょう。**資料**
　　　5は，「河田家文書」といって，現在の武蔵野市にある旧吉祥寺村名主の
　　　河田家に残っていた御用（公用）書留帳です。その中で，1879年（明治十
　　　二年）の県令から各郡区役所にあてた県達を書き留めたものです。感染拡
　　　大のさなか，どのような対策をしたのでしょうか。

乙第百五十五号　　　　　　　　　　　　　　　　　　　　　　　　　　郡区役所
1877年（明治10年）8月の『内務省衛生局報告第五号』の洗浄方法に記載されて
いる吐瀉物（はいたりくだしたりしたもの），洗浄に使った水など捨てる「投棄所」
の件は，適切な場所を確定しなければならないが，行政区画の改正の時に「投棄所」
の場所が変更された場合は，その地名および広さなどの詳細を郡・区ごとに整理して
今月30日までに県の衛生課に提出しなさい。以上を達として伝えます。
ただし，ここに書かれた「投棄所」については，コレラの病毒に触れた不潔なものも
捨てる場所だということを承知しなさい。
明治十二年七月十六日神奈川県令野村靖

資料5　河田家文書　乙第百五十五号，明治十二年七月十六日
武蔵野市編『武蔵野市史　続資料編二』武蔵野市，1984年，p. 422（口語訳）

生徒：コレラ患者の汚物を含んだ下水を流す場所を決め，報告しなさいというこ
　　　とですね。理由は**資料4**と同じで，下水からコレラ拡大を防ぐためですね。

教員：よく読み取れましたね。神奈川県では，医師が警察と協力して市街の井戸

とトイレの巡視，コレラ対策をおこないました。また，横浜の居留外国人との関係がコレラ対策により問題になります。1877年の流行の時，居留外国人は神奈川県とは別に居留地に対するコレラ対策をおこないました。しかし，1879年の流行の時は，居留外国人は神奈川県が招集した「神奈川県地方衛生会」に参加します。そして，神奈川県に居留外国人の意見が取り入れられつつ居留地，そして県内の対策がすすめられました。それでは，玉川上水についての1886年の新聞を読んでいきたいと思います。

生徒：その前に，玉川上水とは何でしょうか。

教員：玉川上水とは，江戸時代に完成した江戸に水を運ぶための水路です。多摩川の羽村（現東京都羽村市）から四谷大木戸（現東京都新宿区）までのおよそ40kmになり，明治時代も使われていました。また，玉川上水からの水は，飲料水にも使われました。では，**資料6**をみていきましょう。

●玉川上水変事なし

　最近，玉川上水の上流でコレラ患者の汚物が付着したものを洗濯したという噂が流れたため，その水を飲用にしている各町でかなり心配する人が多かったことについて，県の検疫本部は以下の告示を出し，水に不審な点はないとした。

　1886年8月20日に，玉川上水の本流に沿っている神奈川県下長淵村の溜池でコレラ患者が吐瀉した畳を洗濯したとして，玉川上水の飲用が一切禁止されたといくつかの新聞に載った。これは，それらを洗った場所は，西多摩郡羽村水源より一里も離れており，多摩川と並行して流れる支流であり，溜めた水を使って洗濯をしたのである。神奈川県警察署によりすぐに充分な消毒を行ったため，心配する理由はない。最近の日照りにより，その支流は一滴の水もなく，まるで平坦な道路のようであるため，本流とはまったく関係がない。よって，玉川上水の水を飲用しても問題はない。

資料6　『読売新聞』1886年8月25日朝刊（口語訳）

生徒：玉川上水の上流で，コレラ患者の汚れものを洗濯したという噂が流れたため，玉川上水を飲用水として使っている多くの人々が不安になったのですね。それに対して，検疫本部が告示を出して，玉川上水の水を飲用として使っても大丈夫であることを示したということですか。

教員：しっかりと内容が読み取れていて，素晴らしいです。

生徒：つまり，玉川上水でコレラ患者の汚れものを洗ったという噂により，人々が混乱したのですね。噂って恐ろしいですね。

教員：この噂がいくつかの新聞に掲載され，検疫本部がこのような告示を出すほどまでの騒動に発展しました。この7年後の1893年に，**資料1**で示した

ように多摩地域は，神奈川県から東京府に移されます。その理由の1つには，**資料6**の騒動が明記され，東京の人々の大切な飲用水を引いてくる玉川上水を直接，東京府が管理したいからとしています。

4. 町田が東京になったもう1つのワケ

生徒：先生！　わたしは，町田が東京になった理由として，自由民権運動が激しくなり，その分断を狙ったという他の理由を聞いたことがあります。

教員：よく知っていますね。神奈川県から東京に多摩地域を移す法律案の理由書には，玉川上水の騒動はのっていても，自由民権運動はのっていません。

生徒：そしたら，玉川上水の騒動は表向きの理由で，本当の理由は多摩地域で盛んだった自由民権運動に上手く対処したいからということですか。

教員：ここで，われわれが次にしなければならないことは，多摩地域を神奈川県から東京府に移した理由が，自由民権運動の低下を狙ったためということをもっと詳しく調べることです。どのような書籍や論文で主張されているのか，その根拠や一次史料は何なのかということを調べてみましょう。

生徒：分からないまま論を進めるほど危険なことはありませんよね。

教員：そろそろ授業の終わりがきましたね。最後に伝えたいことは，1つの歴史的出来事は，いくつかの原因や背景が複雑に絡み合っていて，色々な面から考えなければなりません。今回は，1893年に多摩地域が神奈川県から東京府に移ったという出来事を扱いました。その理由として，感染症と政治の2つの視点があげられます。感染症からみると，コレラ患者の汚れものが玉川上水で洗われ，そこから引いている飲み水が汚染されたという噂が流れ，騒動に発展しました。飲用水の水源である多摩地域を直接管理したいと考えていた東京府は，この騒動を理由の1つにして，多摩地域を移しました。その一方で政治からみると，多摩地域から現在の神奈川県にかけて当時盛んだった自由民権運動を分断し，抑え込みたいという理由がありました。さらに，自由民権運動が盛んだった町田を東京府の管理下に入れたいということもありました。2つの理由を組み合わせると，東京府は以前から多摩地域を編入したがって，コレラという感染症からおこった騒動を利用し，多摩地域を神奈川県から東京に入れたといえるでしょう。このように多角的に考察することで，見えてくることがあります。

第9章　コレラ［参考文献］

PART 1 感染症　コレラとは

- Glass RI and Black RE. Chapter 7 The Epidemiology of Cholera. in Cholera ed. Barua D and Greenough III WB. Springer Science+Business Media, LLC. New York, pp 129-154, 1992.
- World Health Organization. Cholera, 2022. No. 38, 98, Weekly epidemiological record, pp 432-452, 2023.
- Clemens JD, Shin SS, Sah BK, and Sack DA, Chapter 11 Cholera vaccines In Vaccines. 6th ed. Plotkin SA, Orenstein WA, Offit PA. Elsevier, pp 141-152, 2013.
- 深瀬泰旦「明治12年沖縄県のコレラ流行と土屋寛信」『日本医史学雑誌』第45巻第3号, 1999年
- Swaroop S, Pollitzer R. Cholera studies 2. World Incidence. Bull World Health Organ. 12 (3), 1955, pp 311-358.

PART 2 歴史学　コレラ─繰り返された流行

- 飯島渉『感染症の中国史─公衆衛生と東アジア』中央公論新社, 2009年
- 内務省衛生局編『法定伝染病統計 自明治13年至大正12年』内務省衛生局, 1924年
- 内務省衛生局編『法定伝染病統計 大正13年至昭和9年』内務省衛生局, 1937年
- 山本俊一『日本コレラ史』東京大学出版会, 1982年
- 脇村孝平「一九世紀のコレラ・パンデミックと南アジア世界─環境史としての疫病史」池谷和信編『地球環境史からの問い─ヒトと自然の共生とは何か』岩波書店, 2009年, pp. 72-86
- 脇村孝平「国際保健の誕生──一九世紀におけるコレラ・パンデミックと検疫問題」遠藤乾編『グローバル・ガバナンスの最前線─現在と過去のあいだ』東信堂, 2008年, pp. 180-200
- Pollitzer, R. "Cholera studies 1. History of the Disease." *Bulletin of the World Health Organization, 16*(2), 1957, 295-430.
- Ramamurthy, T., & Ghosh, A. "A Re-Look at Cholera Pandemics from Early Times to Now in the Current Era of Epidemiology. "*Journal of Disaster Research, 16*(1), 2021, 110-117.

PART 3 高校教育　コレラと多摩地域

- 飯島渉『歴史総合パートナーズ④ 感染症と私たちの歴史・これから』清水書院, 2018年
- 市川智生「近代日本の開港場における伝染病流行と外国人居留地──一八七九年「神奈川県地方衛生会」によるコレラ対策」『史学雑誌』117巻6号, 2008年, pp. 1059-1096
- 市川智生「開港場横浜における感染症の歴史─1877年のアジア・コレラ流行の事例から」『郷土神奈川』第59号, 2021年, pp. 2-19
- 神奈川県県民部県史編集室編『神奈川県史 通史編4 近代・現代（1）』1980年
- 神奈川県企画調査部県史編集室編『神奈川県史 資料編11 近代・現代（1）』1974年
- 見市雅俊『コレラの世界史』晶文社, 1994年
- 武蔵野市編『武蔵野市百年史 記述編I 明治22年〜昭和22年』2001年
- 武蔵野市史編纂委員会編『武蔵野市史』1965年

174

第 10 章

マラリア

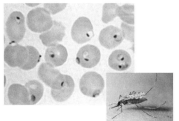

マラリアは，マラリア原虫を
もつハマダラカ（蚊の一種）
によって媒介される感染症。
発熱，貧血，脾腫が 3 大徴候。

◀熱帯熱マラリア原虫（左）とハマ
ダラカ（右）（写真提供：狩野繁之）

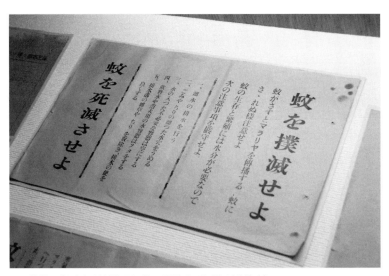

戦後，行政などが住民に蚊の駆除を呼びかけた資料（八重山平和祈念館所蔵）

マラリアの病原体と臨床

狩野 繁之

　マラリアは，プラスモディウム属の原虫が，ハマダラカ属の蚊の刺咬・吸血で伝搬され（章扉 p. 175），ヒトに感染して発症する疾患（名）である。ヒトを固有の中間宿主とするマラリア原虫には，熱帯熱マラリア原虫（章扉 p. 175），三日熱マラリア原虫，四日熱マラリア原虫，卵形マラリア原虫の4種がある。

　ところが2004年以来，サルマラリア原虫の1種（学名：*Plasmodium knowlesi*）が，東南アジアの広い地域でヒトに感染していることが報告され，わが国への輸入例も報告されている。これはヒトに対して強い病原性を示し，患者が死亡することもあり注意が必要である。その他，霊長類のマラリア原虫のいくつかの種がヒトに感染する例も散見されており，"環境破壊"や"気候危機"なども考慮に入れ，"ワンヘルス"（人間と動物，生態系の健康を一体として捉える考え方）の概念で蚊媒介性人獣共通感染症としてのマラリアの対策を地球規模で考えなければならない。

1. マラリア原虫の生活環

　マラリア原虫の生活環を示す（資料1）。ハマダラカの唾液腺から，吸血時にヒトの血液中に刺入されたマラリア原虫（スポロゾイト）は，いったん肝細胞に侵入し，そこで分裂・増殖を行う。

　三日熱マラリア原虫と卵形マラリア原虫では，肝細胞内で分裂・増殖を一定期間停止する「休眠体（ヒプノゾイト）」も形成される。肝内型の「分裂体（シゾント）」およびヒプノゾイトは，ヒトに症状を及ぼさない。すなわちマラリアの潜伏期の殆どの時期は，この肝臓のステージである。熱帯熱マラリア

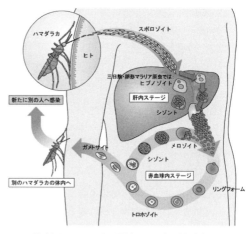

資料1　マラリア原虫のライフサイクル
マラリア原虫は寄生ステージごとにその形態を変え，名前も変える。

の潜伏期はおよそ1週間〜1か月，三日熱マラリアでは数か月〜数か年余に及ぶ場合もある。

　ヒプノゾイトがそれぞれ時期をずらして分裂を開始すると，そのたび毎に患者の「再発」につながる（熱帯熱マラリア原虫，四日熱マラリア原虫はヒプノゾイトを形成しない）。

　肝内で1万個を超える「分裂小体（メロゾイト）」を包蔵するまで増殖したシゾントは，肝細胞を破って血中にメロゾイトを放出する。このメロゾイトが赤血球に侵入してリングフォームを形成し，トロホゾイトに成熟してシゾントに分裂する。そして赤血球内ステージで分裂・増殖を繰り返し，ヒトはマラリアの症状を呈することになる。この赤血球内の増殖周期が患者の発熱の周期性と一致する場合が観察される。

　赤内型の一部の原虫は，雄性生殖母体と雌性生殖母体に分化して蚊に吸血されるのを待つ。雌雄の生殖母体（ガメトサイト）が共に蚊に吸血されて移行すれば，蚊の中腸内で接合することができる。

2. マラリアの病態

1) マラリアの症状

　マラリアの3大徴候は，発熱，貧血，脾腫であるが，免疫力がない渡航者が感染した場合，その他症状は，頭痛，関節痛，筋肉痛，下痢，腹痛など複雑となる。

2) 重症マラリアの合併症

　熱帯熱マラリアは病状の進行が速く，意識障害・昏睡（脳性マラリア状態），重症貧血，虚脱，急性腎不全，肺水腫／急性呼吸促迫症候群，低血糖，DIC様出血傾向，代謝性アシドーシスなどを合併し，重症化して死亡する場合がある。

　特に脳性マラリアでは，毛細血管を感染赤血球が閉塞することで，脳内の血流の阻害が起きて患者は重症化すると考えられている（資料2）。

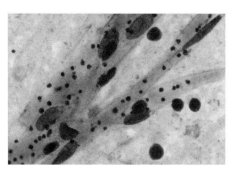

資料2　重症マラリア患者死亡例の脳組織ギムザ染色スタンプ標本

毛細血管の中に感染赤血球（ギムザで濃く染まった粒状の物が原虫）が閉塞している。

3. マラリアの診断

マラリアの確定診断は，ギムザ染色を施した血液塗抹標本を顕微鏡観察して，赤血球に寄生する原虫を同定することによる。その他鑑別診断法として，多項目自動血球分析装置（XN-31）を用いたフローサイトメトリー法，PCR（Polymerase Chain Reaction）や LAMP（Loop-Mediated Isothermal Amplification）による原虫の核酸増幅法，迅速診断キット（日本国内未承認検査薬）を用いて原虫タンパク質を検出するイムノクロマト法，血清特異抗体を検出する間接蛍光抗体法など，有用な補助診断技術が開発されている。

なお，マラリアは全数届け出の「四類感染症」なので，医師はマラリアを診断した場合は，直ちに都道府県知事に届けなければならない。

4. 治療薬の発見

有用なマラリアの治療薬として，2つの植物由来の薬剤を紹介する。

1）キニーネ

キニーネは，南米アンデス地方が原産のキナの木（アカネ科キナノキ属）からの抽出物である（資料3）。1630 年，ペルー駐在スペイン総督 Chinchón 伯爵により，その効能が初めてヨーロッパに知られることとなった。世界大戦時には，キナの木の栽培権が熱帯地での戦況を左右するほどになり，今日でもキニーネは重症マラリアの特効薬として用いられている。

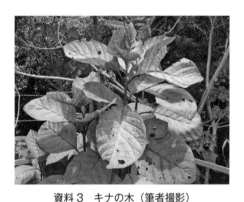

資料3 キナの木（筆者撮影）
樹皮に抗マラリア成分キニーネが含まれる。1820 年に，フランスの Pelltier と Caventou が単離に成功した。

2）アルテミシニン

青蒿（ちんはお）は，中国の古い文献に「瘧（おこり）」に効果があると記載されており，いわゆる漢方薬として長く伝統医療の中で使われてきたヨモギ属の植物である。1972 年に，中国の科学者屠呦呦（とうゆうゆう）によってアルテミシニンが抽出され，化学構造が決定された。西洋医学からは，この抗マラリア効果に関して懐疑的な見方が長く続き，さらに，精製された薬剤と抽出のもととなった植物は，中国政府によってアクセスが制限されていたため，世界で評価されるには時間がかかった。

アルテミシニンは，赤血球中のマラリア原虫を殺滅する速さ，重症マラリアの圧倒的な治療効果，副作用の少なさ，そして既存の薬剤耐性マラリアへの有効性など，それぞれの特徴が世界的な同薬剤の広範な使用で評価され，ついに開発者の屠は，2015年のノーベル生理学・医学賞を受賞した。

5. 予 防

マラリア予防の3原則は，①個人的防蚊手段，②予防内服，③スタンバイ緊急治療である。すべての渡航者で個人的防蚊手段（昆虫忌避剤の肌への塗布，夜間屋内で就寝するときは網戸や蚊帳，蚊取器／蚊取線香，殺虫剤スプレーの使用など）を講じることが基本となるが，マラリア罹患のリスク，重症化のリスクが高い場合には，薬剤の使用も積極的に考慮する必要がある。わが国では予防内服薬として，メフロキンおよびアトバコン／プログアニル合剤を使うことができる。

6. 世界のゼロマラリア達成への課題

WHOが定めた世界のマラリア排除（elimination：一定の地域からマラリア患者をゼロにすること）の目標は，2015年の患者数と死亡者数と比べて，2030年までにそれぞれ90%削減することとした。しかし，マラリアの流行対策を困難にする自然科学的／社会科学的ファクターが問題となっている。

特に，上記のアルテミシニンに対する耐性マラリアの拡散が，メコン川流域諸国で確認され始めた。また，殺虫剤抵抗性ハマダラカの出現と拡散も，屋内残留散布剤や長期残効型殺虫剤含浸蚊帳の効果に影響を及ぼしている。

大規模な開発事業，地球の温暖化による気候変動，自然災害や戦争が生態系を変化させ，ハマダラカの棲息地域を広げてマラリアが再興している地域がある。さらに，COVID-19（新型コロナウイルス感染症）のパンデミックも，マラリア予防・診断・治療の提供の中断に関連して，世界のマラリア年間死亡者数を大幅に跳ね上げた。

「持続可能な開発目標（Sustainable Development Goals：SDGs）」は，特に貧困に終止符を打つことに優先順位を置き，経済成長を実現して教育や保健など幅広い社会的ニーズに対応する一方で，気候変動や環境保護にも取り組む計画が必要だという認識を示している。その17の目標の中で，マラリア対策はSDG3「すべての人に健康と福祉を」に含まれる重要なターゲットの1つであり，他のSDGsとの関連／協働目標をグローバルに設定する必要がある。2030年までに"ゼロマラリア"を多くの国や地域で達成できれば，SDGsの達成も加速化できると考える。

「マラリア根絶計画」は
なぜアフリカで実施されなかったのか

脇村　孝平

　マラリアは，人類の歴史に多大の影響を及ぼしてきた感染症であった。かつて
は温帯においても一定の地域では，一般的に見られた疾病であった。しかしなが
ら，今日では，熱帯の一部地域，主にサブサハラアフリカ（サハラ以南のアフリ
カ）に集中的に現れている感染症である。2022 年において，世界のマラリア発
症者（約 2 億 4900 万人）のうち 94% がアフリカから，また世界のマラリアによ
る死者（約 608,000 人）のうち，95% が同じくアフリカから発生していると見ら
れている。なお，同地域のマラリアによる死者のうち，80% は 5 歳未満の子供
から発生している。このように今日，熱帯地域の多くでは死者の数という点から
見ればマラリアはほぼ克服されつつあると言えるが，サブサハラアフリカだけは
例外である。なぜであろうか。この問題を考えるために，1950 年代の半ばに世
界的な規模で始まった「マラリア根絶計画（Malaria Eradication Programme，以下
MEP と略称）」（1955 年〜1969 年）をめぐる経緯を振り返る必要がある。その際，
サブサハラアフリカ（ケニア）の事例と日本の沖縄（八重山）の事例を比較すること
によって，サブサハラアフリカ（ケニア）の問題状況を鮮明にすることにしたい。

1. マラリア撲滅計画（MEP）とは

　第二世界大戦後の 1948 年に創設された WHO が 1955 年から実施するに至っ
たのが MEP である。マラリア対策としての MEP は，DDT（dichloro diphenyl
trichoroethane，以下 DDT と呼称）という殺虫剤の使用を中心とする方法であった。
単純化するならば，マラリア原虫を人間に感染させる役割をするアノフェレス
（蚊の一種）という媒介生物を退治する方法である。専門的には，「屋内残留噴霧
（indoor residual spraying, 以下 IRS と呼称）」と呼ばれた方法である。当初，この
IRS によって，マラリアを「根絶」することはそれほど困難ではないとする楽観
論が支配的であった。

　約 15 年間にわたって行われた MEP の実績はどのようなものであったのだろ
うか。確かに，IRS によるマラリア対策は，広くヨーロッパ諸国（南欧および東
欧），アジア，ラテンアメリカの各地で，目覚ましい効果をあげた。「根絶（eradi-
cation）」に成功した地域として，3 つのグループが挙げられる。第一は，欧米な

どに位置する経済発展に成功した諸国である。イタリア，オランダ，アメリカ合衆国，スペイン，ポルトガルなどである。第二は，熱帯地域に位置するが，島嶼国のため，感染源を相対的に容易に断つことのできた諸国である。グレナダ，トリニダード・トバゴ，プエルトリコなどのカリブ海諸国がこれに該当する。さらに，第三のグループは東欧の社会主義国である。ブルガリア，ポーランド，ルーマニアなどの諸国がこれに該当する。また，これら以外にも，東アジアの台湾では，1950年代後半に始まったDDTに専ら依拠するMEPの実施は，同様に「根絶」を実現したことは，後に触れる通りである。

　熱帯地域の多くにおいては，手放しで「根絶」という状況にはならなかったが，大きな成果をあげた。例えば，インドやスリランカでは，IRSによるマラリア対策によって，マラリア患者数の激減という顕著な成果をあげた。インドでは，1950年代初頭にマラリア患者は約7,500万人いたと推定されるが，1960年代初頭には約10万人程度にまで激減するに至ったのである。ただし，スリランカでは1968年，そしてインドとパキスタンでは1976〜77年にマラリアの流行が起こっているので，「根絶」したとは言えない。

　さて，世界的な規模で実施されたMEPは，サブサハラアフリカにおいてどのような顚末を迎えたのであろうか。その点について考察する前提として，MEPの成功事例であった沖縄・八重山諸島の事例を見ることから始めよう。

2. 沖縄（八重山）とマラリア

　マラリアには，幾つか種類があるが，重要なものとして大きく2つの種類がある。1つは三日熱マラリアであり，かつて温帯地域で広く見られたが，多くの死者をもたらす疾病ではない。もう1つが，熱帯熱マラリアであるが，今日サブサハラアフリカで広く発生し，多くの死者をもたらしているのは，この熱帯熱マラリアである。沖縄の八重山諸島（石垣島，西表島など）で人命に大きな影響を及ぼしたのも，この熱帯熱マラリアであった。

　明治以降の八重山諸島におけるマラリア対策の歴史を簡単に辿ってみよう。明治中期以降，この地域でマラリアという疾病に関する調査は行われたが，実質的なマラリア対策が始まったのは，大正期のことである。それ以前に日本統治下の台湾で行われていたマラリア対策が，八重山諸島にも導入されたのである。1921年（大正10年）に八重山に「マラリア予防班」（後に，「マラリア防遏所」と改称）が設置された。さらに1926年（大正15年／昭和元年）には，罰則規定のある「マラリア防遏規則」が導入された。このようなマラリア対策の要諦は，住民の

血液検査を行って，マラリア罹患者を見つけるとキニーネを投与することによって，マラリアの治療とともに感染源を抑制するという点にあったが，これは警察権をバックにした強制性によって支えられた制度であった。

こうしたマラリア対策にもかかわらず，1900年から1938年にかけて，主にマラリアが原因で，廃村になった集落は少なくなかった。有病地の27村（ちなみに，八重山の全村落数は，37村）のうち，19村が廃村の憂き目にあったという。そして，廃村の住民は無病地に移ることになった。なお，存続した8村の内訳は，石垣島3村，西表島5村であったが，存続した村は「古集落」（血縁的な同族集団，祭祀を基盤とした村落共同体という性格が強い）である場合が多く，村が一体となってマラリア対策に努力したがゆえに，存続が可能になったという。

さて，八重山諸島におけるマラリアの歴史を振り返るとき，忘れてはならないのは，太平洋戦争の末期の「戦争マラリア」事件である。沖縄をめぐる戦況が厳しくなった結果，八重山諸島では多くの住民が，マラリアの無病地から有病地へ強制的に疎開させられた。そのために，多くの住民が熱帯熱マラリアに罹患し，石垣，与那国，波照間，西表などの島々で，合わせて罹患者16,884人，死亡者3,647人にも達するという，八重山のマラリア史においても前例のない悲劇をもたらしたのである。

このように，八重山諸島におけるマラリアをめぐる自然環境は容易なものではなかったのにもかかわらず，その後の沖縄・八重山諸島では，比較的短期間に「根絶」に至ることができた。太平洋戦争の敗戦後，沖縄はアメリカの統治下に置かれたが，八重山諸島では1947年に，八重山支庁で衛生部長だった大濱信賢が主導して，積極的なマラリア対策が実施された。彼は，「マラリア撲滅に関する取締規則」を提案し，民政議会を通過した。この規則は，1926年から実施された「マラリア防遏規則」の再現と言っても良いもので，罰則をともなう強制性のあるものであった。大濱自身も，台北医学専門学校で教育を受けた経験を持ち，マラリア対策の台湾モデルを体現していた。こうしたマラリア対策が功を奏して，実は，マラリア感染者の数は，1951年までに激減したのである。しかしながら，その後，八重山では，沖縄本島や宮古からの移民を受け入れることによって，感染者が再び増加していった。

こうした中で，1957年に，アメリカ406医学総合研究所のウイラー博士の指導により，DDTのIRSに基づくマラリア対策が実施された。その経費140,000ドルは，アメリカの援助によってもたらされた。この対策は，決定的な結果をもたらした。2年後の1959年には，マラリアによる死亡者の数は，ゼロを記録し

たのである。これが，いわゆる「ウイラープラン」であるが，まさに MEP の一環であったと言える。

3.「マラリア根絶計画（MEP）」とアフリカ

さて，こうした「根絶」の事例とは対照的なのがサブサハラアフリカの事例である。この事例を正しく理解するために，主に MEP に関わる歴史的経緯を概観することにしよう。

サブサハラアフリカにおけるマラリア対策の歴史を振り返るとき，植民地期のことにも言及する必要がある。ここでは，英領東アフリカ（今日のケニア）の例を見てみよう。そもそもこの地域において，マラリア対策の対象は植民者であるヨーロッパ人に限定されていたことに注目する必要がある。したがって，アフリカの現地住民は視野の中に入っていなかったのである。20 世紀初頭の時点を考えた場合，その対策は「媒介蚊対策」あるいは「化学療法的対策」の何れにしても，ナイロビ，モンバサ，キスムなどのヨーロッパ人が居住する都市に限定されつつ，人種間の隔離を施す「人種衛生」の手法が中心になっていたのである。なぜ，このような「人種衛生」の手法が採られたのか。その理由は，アフリカの現地住民（特に成人）にとってマラリアは深刻な疾病ではないと考えられていたからである。この認識は，ヨーロッパ人のみならず，現地住民自身も抱いていたことに注目すべきである。

サブサハラアフリカにおいて，熱帯熱マラリアの「極度に浸淫性の高い地域」がかなり広範に広がっているが，その地域で生活する住民は感染を受ける頻度が著しく高い。この地域では，幼児期に感染すると重篤な症状を示し死亡する可能性は高いが，感染と治療を繰り返して生き残った成人においては，感染してもマラリアの症状は軽症で済むようになる。この状態を「獲得免疫」と呼ぶ。このような獲得免疫，そして既に言及した鎌状赤血球症の存在が，現地住民の間においてすら，マラリアを深刻な病気と見なさない理由となっていたとも言えるのである。

世界的な規模で実施された MEP は，サブサハラアフリカにおいてどのような顛末を迎えたのであろうか。既に述べたように，MEP はアフリカにおいて実施されなかったのである。その理由を明らかにするために，1950 年と 1955 年に開かれた「アフリカ・マラリア会議」で交わされた議論を見ておく必要がある。1950 年に英領ウガンダ保護領のカンパラで開催された「第 1 回アフリカ・マラリア会議」の状況から始めよう。この会議は，MEP が始まる 5 年前の時点で開かれた会議であったが，ここで議論の焦点となったのは，IRS を軸としたマラリ

ア対策をアフリカにおいて実施するか否かをめぐる問題であった。

　この第1回アフリカ・マラリア会議では，一群の人々は，このような獲得免疫が広く見られる地域において，IRSによるマラリア対策が中途半端に終わるならば，とても悲惨なことになる可能性を強く懸念した。それはどういうことか。すなわち，この方法によってマラリアの感染を免れるようになった現地の住民は，その後この獲得免疫を喪失するに至る。そうした場合，媒介蚊対策が不徹底に終わって獲得免疫を失った住民が再びマラリアに感染したとするならば，今度は死を導く可能性が極めて高いと考えたのである。要するに，IRSによる介入がなされたことによって，むしろ事態は悪化するとされたのである。

　こうした見解に対して，真っ向から反対する人々が存在した。彼らが憂慮したのは，マラリアに感染して亡くなる可能性の高い幼児たちの運命であった。IRSによる介入を避けるならば，この地域ではこれまでと同じように多くの幼児たちがマラリアに感染して亡くなっていくことになる。このような事態を放置して良いのかというのが，彼らの非介入に対する反対の論拠であった。

　1955年に英領ナイジェリアのラゴスで開催された「第2回アフリカ・マラリア会議」においても，「獲得免疫」問題をめぐって，ほぼ同様の議論の対立があった。しかしながら，この第2回会議で結論的に述べられているのは，次のような見解である。「アフリカにおける物質的，経済的かつ行政的な諸困難，そして地域で共通に見られる高い浸淫性と持続的な感染期間の問題と合わせて考えると，サハラ以南のアフリカを，WHO第八次総会で宣言されたマラリア根絶の一般的な提案の対象から外すことを考えざるをえない」と。このように，第2回の会議においてもなお，「獲得免疫」問題をめぐる対立の状況は変わらず，一応の結論として到達したのは，IRSを軸に展開するマラリア対策を，サブサハラアフリカでは即時には実施しないという方針であった。

　結局，MEPは，サブサハラアフリカでは実践されなかった。英領東アフリカ（ケニア）の場合には，MEPで構想されたようなIRSを中心とした大規模なマラリア対策の手法は避けられた。植民地政府の側は，次のように指摘していた。「残留性の殺虫剤は，如何に効果的であろうとも，余りに高価であり，またケニアの農村で全面的に使用することはほとんど不可能である。もし災難を避けるとするならば，残留性殺虫剤の使用が継続的でなければならない」と。要するに，第一に，農村でこの手法を実施すれば，余りにも費用がかかりすぎること，そして第二に，IRSによるマラリア対策が徹底して行われないならば，現地住民の獲得免疫を低下させるため，重篤なマラリアの再来を避けられないとしたのである。

184

　このように，サブサハラアフリカにおけるIRSを軸とするマラリア対策の実践は，この地域特有の現実的な条件によって阻まれたと言える。「獲得免疫」という現地住民の生理学的状態を指すだけではない。それのみならず，現地住民のマラリアに対する認識それ自身，マラリアを深刻な疾病と見なさないという認識のあり様も含んでいる。さらに，アフリカのマラリアに関する研究に携わってきたマラリア専門家の多くが，「獲得免疫」問題を重視して，IRSを軸とするマラリア対策に対して極めて悲観的であったという事情が大きかった。そもそも1950年代の時点で，アフリカ各地の植民地政府に雇用されていたマラリア専門家たちは，言うまでもなく概ね統治者の利害に沿って活動していたので，現地住民の健康をどこまで顧慮していたのか疑わしいという見方も可能であろう。

　ただし，マラリア専門家たちが，前時代的な「人種衛生」の論理で，「獲得免疫」問題を認識していたとは必ずしも言えないだろう。むしろ，現地の事情に通じているがゆえに，「現地の知（local knowledge）」に基づくマラリア対策を考えていたとも言えるかもしれない。

　2017年の時点において，世界のマラリア罹患者の大半が，アフリカからであることは既に指摘した通りである。このような状況がもたらされた理由は，第一に，サブサハラアフリカで「マラリア根絶計画（MEP）」が実施されなかったことからも明らかなように，「獲得免疫」の存在ゆえに，この大陸では有史以前からマラリアは深刻な疾病とは見なされてこなかったという事実，言い換えれば人間とマラリアという疾病は，いわば「共生」してきたという事実が根底には存在していたと言わざるをえない。しかしながら，第二に，ヨーロッパ諸国がこの大陸を支配（植民地化）するようになって以降，マラリアはこの地にやってきたヨーロッパ人をのみ対象とする「人種衛生」の問題として扱われたという事実である。この点は，第一の点と裏腹の関係にあるとも言える。

　確かに，これらの諸国は独立後に，より積極的なマラリア対策を実践してきたことは確かであるが，依然として上記のような問題状況を引き摺っている。今日の時点のサブサハラアフリカにおいて，マラリアとの闘いは，どこまで進展したのであろうか。グローバルファンド，ゲイツ財団，日本政府，中国政府などの国際医療協力が一定の役割を果たしてきたが，現地の政府の主体性が最も重要であることは言うまでもない。「獲得免疫」問題を根本的に克服するためには，医学における技術革新のみならず，現地住民の意識を変えるような，社会経済的な諸条件の改善・向上，加えて医療・公衆衛生のインフラ・制度の大幅な向上が果たされなければならないであろう。

「開発」を進める上で
大切なことは？

大房 信幸

授業のねらい

　本授業はイギリス統治下のインドでなぜマラリアが流行したのか，イギリスなどがどのような対応をとったのかを考えさせることを通し，列強の植民地支配の評価をめぐる問題や開発と環境保全とのバランスをどのようにとるべきかといった現代的諸課題を生徒達に考察させることを目指している。

　授業の中では現在のマラリアに関する情報を簡単に確認させた上で，イギリス統治下のインドでマラリアが流行したベンガル州を取り上げ，人口増加率と熱病率との関わり，ベンガル州の西部と中央でマラリアが流行した理由，イギリスなどがマラリアの流行に対しとった対応，イギリスなどが進めた医学研究の成果は誰に対して行われたのか，それはなぜかといった点について資料を読み解かせながら考えさせていく。最後にマラリア流行に見られる「開発原病」というメカニズムはエボラ出血熱や新型コロナウィルス感染症（COVID-19）の流行についても見られることを確認させた上で，「「開発」を進める上で大切なことは？」に対する各自の考えを表現させ，結びとした。

教員：まず，皆さんに1つクイズを出したいと思います。「ワニ，ヘビ，蚊，蜂，人間」の中で1年間で最も人を殺している生き物はどれでしょう？　答えは蚊です。2015年のデータだと1年に83万人の人が蚊により命を落としています。第2位は人間で殺した人の数は58万人になります。なぜ，蚊により命を落としている人がこんなにたくさんいるのでしょう？

生徒A：蚊に刺されることでかかってしまう病気が多くあるからだと思います。

教員：その通りです。蚊が運ぶ病気にはデング熱，日本脳炎などがありますが，最も深刻なのはマラリアです。病原体はマラリア原虫であり，原虫を体内に宿すアノフェレス（ハマダラカ）が血を吸うことにより感染が広まります。2023年11月30日にWHOが公表した「世界マラリアレポート2023」によると，2022年の世界全体でのマラリア患者は推定2億4900万人にのぼるとされており，マラリアの根絶は，今の社会が取り組むべき課題の1つとも考えられています。例えば，国連総会が2015年に採択した「持続可能な開発目標（SDGs）」の目標3「すべての人に健康と福祉を」のタ

ーゲットの中には，「2030年までに，エイズ，結核，マラリアや，これまで見放されてきた熱帯病などの伝染病をなくす」との文言があります。また，米 Microsoft 創業者のビル・ゲイツ氏は妻のメリンダ氏とともに「ビル＆メリンダ・ゲイツ財団」を2000年に設立し，マラリアの根絶も含むグローバルヘルスの実現に多額の寄付を行うなどしています。

　日本におけるマラリアの歴史も簡単に確認しておきましょう。日本では1962年を最後に国内での感染による患者発生報告はありませんが，太平洋戦争が終了した1945年の沖縄県八重山諸島では，マラリアの患者数が1万6884名・死者数が3647名（致死率21.76％）にのぼりました。それ以前の感染者数が1000〜2000人・致死率が4％以下であったことと比較すると，大きな差があることがわかります。背景には，日本軍の軍命による強制避難（疎開）により，八重山の人々がマラリア有病地へ移動させられたことがあったといわれています。現在も続いているロシア・ウクライナ戦争の中でもコレラなどの感染症が流行する可能性が指摘されていたことから，戦争と感染症の流行との間には，密接な関わりがあることが見えてきますね。

教員：ここから本題に入りますが，そんなマラリアが今から150年ほど前，イギリス統治下のインド（ベンガル州）で流行しました。マラリアはもともと熱帯雨林地帯の風土病であり，イギリスの統治前からインドに存在した病気でしたが，統治の開始後に今まで以上に感染する人が増加しました。イギリスの統治とインドにおけるマラリアの流行との間にはどのような関わりがあるのでしょう？　最初は下の**資料1**に注目して下さい。これは，1901〜11年のベンガル州の人口増加率と熱病率（診療所における入院患者総数に占めるマラリア患者の比率）をまとめた表になります。ここから両者との関わりについてどんなことがわかりますか？

	人口増加率	熱 病 率	休 耕 地・荒 蕪 地 率	食糧不足率
西部ベンガル	2.8	40.9	59.4	21.8
中央ベンガル	5.1	32.3	52.6	21.0
北部ベンガル	8.0	23.7	31.4	12.0
東部ベンガル	12.0	7.5	11.6	7.2

資料1

出典：脇村孝平『飢饉・疫病・植民地統治─開発の中の英領インド』名古屋大学
　　　出版会，2002年，p. 97

生徒B：熱病率が高い地方ほど人口増加率が低くなっています。

教員：大事な指摘ですね。ここからマラリアがたくさんの人の命を奪ってしまう
　　　恐ろしい病気であることが改めて確認できると思います。もう１つ聞き
　　　たいのですが，ベンガル州の中で人口増加率が低かった地方はどこになる
　　　でしょう？　西部ベンガルと中央ベンガルですね。なぜ，ベンガル州の西
　　　部と中央でマラリアが流行したのでしょう？　次の資料２も参照し，考
　　　えてみて下さい。自分の考えを作る時に次の２点（「堤防」の語句を使用す
　　　る・資料２に加え，資料１も参考にする）を意識してもらえればと思います。

資料２

　本来，ベンガルのデルタは河川の氾濫（inundation）によってもたらされる沈泥に
よって土地の肥沃さが維持されてきた。ベンガルの肥沃な土壌は河川の氾濫によって
保証されていたのである。しかし，19世紀の半ば以降，西部・中部のベンガル・デ
ルタにおいて鉄道や道路の建設が進行するとともに，河川に堤防が設けられるように
なり，これがデルタの氾濫を阻害したという。要するに氾濫が遮られれば，沈泥もも
たらされないようになる。こうして，西部・中央ベンガルでは，19世紀の後半以来，
荒蕪地や休耕地の割合が高くなっていったが，このことは肥沃度の低下を示している。
さらに，食糧の不足する程度も西部・中央ベンガルで高くなっていった。

　他方，氾濫の阻害は，アノフェレス・ファクターにも多大の影響を与える。本来，
デルタの氾濫によってもたらされる浸水は，アノフェレスの繁殖を抑制する作用があ
った。

（脇村孝平『飢饉・疫病・植民地統治—開発の中の英領インド』名古屋大学出版会，2002年，p. 100）

生徒C：堤防がデルタの氾濫を阻害し肥沃度が低下したことで食糧不足となり
　　　　栄養状況が悪化したから。また，氾濫の阻害により，蚊が増加したから。

教員：うまくまとめることができています。堤防の設置を行ったのは誰ですか？

生徒D：インド，いや，イギリスですか？

教員：そう，イギリスです。イギリスがインドで行った政策の中には，堤防や鉄
　　　道の建設などを進めることがありました。このような「開発」が進むこと
　　　で暮らしが便利になる，豊かになるといったイメージを抱く人も多いので
　　　はないでしょうか？　しかし，イギリス統治下のインドでは，イギリスが
　　　河川の氾濫を防ぐために行った堤防の設置という「開発」がマラリア流行
　　　の原因となっていました。後で改めてふれたい点でもありますので，重要
　　　なことだと意識をしておきましょう。

　　　もう１点確認したいことがあります。イギリスが鉄道の建設などの
　　　「開発」を進めた目的は何だったのでしょう？　資料３から，どんな場所

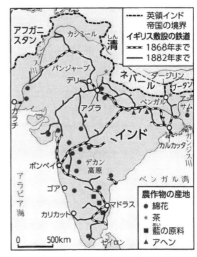

にイギリスは鉄道を敷設していることがわかりますか？

生徒E：鉄道を敷設している場所の側に綿花の生産地があります。

教員：重要な指摘ですね。当時のイギリスにとって綿花がどんな物品だったと思いますか？

生徒F：この頃のイギリスは産業革命に成功しているはずだから，生産する綿製品の原料として大切なものだったと思います。

教員：その通りです。鉄道建設などの「開発」の目的が自分達の利益のためにあったというのはとても大事な視点になります。

資料３　インドの作物と鉄道網

出典：帝国書院『明解歴史総合』（2021年文部科学省検定済）p. 59

教員：次は，マラリアの流行に対しイギリスなどがどのように対応したのかを見ていきましょう。下の**資料４**は19世紀末のマラリア研究の進展に関する表です。**資料４**の３人（ラブラン・ロス・グラッシ）の出身国に共通することは何でしょう？　質問がわかりにくいと感じた人は帝国主義の時代のフランス・イギリス・イタリアはどんな国だったかを考えてみてもらえればと思います。これに関しては，教科書や資料集の地図（帝国主義の時代の世界分割の地図）も参照してみましょう。

生徒G：地図を見ると，３国ともアフリカ・アジアなどを支配していった国であることがわかります。

教員：その通りです。現在の日本や世界で当時の医学の歴史を研究している学者の中には，イギリスなどの支配国による医学研究の進展を「マッチ・ポンプ」（自ら火を放ったうえで水をかける）と評し，批判的に見ている人がいま

人　物	国　名	業　　　績（年）
ラブラン	フランス	マラリア原虫の発見（1880）
ロ　ス	イギリス	蚊の吸血により原虫がヒトに媒介されることを発見（1898）
グラッシ	イタリア	ハマダラカが原虫を媒介することを確認（1880）

資料４

出典：飯島渉『歴史総合パートナーズ④　感染症と私たちの歴史・これから』清水書院，2018年, p. 60

す。イギリスなどの支配国が「開発」によるマラリアの流行という問題を作り，それを自分達で解決しようとしていることを批判的に見ているという訳です。ここでもう1つ，皆さんに考えてもらいたいことがあります。それは医学研究が進展する中，行われるようになった最新の医療をインドに住む人々は受けることができたのかという点です。1901〜1903年にインドでマラリア対策に関する実験を行ったイギリス人研究者の指摘（資料5）を踏まえ，考えてみましょう。この研究者はマラリア対策として，インドの原住民を隔離することに賛成していますか，それとも反対しているでしょうか？

資料5　イギリス人研究者の指摘

　それ〔隔離〕は正しい方法ではないとも言われる。なぜならば，それでは原住民は無視されていることになり，原住民もまた白人と同じように取り扱われなければならないからである。一定の限界内ではこの主張は妥当であるが，問題の性質を変えてしまうような限界というものが存在する。何らかの形で原住民の教育が進展したときには，原住民とヨーロッパ人を同等に待遇することもおそらく可能となろう。しかし，かかる幸福な日々が来るまでは，かかる誤った情緒的な考えのために日々犠牲となっているヨーロッパ人を見捨てることは正しくない。

（脇村孝平『飢饉・疫病・植民地統治―開発の中の英領インド』名古屋大学出版会，2002年，p. 91）

生徒H：これは難しいです。前半を読むと隔離に反対しているようにも読めますが，全体から判断すると賛成の方かなと思います。

教員：その通りですね。インドに長く住んでいてマラリアに感染してしまった人の中には最新の医療を受けることができず，感染拡大を防ぐため，隔離される人もいました。なぜ，最新の医療を受けることができなかったのでしょう？　そこで大事になってくるのが，ヨーロッパ人のインド人観です。資料5の中に，「何らかの形で原住民の教育が進展した時には，原住民とヨーロッパ人を同等に待遇することもおそらく可能となろう」との指摘があります。ここからインドでマラリア対策に関する実験を行ったイギリス人研究者が，インドに住む人々が受けている教育をどのように見ていたことがわかりますか？

生徒I：ヨーロッパ人よりも遅れていると思っていたことがわかると思います。

教員：重要な指摘ですね。今でもそうですが，薬を飲む時には医師から指示された時間や量をしっかりと守ることが大切になります。インド人が受けている教育はヨーロッパ人よりも水準が低いため，時計を読んだり量をはかっ

たりすることが難しいはずだ，だから最新の医療を施しても仕方がないと
考えていた訳です。

教員：ここからまとめに入っていきましょう。今日の授業で学んだ「開発」によ
り環境が変化し感染症が流行するというのは様々な感染症流行の基本的な
メカニズムです。専門的な言葉で「開発原病」といいます。エボラ出血熱
や新型コロナウィルス感染症（COVID-19）の流行もこのメカニズムで説
明することが可能です。ここで大切なことは，もともとの環境に変化を与
える（「開発」を進める）ことで今後も新たな感染症が流行するなどのリス
クが生じる可能性があるということです。一方で，今後まったく開発をせ
ずに人類が生活していくことは恐らく不可能ではないでしょうか。そこで
皆さんに考えてみてもらいたいのが「開発」を進める上で大切なことは？
という問いです。今から100年以上前のインドで起こっていたことをも
う一度確認しながらそれぞれの考えをまとめてみましょう。

生徒J：今回の場合だと氾濫だったがその地域ごとに何かしらの理由があって他
の国から見るとやばいなと思うこともそのまま放置しているため，その国
の為だと思ってもすぐに何かを作ったりするのではなく，地域の人の考え
も聞くことが大切だと思った。

生徒K：開発には，環境が変わることや予期していなかったことが起こるといっ
たデメリットも付きものであるということを理解して，それでもその開発
は生活を豊かにするために必要であるかをよく検討すること。

教員：皆さんの意見を見ると，回答の方向性としては大きく2つに分けること
ができるように感じました。1つ目はもともとその場所に住んでいる人の
生活・意見を尊重すること，2つ目は開発にはリスクがあることを知って
おくことです。

　　　Jさんは，他の国から見て問題と思われる状況を放置しているのには何
かしらの理由があることを踏まえた上で，地域の人の考えを聞くことの大
切さを指摘していますね。Kさんは開発により「自然を壊す・環境が変わ
る」といったリスクがあることを踏まえ，「それでもその開発は生活を豊
かにするために必要であるかをよく検討すること」が大切だと考えている
ことがわかります。「開発」と環境保全とのバランスをどのようにとるか
という問題に絶対の正解はないと思いますが，皆さんがあげてくれた色々
な視点（特に「開発」される側）から考えていくこと，開発＝良いこと・進
歩という考えを相対化することは重要だと思います。

第 10 章　マラリア［参考文献］

(PART 1 感染症)　マラリアの病原体と臨床

- Tanizaki R, Ujiie M, Kato Y, et al.: First case of *Plasmodium knowlesi* infection in a Japanese traveller returning from Malaysia. Malar J 12: 128, 2013.
- 狩野繁之「我が国における新しいマラリアの診断フロー」『モダンメディア』68(6)，2022年，pp. 22-29
- 狩野繁之「マラリア―2030 年までの排除（elimination）への課題」『アフリカ』63(1)，2023 年，pp. 4-9
- WHO: Vision, Goals and Principles. WHO Global Technical Strategy for Malaria 2016-2030. WHO, Geneva, 2015, pp. 7-8.
- WHO: Global estimates of malaria cases and deaths, 2000-2022. World Malaria Report 2023, WHO Press, Geneva, 2023, pp. 8-11.

(PART 2 歴史学)　「マラリア根絶計画」はなぜアフリカで実施されなかったのか

- 飯島渉『感染症の歴史学』岩波新書，2024 年
- 飯島渉『マラリアと帝国―植民地医学と東アジアの広域秩序』［増補新装版］東京大学出版会，2023 年
- 石垣市総務部市史編集室編『石垣市史　資料編　近代 3　マラリア資料集成』石垣市，1989 年
- 高橋品子「近代八重山のマラリアと集落存続」『地理学評論』第 82 巻第 5 号，2009 年
- K. Ombongi & M. Rutten, "Dashed Hopes and Missed Opportunities: Malaria Control Policies in Kenya (1896-2009)", M. Dekker & R. van Dijk (eds.), *Markets of Well-being: Navigating Health and Healing in Africa*, Leiden: Brill, 2010.
- J. L. A. Webb Jr., *The Long Struggle Against Malaria in Tropical Africa*, New York: Cambridge University Press, 2014.
- WHO (WHO/Mal/69), "Report of the Malaria Conference in Equatorial Africa, Kampala, Uganda, 27 Nov. 9 Dec. 1950", WHO, 1951.
- WHO (WHO/MAI/160), "Report of the Second African Malaria Conference", WHO, 1956.
- WHO, *World Malaria Report 2018*, WHO, 2018.
- WHO, *World Malaria Report 2023*, WHO, 2023.
- 脇村孝平「「帝国医療」から「グローバル・ヘルス」へ―マラリア対策に焦点を合わせて」秋田茂・脇村孝平編『人口と健康の世界史』ミネルヴァ書房，2020 年

(PART 3 高校教育)　「開発」を進める上で大切なことは？

- 飯島渉『歴史総合パートナーズ④　感染症と私たちの歴史・これから』清水書院，2018 年
- 「Malaria No More Japan」（https://malarianomore.jp，最終閲覧日．2023.12.27）
- 「八重山のマラリア史」（https://storymaps.arcgis.com/stories/9a018dfe51ef4beca9b6b80ed0326dae，最終閲覧日．2023.12.31）
- 湯本貴和「コロナ危機は生態系からの警告である」『世界』935 号，岩波書店，2020 年
- 脇村孝平『飢饉・疫病・植民地統治―開発の中の英領インド』名古屋大学出版会，2002 年

第 11 章

土壌伝播蠕虫感染症

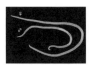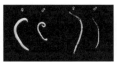

左から**ヒト回虫**，**ズビニ鉤虫・アメリカ鉤虫**，**鞭虫**
（写真提供：（公財）目黒寄生虫館）

虫卵で汚染された土壌を介して人の体内に侵入する線虫類。消化管に寄生するため消化器症状を起こすが，線虫の成長に伴う体内移行の際には多様な症状を示し，まれに起こる異所寄生では重篤化することもある。

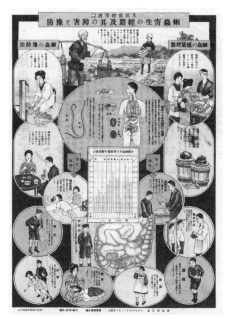

回虫症の感染経路，予防法，症状を解説するポスター
1920 年代から 1930 年代頃に藤沢商店が駆虫薬の宣伝を兼ねて作成。（27 cm×19.5 cm，個人所蔵）

汚染された土壌がもたらす
回虫症・鉤虫症・鞭虫症

倉持 利明

1. 土壌伝播蠕虫感染症の現在

土壌伝播蠕 虫 感染症とは，回虫症と鉤 虫 類2種による鉤虫症，そして鞭 虫症を主体とする寄生虫病の総称である。いずれも人の消化管内に寄生する線虫類による病気で，寄生虫卵が糞便とともに体外に出てことごとく土壌を汚染し，人が幼虫を包蔵した卵や孵化した幼虫を水や食物等とともに口から取り込んだり，幼虫が皮膚や粘膜を通して人体内に侵入したりして感染が広がっていく。人が泥まみれになっていれば，さらにその手を口にもっていけば新たな感染の可能性があることになる。従って，屎 尿を田畑の肥料に使わない，汚染されていない清潔な水を飲む，手や野菜は清潔な水で洗う，素足で歩いたり農作業をしたりしない，屎尿が適切に処理されるトイレを使う，などで感染の機会はかなり抑えられるのだが，これらの対策が困難な国や地域を中心に，現在でも約15億人が土壌伝播蠕虫感染症に罹っているといわれる。感染の危険は子供で高く，WHOによる2022年の統計によれば，世界の87の国と地域で約9億人の子供（14歳以下）が駆虫薬による治療を必要としており，制圧プログラムのもとで対策が講じられている。

2. ヒト回虫 *Ascaris lumbricoides* Linnaeus, 1758

線形動物門・クロマドラ綱・回虫目・回虫科に属する。同じ *Ascaris* 属にはもう1種，豚回虫 *Ascaris suum* Goeze, 1782 がいて，両者は外見上区別ができない。そのため長い間，人に寄生した成虫をヒト回虫，豚から得られた成虫を豚回虫としてきたが，DNAの塩基配列が種の分類に使われるようになると，専ら人に寄生するグループ（遺伝子型）と，豚に寄生するグループとに分けられるものの両者は遺伝的にも非常に近く，交雑した証拠も見つかった。その結果，両者を1種にまとめて学名は *Ascaris lumbricoides* とするべきという意見と，豚回虫をヒト回虫の亜種（種よりも下位の分類群）として *Ascaris lumbricoides suum* とするべきとの意見が台頭した。しかし，最近の全ゲノム比較による系統解析で両種は近いながらも分かれており，日本寄生虫学会でもこれら2種を別種としている。

ヒト回虫は分布域が広く，感染者が多く，成虫の体長が雌で30 cm，雄でも

20 cm に達し（章扉 p. 193），
筋肉質で堅牢で活発に運動す
るその体が目を引くことから，
古くから世界中の人々に認識
されてきた。現存する日本最
古の医学書といわれる「医心
方」は，丹波康頼の編纂によ
り平安時代の 984（永観 2）
年に成立したが，そこには

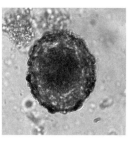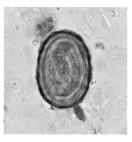

資料 1　ヒト回虫の受精卵（左）と幼虫包蔵卵（右）
画像提供：（公財）目黒寄生虫館

「蛔虫」の記述が見られ，以後呼び名は異なるが回虫に関する記事が散見される。
しかし，近代になっても文献として見るべきものは中国にもヨーロッパにも見当
たらないのに対して，日本の江戸時代後期には世界に誇るべき優れた回虫の専門
書が多く世に出た。その 1 つに「秘傳衛生論」（本井子承，1797（寛政 9）年）が
あり，医学書というよりは一般を対象にした半通俗書ではあるが，ほとんどが回
虫症に関する記述で盛んに人々に注意を促しているあたり，当時の蔓延の状況が
窺える。

　ヒト回虫の受精卵はタンパク膜を被り（50〜70×40〜50 μm，資料 1），糞便と共
に体外に出て適当な温度・湿度のもとで発生を始める。やがて卵内に幼虫が現れ
2 回の脱皮を経て産出後約 18 日で 3 期幼虫（感染幼虫）を卵内に入れた幼虫包蔵
卵になる。幼虫は外界で孵化することはなく，幼虫包蔵卵は 1〜2 年にわたって
感染性を維持する。

　幼虫包蔵卵が人に飲み込まれると小腸で孵化し，小腸壁から門脈に入り，肝臓，
心臓を経て肺に至り，しばらく成長したのち肺胞から気管支に出て気管をよじ登
り，咽頭で再び飲み込まれて小腸に定着する。やがて 2 回の脱皮ののち成熟し
てようやく成虫となるが，虫卵が飲み込まれてからこれまでに 2〜3 か月を要す
る。この複雑な発育過程は体内移行と呼ばれ，これを解明したのは吉田貞雄府立
大阪医科大学（現：大阪大学医学部）教授（1878〜1964 年）で，1917（大正 6）年の
ことである。ヒト回虫（豚回虫も）幼虫がなぜこのような体内移行をするのかと
の問いに対しては，「進化の過程で彼らが獲得した，彼らにとって最も都合の良
い発育過程であったから」といった応答しかできないのはたいへん残念である。

　回虫症の症状は実に多様である。成虫が小腸でおとなしくしていれば，時に起
こる腹痛・下痢・食欲不振または亢進といった程度でこれが大多数を占めるのだ
が，寄生数が数十〜数百に及ぶと互いに絡み合い塊となり腸閉塞を起こすし，少

数寄生でもヒト回虫には小さな孔に入り込む習性があるため胆管や膵管，盲腸に迷入すると，激しく急激な腹痛に襲われ急性腹症を起こし外科手術の対象となる。成虫が腸壁に孔をあけて腹腔に出れば腹膜炎を起こし，胃に侵入すれば胃痙攣による激しい胃痛と共に虫体を口や鼻から吐き出す。日本脳炎で死亡したとされた子供の脳から，ヒト回虫が見つかったこともある。また，多量のヒト回虫卵を短期間に飲み込んだ場合には，幼虫が肺に滞留・通過する際に喘息や肺炎でみられる咳，発熱，呼吸困難などの症状がみられ，かつて国民病といわれた結核と誤診されることもあった。結核との診断を受けた患者が失意のあまり自殺した。死体を解剖したところ，肺から多量のヒト回虫の幼虫が見つかったという記録さえ残っている。

3. ズビニ鉤虫 *Ancylostoma duodenale* (Dubini, 1843) および アメリカ鉤虫 *Necator americanus* (Stiles, 1902)

　線形動物門・クロマドラ綱・桿線虫目・鉤虫科に属する。これらの鉤虫が日本で見つかったのは，ズビニ鉤虫が1878（明治11）年，アメリカ鉤虫が1907（明治40）年のことであった。以来日本では，十二指腸虫と呼び慣れてきた。これは，ズビニ鉤虫の種小名 *duodenale* が十二指腸 duodenum に由来しており，人の十二指腸にすむ寄生虫として命名されたためであるが，実際は十二指腸には少なく，小腸の上部から中部に寄生するため，戦後になって釣り針のように鉤状に曲がった体から鉤虫と改められた。

　これら2種の体長は雌が10〜13 mm でほぼ同じだが，雄はズビニ鉤虫で7〜10 mm，アメリカ鉤虫で6〜8 mm とアメリカ鉤虫がやや小さい（章扉 p. 193）。頭端部の構造は雌雄で差がないが，2種の間でおおいに異なるので種の判別に役立つ。口は背側よりに開き大きな口腔をもつが，ズビニ鉤虫ではよく目立つ歯牙が2対あるのに対して，アメリカ鉤虫は歯牙をもたず1対の歯板となる（**資料2**）。雄は尾端に，交尾の際に雌を捉えるための器官で開いた花のように見える交接嚢を備え，これがズビニ鉤虫では横に広がるのに対してアメリカ鉤虫では縦に長い。この交接嚢は肋とよばれる筋肉質の構造物で形状が保たれるが，肋の構造も，また交尾を助ける器官である1対の交接刺の形態も両種で異なる。

　人の糞便中に見られる鉤虫卵は4分裂期で，両種ともに50〜60×40〜45 μm。雌虫が1日に産む卵の数は，ズビニ鉤虫が約 10,000 個で，アメリカ鉤虫が約 5,000 個といわれる。卵は土壌の上で孵化して1期幼虫を生じ，細菌類などを食べて成長してやがて脱皮をして2期幼虫となり，さらに3期幼虫になるが2

回目の脱皮はせずに感染幼虫，または被鞘幼虫として長期間にわたり人への感染の機会を待つ。感染幼虫の人への感染経路は，これら2種の鉤虫で異なる。ズビニ鉤虫の感染幼虫が口から取り込まれると，直ちに2期の鞘を捨てて小腸粘膜に潜り込むが，やがて2回の脱皮の後，感染幼虫摂取後約1か月半を要して性成熟する。またこの時，3期幼虫の一部が血流に乗って肺に運ばれ，気管，咽頭，胃を経て小腸に達し，上記と同様

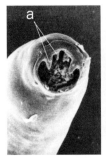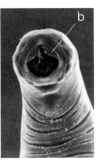

資料2　ズビニ鉤虫（左）とアメリカ鉤虫（右）の頭端部，走査電子顕微鏡像.
a, 歯牙；b, 歯板
画像提供：（公財）目黒寄生虫館

な成長をすることもある。さらに，感染幼虫が皮膚に触れると3期幼虫が現れ皮膚から浸入し，やはり血流とともに肺に達する経路もある。ただし，ズビニ鉤虫の場合は経口感染が主体である。一方，アメリカ鉤虫では経皮感染が主体となる。これはアメリカ鉤虫の3期幼虫が胃で死滅するためだが，口腔粘膜からの侵入は可能であるから経口感染も忘れることはできない。ここで重要なのは，アメリカ鉤虫の場合は肺に約1週間とどまり大いに成長した後に胃を通過し，小腸に達することで，小腸粘膜への侵入もない。

　鉤虫類の成虫は，小腸の粘膜に嚙みつくように取り付き，吸血して生きているので鉤虫症の主体は吸血と出血による貧血である。時に，異食症といって食物以外のもの（土，木炭，生米，壁土など）を食べたがることがある。また，3期幼虫が皮膚から浸入した場合には，点状の皮膚炎を起こすことが多い。そしてもう1つ，日本の限られた地方に若菜病とよばれる病気があった。これは，若菜の浅漬けを食べた後に起こる悪心，嘔吐に続く喉の痒みと喘息発作のような咳であって，ズビニ鉤虫が原因であることが解った。

4. 鞭虫 *Trichuris trichiura*（Linnaeus, 1771）

　線形動物門・エノプルス綱・鞭虫目・鞭虫科に属する。成虫の体長は，雌が40〜50 mm，雄が30〜40 mm で，雄の尾端は強く腹側に巻く。雌雄とも体の頭端に向かって鞭のように細くなる（章扉 p. 193）。成虫は人の盲腸，時に虫垂や結腸に寄生する。虫卵は40〜50×22〜23 µm で，厚い卵殻，両端にある半透明の栓，提灯を思わせる形が特徴である。虫卵を人が飲み込むと小腸で孵化し成長の後盲腸に定着する。

虫だらけの日本と東アジア
―― 20 世紀半ばの暮らし・ジェンダー・国際関係

井上　弘樹

　寄生虫学者のノーマン・ストールは，1946 年の講演をもとにした「この虫だらけの世界」という著名な論文で，20 種類以上の蠕虫症感染者数の合計を世界で 22 億 5710 万人，世界人口に占める感染率を 104.2% と推計した。とくに回虫症（6 億 4440 万人），鉤虫症（4 億 5680 万人），鞭虫症（3 億 5510 万人）の感染者数が突出しており，世界各地に感染者がいた。例えば，鉤虫症が流行していた米国南部では 1909 年から 1914 年にロックフェラー財団が鉤虫症対策を行い，その後一部州政府の公衆衛生行政や住民の病気認識に変化が見られた。また，20 世紀前半に日本から米国への移民が鉤虫卵を保有していると入国拒否されることがあり，ブラジルでも寄生虫卵を保有する日本からの移民が問題視された。

　寄生虫症が蔓延する地域に生活していた人々の感覚や経験を伝えるエピソードを 2 つ紹介しよう。いずれも 1950 年前後の日本での事例である。

① 　ある農村の "母の会" で回虫の話をしたことがある。そのあとで一人の母親に「センセさん！　回虫をみんなおん出したら，虫の知らせというもんがなくなって困りゃしないかネ」といわれた。東京の真中で，ある代議士の方から，回虫卵は米粒ぐらいはありますかと問われた。

② 　〔私が 1946 年に小学校に入学した頃は〕回虫の駆除デーというのが年に三，四回あり，その日は〔駆虫薬の〕「海人草」が用務員室の大釜でぐつぐつ煮られた。海人草の独自のにおいが学校中に充満して，先生も生徒もなんとも落ち着かず，勉強が手につかない状態であったことを覚えている。苦くてくさい海人草をコップに二杯，全員が鼻をつまみ，涙を流して，いっきに飲み干した。飲んだ後は全員ふらふらになり，目に映るものがすべて黄色になった。有効成分のカイニン酸が効いて，夜には回虫が肛門（こうもん）に下りてきて，私などはなんどもおしりから回虫を引っぱり出した記憶がある。

　①は，恩賜財団母子愛育会福祉部長の広瀬興の体験談である。このとき広瀬は，「一般の人たちは回虫に対し無知識」で，こうした日本社会の状況を「まことにわびしい」と難じた。寄生虫症は人類の歴史とともにあり，先の母親のように人々の暮らしの中には様々な「ムシ」がいた。他方，土壌伝播蠕虫感染症の制圧

が本格的に目指されたのもこの時期であり，集団検査と集団駆虫，衛生インフラの整備，啓発活動などの対策がとられた（後述）。それを踏まえると，広瀬の厳しい言葉には焦りや失望の念も含まれていよう。

②は，寄生虫学者の藤田紘一郎（ふじたこういちろう）が自身の小学生時代を回想した文章である。藤田と同様の体験は，当時の資料や同時代を生きた人々の回顧録などにも記されている。寄生虫症対策は，人々の五感を介した共通の身体経験であった。1958年に検便（糞便検査）を検査項目に含む学校保健法が施行され，小中学校を中心に学校保健を通じた検査が義務化されたため，朝起きて採便してそれを学校に持って行くという経験も，ある世代は共有しているだろう。

本稿は，日本で土壌伝播蠕虫感染症対策が本格化して成果を上げた1940年代後半から1970年代を対象とする。そして，個々人が日ごろ経験していたことを，高度成長期の日本社会の変容や東アジアの国際関係の中に位置づける。

1.「寄生虫王国」日本での流行状況と対策

寄生虫学者の森下薫（もりしたかおる）によれば，1945年以後の「日本に於ける寄生虫対策の最初の目標は蛔虫（かいちゅう）であった。戦後の高い寄生虫感染率を左右〔す〕るのがそれであったからだ」という。1949年に寄生虫卵保有率は73%，回虫卵保有率は62.9%を記録し（資料1），「寄生虫王国」や「回虫天国」と呼ばれた。

高い感染率を記録した理由はいくつかある。例えば，駆虫薬の不足である。植物由来のサントニンや海人草（かいにんそう）（海藻）などの駆虫薬は輸入に頼っており，戦時期から入手が難しくなっていた。日本国内でも，労働者や肥料の不足，食糧として需要のある農作物への転作などのため，1940年代末まで生産量が低迷した。

また，人間の屎尿（しにょう）を肥料として利用する農業形態も寄生虫症流行の原因とな

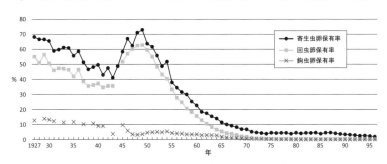

資料1 日本での寄生虫卵保有率の推移

『日本における寄生虫学の研究』第2巻（1962年），第4巻（1964年），第7巻（1999年）目黒寄生虫館，多田功編『現代寄生虫病事情』医歯薬出版，2006年より筆者作成。

った。屎尿には肥料としての経済的価値があり，水洗トイレや下水道が整備されておらず，屎尿汲取（くみとり）が事業として成立していた。こうして，屎尿と農作物が寄生虫卵とともにその地域内，及び都市と農村を循環した。そして，糞便中の寄生虫卵が死滅していない場合，それは寄生虫症への（再）感染をもたらした。さらに，化学肥料の不足が屎尿の需要を高め，石鹸（せっけん）などの洗浄剤の不足や野菜の不十分な衛生管理，都市部での家庭菜園の流行なども加わり，高い感染率となった。

　日本での土壌伝播蠕虫感染症対策に目を向けると，まず，20世紀初頭に線虫類の研究が本格化した。また，1918年に内務省が，1922年から1926年に各地方庁が農村を中心に約140か所で調査を行い，日本各地の感染状況が把握された。内務省は糞便中の寄生虫卵を死滅させてその屎と尿を肥料として利用する仕組みを備えた改良便所の研究も進めた。1931年には回虫症，鉤虫症，日本住血（にほんじゅうけつ）吸虫症（きゅうちゅうしょう），肝吸虫症（かん）を対象とする寄生虫病予防法が公布され，地方長官の指示や命令による予防策とその一部国庫負担を認めた。ただし，経費や物資の不足もあり，本格的な対策と成果は1950年代以降となった。

　敗戦直後の日本政府は急性伝染病対策に追われ，寄生虫症対策への財政的支援は困難だった。ただし，日本政府は，1947年に厚生省防疫課に「回虫の予防対策協議会」を設置し，『寄生虫予防の手引き』を出版した。また，『回虫感染者に対する集団駆虫実施要綱』（1949年），『鉤虫感染者に対する集団駆虫要綱』（1952年），『洗浄野菜普及の手引き』（1955）などを出版して検査と駆虫の規準化や全国的な啓発キャンペーンを実施し，1958年に検便を義務化した学校保健法を施行した。寄生虫学者も各地で調査し，検査法や駆虫薬の開発を進めた。

　この時期の対策で重要な役割を果たしたのは，保健所のほか，民間団体の日本寄生虫予防会とその支部であった。1949年に設立された東京寄生虫予防協会をはじめ，愛知県，大阪府，広島県など各地に民間団体が続々と組織され，1955年には全国連盟組織として日本寄生虫予防会が設立された。その活動は，学校や会社での集団検便・駆虫事業，街頭での診断活動，検査技師の育成，啓発活動，会議の開催，行政機関との交渉，雑誌や書籍やパンフレットの出版である。寄生虫学者も参加した同会は，政府機関からの資金援助には頼らずに，検便の検査費や診察費，寄附などによる自立的運営を目指した。また，保健所による対策が進んでいない地域では予防会に検査依頼が殺到して「本年も」依頼を断らざるを得ないことがあったように，保健所と競合・協力の関係にあった。

　1964年に回虫症の研究をまとめた森下薫は，日本では有効な駆虫薬が開発され普及する中で検便陽性者を対象とする集団駆虫が回虫症対策の「主役」であり，

「現在の如き蛔虫の劇減を来たしたことに大きく貢献していることは疑いない」
とした。検査法の確立，化学肥料や洗浄剤の普及，啓発活動なども感染率低下に
寄与した。他方，予防に重要な糞便処理（便所や貯留槽）は，その適切な使用と
管理，地域全体での設置，汲取った安全な屎尿だけを肥料に使うことなどに課題
があり，「現実には殆ど予防効果をあげ得なかった」という。

2. 高度成長期の土壌伝播蠕虫感染症：コミュニティとジェンダー

　婦人会，青年団，PTA なども各地域で寄生虫症対策を担った。例えば，検体
収集，PR 映画の上映会，集団検査や改良便所設置の費用の集金などである。他
方，ある保健所の保健婦によれば，生活保護を受給する世帯が多いある地域では，
駆虫薬の服用が個人負担となれば実施困難な場合があった。また，交通の不便な
地域での予防活動も困難を伴った。つまり，寄生虫症対策は時に有償であり，経
済的・地理的理由からそれに参加できない住民も生まれた。しかし，寄生虫症の
感染メカニズムゆえに，寄生虫症の制圧には個人のみならず，地域全体での駆虫
や再感染防止が必要だった。そのため，共同貯金や自治体の補助金を使った集団
検査や便所の改修など，地域住民の互助や自治体の公助が求められた。地域の首
長や婦人会・青年団が主導して，それを実践した地域もあった。

　産業構造の変化に伴い 1910 年代以降徐々に見られた既婚女性の「主婦化」が
顕著になった高度成長期頃に，次の声が聞かれた。「集団検便にめぐまれない主
婦は PTA などを利用して組織的に行うことも，一つの方法でしょう」（1954 年，
埼玉県入間郡）。「寄生虫検査についても，学童は学校で，主人は勤務先でやって
おりますが，家庭の主婦はこうした機会に恵まれません。……〔町会婦人部では〕
できるだけ多くの人がやるようにして成功させたいと思ってます」（1963 年，東
京都葛飾区）。学校や職場で検便と駆虫の機会があった子供や労働者に対して，
「主婦」は婦人会や PTA での活動が健康改善の機会となりえた。

　他方，農村部では若者や男性労働者の集団就職や出稼ぎにより，主婦や高齢者
が農業の担い手となった（三ちゃん農業）。そして，農業に従事する女性が鉤虫症
に感染する機会が増えることがあった。例えば，農業と漁業が中心の鹿児島県笠
沙町では，成人女性が男性よりも高い鉤虫感染率を示し（資料 2），内山裕は「こ
のことは，農家の主婦労働の実体を伝えているとみてよく，この町の農業が，カ
アチャン農業であることを示していよう」と記す。裸足での農作業と人糞肥料の
利用，町の財政不足，医師の不在などの課題がある中で，「〔鉤虫症による〕貧血
で息を切らせながら仕事をしなければならない農民の悲惨さ，そして過労のため

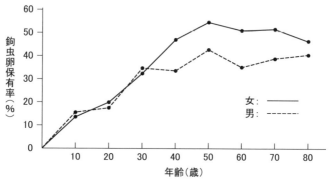

資料２　鹿児島県笠沙町の男女別・年齢別の鉤虫卵保有率
（1960年，調査対象者6126名）

出典：内山裕「土を愛し鉤虫になやむ農民」『寄生虫予防』188，1963年，p. 2。

ますます体を弱らせて，寄生虫のまん延に無防備になってゆく悪循環」があった。また，女性は妊娠や生理のために鉤虫症の病害が増大する傾向があった。1960年代は，回虫症が制圧され始め，次いで鉤虫症対策への関心が高まっていた。それが産業構造の変化や「僻地」の医療不足と重なり，都市と農村の「健康格差」として指摘され，農業従事者の女性の健康が注目された。

3. 寄生虫症対策をめぐる国際医療協力

　回虫症対策をめぐる国際的指針がない中で，1960年代は日本での対策の特徴である集団検査・集団駆虫という方法が国際的に検証され，一部地域に導入された時期となった。例えば，1960年代にWHOが台湾（中華民国）でその効果を検証し，1967年にWHOの回虫予防専門委員会が，環境衛生の改善だけでは回虫症対策としては不十分であり，集団駆虫が重要であるとの見解を示した。

　また，1961年に森下薫が台湾に招かれ，台湾の寄生虫症対策を担う衛生行政担当者や寄生虫学者を前に，日本での対策を紹介したほか，対策の実行組織や実施方法，集団検査・集団駆虫の効果について討論が行われた。人糞肥料の使用や高温多湿の気候などを背景に寄生虫症が流行していた台湾では，米国からの経済・物資・技術などの援助（米援）のもとでトイレなどの環境衛生改善という対策が先行した。台湾では1961年から台北県など八つの県市の一部の小学校児童や山間部の児童・教職員を対象に，1964年には台湾の77.5％の児童を対象に，検便の回数や駆虫薬の使用条件を変更するなど試験的な集団駆虫が始まった。森下の訪台は，集団検査・集団駆虫に対する当時の台湾側の関心を示していた。

　さらに，1968 年から日韓，1970 年から日台（華）で，寄生虫症対策をめぐる OTCA（海外技術協力事業団，後の JICA）を通じた政府間の医療協力が始まった。この医療協力に先立ち，日本国際医療団理事長の白浜仁吉（衆議院議員）や日本寄生虫予防会常務理事の国井長次郎が韓国と台湾を訪問して政府関係者と協議した。国井は日本国内の寄生虫症が制圧されつつある中で同会を含む日本の寄生虫症予防活動の海外展開を視野に入れており，人材・物資・技術の提供を通じて医療協力に深く関わった。国井は，「日本はアメリカ〔の台湾への〕援助がブランクになったいま積極的に台湾省の発展のために，金をそそぎ技術を送るべき」で，「寄生虫予防こそ日本的協力のスペシャルテーマ」と述べたように，その政治的役割も意識していた。当時の日韓関係は日韓国交正常化や冷戦構造の変化の中で経済と安全保障をめぐる協力関係が構築された時期であった。また，台湾では米国や国際機関からの医療面への支援が減少していた。

　韓国や台湾での医療協力は，かつての植民地統治を無視して進めることはできなかった。例えば，植民地時期の台湾に生まれた寄生虫学者の大鶴正満は，台湾の友人の日本に対する割り切れない思いを知る中で，「台湾の人々に対して道義的な責任」を覚えた。医療協力に従事した日本と台湾の専門家は植民地時期に台北帝国大学や日本内地の大学で学んでおり，医療協力に際して日本語でやり取りした報告書や手紙も残されている。他方，「韓国の場合，その先進的な国情，〔日韓〕相互の国民感情などから，協力の態勢づくりにはかなり神経が払われ」た。「私〔大鶴〕にとつて韓国旅行は今回が始めてであつた。旅行中よくそのことを聞かれて初めてだと答えると，戦前もですかと反問された。この戦前という言葉は〔調査団の〕一行にとつてそれ〔植民地統治〕につながる説明を求められているようで何となく触れてもらいたくない言葉であつたがその点では〔植民地統治下の朝鮮を直接は知らない〕私はしごく楽であつた。……わが国では戦後という言葉の内容がかなりぼけかかつてきたが，韓国ではどうして生々しくいきづいている」という。大鶴を含む調査団が韓国や台湾で経験したことやその態度は，脱植民地化や脱帝国化の過程としても理解できる。

　日本で蓄積された寄生虫症対策の知見や組織をもとにした日本と韓国・台湾との医療協力は，変容する国際関係やかつての植民地統治と交錯しながら，それぞれの関係を再構築する動きの 1 つとなった。

土壌伝播蠕虫感染症と
経済・生活環境

齋藤　健太朗

授業のねらい
　土壌伝播蠕虫（Soil-transmitted helminth：以下 STH）感染症は，熱帯地域や発展途上国において「僻地」の農村での流行が多い。命に直接かかわることが少ないが，感染により，成長阻害，認知機能の低下が生じ，将来の収入が減少することが多く，貧困の一因となっている。その蔓延は，生活環境や習慣と密接に結びついている。授業の導入で日本での対策や生活の変化を取り上げる。その後，インドネシアで現在も蔓延している理由を生活環境や習慣，経済といった様々な角度の歴史から考察する。戦後，20世紀後半の生活の変化とあわせて扱い，最終的に，蔓延している国や地域の現状を理解し，どのように制圧すればよいかを考えるきっかけとしたい。

1. 集団駆虫の時代

教員：資料1は，誰がどこで何をして
　　　いるでしょうか。

生徒：子どもたちが何かを飲んでいます。
　　　多くの子供たちがいるからここは
　　　学校ですか。

教員：そうです。日本の小学生が，鉤虫
　　　を駆除する薬を飲んでいます。
　　　20世紀後半，戦後の高度経済成長
　　　の日本で，鉤虫症を含んだ STH
　　　感染症の学校単位の集団駆虫が進

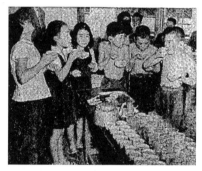

資料1　「十二指腸虫を追放しましょう」
『朝日新聞（夕刊）』1956年11月6日より。

められました。蔓延した理由は，人糞を肥料とする農業，水洗トイレや下水道の未整備，石鹸などの洗浄剤の不足，家庭菜園の流行などでした。学校や職場などを通した集団駆虫の他に，集団検査法の確立や啓発活動により，1970年代後半に日本では回虫卵や鉤虫卵の保有率は1%以下になりました。その過程で，化学肥料，水洗トイレが普及し，上下水道が整備されました。このように，感染症対策の背景には生活環境や習慣の変化がありました。今日の授業では，インドネシアで現在でも STH 感染症が蔓延

している理由，その対策，そして，経済成長や生活環境が感染症の蔓延にどのようにかかわるのかといった背景も考えます。

2. STH 感染症と貧困

教員：回虫症・鉤虫症・鞭 虫 症は，2 つや全て同時に感染することが非常に多いため，「神聖ならざる三位一体」といわれます。死亡率は低いですが，虫卵や幼虫がいる土に触れたりすると感染します。そうすると，消化器にその成虫が寄生し，回虫症では，外見上，お腹が大きくなります。子供が感染した場合，低身長，低体重などの成長阻害，さらに体力低下，そして，認知機能や記憶力が低下し，学力が向上しません。そうすると，どのような問題が起こると思いますか。

生徒：その子たちは，体力低下によって学校に行けなくなります。

生徒：そして，行けたとしても，学校での勉強についていけなくなる。

教員：その結果，そのような子たちは将来どうなる可能性が高いですか。

生徒：学校に行けなくて，学習できないとなると，つける仕事が限られる。そして，収入が感染していない子どもよりも低くなる。

教員：その通りです。大人の場合，仕事の生産性が低くなり，所得も低くなります。つまり，STH 感染症は，生活水準に直結し，貧困の一因となります。これがこの感染症の問題点です。WHO によると，現在，世界では 15 億人以上が感染していると推測されます。**資料 2** をみてください。

生徒：発展途上国に多いです。STH 感染症が蔓延しているため，これらの国や地域では経済発展ができない理由の 1 つと推測されます。

生徒：赤道付近の熱帯地域に多いです。STH は高温地域で生息するからですか。

教員：そうです。では，インドネシアで蔓延している理由を考えましょう。

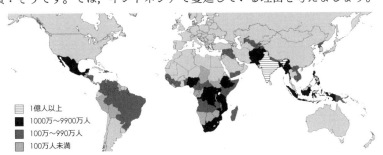

凡例：
1億人以上
1000万〜9900万人
100万〜990万人
100万人未満

資料 2　駆虫薬を必要とする 14 歳以下の子どもの数（WHO による）2022 年

以下のサイトより，筆者作成　https://apps.who.int/neglected_diseases/ntddata/sth/sth.html

3. インドネシアでの生活環境，STH 感染症対策

教員：1978〜1989 年に北スマトラのアサハン地域での国際協力事業団（JICA）
による医療協力が行われました。その調査で STH 感染症の蔓延が分かり
ました。その理由と対策を**資料 3** と**資料 4** から考えましょう。

寄生虫病の多いのは，便所，上・下水道の未設置，不完全さ，裸足での生活のもので
あろう。
　本地域内の Limau Sundai 村にはトイレが全くなく，人々は気の趣くままに木陰，
河川などで排泄している。トイレのある村でもその大部分は開放性のものである。
　このようなことで環境衛生に係わる基盤整備の未発達に起因する疾病が多いことが
分かるであろう。

資料 3　インドネシアの北スマトラの様子（1983 年）

柳橋次雄ら，「インドネシア国北スマトラ州アサハン県の一地域の保健活動」『南海研紀要』3(2), 1983, p. 247。

寄生虫病対策に関る専門家が実施した調査の結果，Project 地域〔北スマトラのアサ
ハン地域〕の村落には，腸管寄生線虫症が広く蔓延〔原文：蔓近〕していることが明
らかになった。蛔虫感染 77-85%，鞭虫 88-93%，鉤虫 61-84% 陽性と大変に高い
感染状況が明らかにされた。これら感染疫学的特徴，鉤虫感染では Hb 値が低く貧血
状態にあること，現地で入手できる薬物で治療効果が挙ることなどが明らかにされた。
しかしながら，急性死亡多くないこと，再感染の可能性があるため，治療対策を行う
に，かなり費用を要する心配があるなど，他に急を要する疾病対策を多くかかえてい
る状況から，インドネシア側が直ぐには実行できないとの判断で次の機を待つことに
なった。

資料 4　インドネシアでの日本による医療協力の報告書（1989 年）

国際協力事業団，『インドネシア国北スマトラ地域保健対策プロジェクト評価調査団報告書』同所，1989, p. 45
（一部改変）。

生徒：トイレの未整備などの劣悪な衛生状況が原因で，高い感染率でした。しか
し，資金不足，低い死亡率，他に優先すべき感染症があるため，対策は行
われなかったと考えられます。

教員：これは日本側からみた一地域の記録なので，インドネシア全国での対策を
資料 5 から読み取りましょう。ここでの蛔虫は，STH と同じです。

生徒：1970 年代から全国的に始まったインドネシアでの STH 感染症対策は，
1980 年代前半まで，日本による医療協力と同様に，資金不足により対策

全国的なインドネシアでの蠕虫症に対する撲滅と抑止の取り組みは，1975年に始められた。……限られた資金のため，蠕虫症撲滅政策では，最優先事項，つまり，重要な生産地域（鉱業，プランテーション，農業，移住，および工業）を取り上げたPERITA III（1979～1984年）で行った撲滅計画，「限定制圧プログラム」を実施した。PERITA IV（1984～1989年）では，衛生推進分野での行政政策は特に，5歳以下の乳幼児の死亡数を減らす複数の計画に専念された。そこで，蠕虫症撲滅はあまり優先されなかった。

　PERITA V（1989～1994年）とPERITA VI（1994～1999年）で蠕虫感染症撲滅プログラムは，この期間に，子供の成長と生活の質の向上により注目したため，優先順位が再び高まった。……

〔栄養改善のために小学生に国が軽食を提供する〕学童補食プログラム（PMT-AS）は，会計年度の1996/1997年度に始まり，1999/2000年度まで行われたが，その活動のひとつとして，駆虫薬の供給が実施された。……

　蠕虫症制圧プログラムとフィラリア症制圧プログラムの統合がより簡単に進むと期待される。フィラリア症の大量予防薬供与（POPM）では，ジエチルカルバマジンが含まれ，また蠕虫の駆虫薬であるアルベンダゾールが含まれるからである。フィラリア症制圧プログラムとの一体化による駆虫薬の供与は，すでに2002年に実施された。

資料5　『蠕虫症対策』（2017年）によるこれまでの回虫症・鉤虫症対策

Menteri Kesehatan Republik Indonesia., 2017, Peraturan Mentri Kesehatan Republik Indonesia Nomor 15 Tahun 2017 Tentang Penanggukangan Cancingan. Jakarta: Kesehatan Republik Indonesia, pp. 17-18.

　　　が十分にできなかったことがわかります。80年代後半は，乳幼児，幼児の死亡率の減少が優先されたため，STH感染症対策は後回しにされました。

生徒：しかし，1990年代に入ると，子どもの生活習慣の改善を中心に対策が始められました。90年代後半から，学童補食やフィラリア症制圧のプログラムと連携してSTH感染症の駆虫薬を供与したと分かります。

教員：資金不足で対策が進まなかったのは，北スマトラの一地域だけではなく，全国的な話でした。また，時代が進むと他のプログラムと連携して対策を進めました。

生徒：資金不足ということで，インドネシアの経済状況が気になります。

4. インドネシアと日本の経済状況

教員：20世紀後半のインドネシアと日本の経済をみていきましょう。

生徒：資料6から，日本は1960年代に伸びています。これは，1950年代からの高度経済成長の続きで，1970年代に終わったと考えられます。

生徒：日本で，STH感染症対策が進められたのは，高度経済成長の時代だ。つ

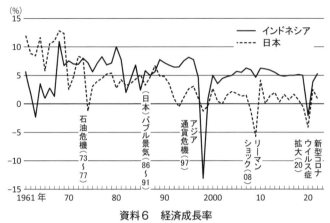

資料6　経済成長率

出典：世界銀行（GDO growth［annual%］）

まり，STH 感染症対策と経済成長は同時期だったのか。

教員：では，インドネシアはどうでしょうか。

生徒：インドネシアでは，スハルトの開発独裁によって，1960年代の終わりから安定した経済成長が始まりました。しかし，1980年代は不安定で，1998年にはアジア通貨危機の影響を大きく受けています。

生徒：経済成長が続く1980年代までは資金不足もあり，インドネシアでのSTH 感染症対策は，進みませんでした。1990年代になると，STH 感染症対策の優先順位があがり，対策が始まりました。

生徒：そうすると，経済成長により政府の税収が増え，生活環境が整備された結果，STH 感染症対策が進んだのでしょうか。

教員：ここでは，議論できるだけの材料，史資料がそろっていません。しかし，経済成長と STH 感染症対策の時期は重なっていました。興味があれば，インドネシアの経済，STH 感染症対策，社会の状況をあわせて調べてみましょう。それでは，これまでの議論をまとめましょう。

生徒：衛生環境が整わないなか，死亡率の低さもあって，STH 感染症対策は後回しにされました。しかし，徐々に子供の成長や生活の質の向上が目指されるようになり，経済成長が続く中で，STH 感染症対策も進みました。

5. 現在のインドネシアでの STH 感染症対策と生活環境の変化

教員：現在のインドネシアの STH 感染症対策は，幼児と学齢期の子供に対して，1) 集団駆虫，2) 衛生環境の改善，3) 生活習慣の改善の3つを中心に，

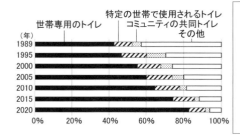

資料 7　インドネシアのトイレ設備の割合

1989 年と 1995 年は Statistik Indonesia より。2000 年〜2020 年はインドネシア中央統計庁サイトより。

　2）と 3）では，石鹸での手洗い，清潔な水や衛生的なトイレの使用などの環境や習慣の改善に力をいれています。**資料 3** と関連して，現在のインドネシアでのトイレの状況を**資料 7** から読み取りましょう。

生徒：80 年代後半から経済成長するにつれて，世帯専用のトイレが増えて，共用で使用するトイレの未使用が減っています。

生徒：このように，感染症対策は特効薬やワクチンだけではなく，環境や習慣の改善も大切で，その中で生活環境も変化しているのですね。

教員：しかし，インドネシアでは，他にも対策をしなければならない感染症があります。何か推測できますか。

生徒：保健の授業で，世界中で問題になっていると習った HIV/AIDS，結核，マラリアですか。

教員：そうです。これらの感染症，新型コロナウイルス感染症対策と同時にSTH 感染症制圧を進めなければなりません。このような状況が多くの発展途上国といわれる国や地域がかかえる課題です。最後に授業の振り返りを書きましょう。

［生徒の振り返り］

新型コロナウイルス感染症では，国内外の経済格差があらわになったといわれている。そのため，インドネシアの経済成長と STH 感染症対策の関係を調べてみたい。

STH 感染症対策には，集団駆虫や生活習慣の改善などの様々な要素が関わっていることが分かった。貧困に苦しむ国や地域でも，工夫してできる対策が他にもあると思った。

第 11 章　土壌伝播蠕虫感染症［参考文献］

(PART 1 感染症)　汚染された土壌がもたらす回虫症・鉤虫症・鞭虫症

- International Helminth Genomes Consortium, Comparative genomics of the major parasitic worms. Nature Genetics 51, 2019, 163-174. doi.org/10.1038/s41588-018-0262-1.
- 小泉丹監『蛔虫』岩波写真文庫 44, 復刻版, 赤瀬川原平セレクション, 岩波書店, 2007 年
- Leles D., Gardner S. L., Reinhard K., Iñiguez A. and Araujo A., Are *Ascaris lumbricoides* and *Ascaris suum* a single species? Parasites & Vectors, 5, 2012, 42. http://www.para sitesandvectors.com/content/5/1/42.
- 野田真吉編, 長野寛治解説『回虫の生態』岩崎書店, 1953 年
- World Health Organization, Soil-transmitted helminthiases. 2023　https://www.paho.org /en/topics/soil-transmitted-helminthiasis
- 吉田幸雄原著, 日本寄生虫学会編『図説人体寄生虫学　改訂 10 版』南山堂, 2021 年

(PART 2 歴史学)　虫だらけの日本と東アジア

- 井上弘樹「台湾における寄生虫症対策と日本の医療協力（1960 年代から 1970 年代）」『史学雑誌』125 (8), 2016 年, pp. 61-87
- 市川智生・井上弘樹「寄生虫症対策をめぐる歴史学：20 世紀後半の日本と韓国」日韓歴史家会議組織委員会・国際歴史学委員会日本国内委員会『伝染病と歴史：第 21 回日韓・韓日歴史家会議報告書』日韓文化交流基金, 2022 年, pp. 108-119
- Stoll, Norman R., "This wormy world", *The Journal of Parasitology*, 33 (1), 1947, pp. 1-18.
- 平体由美「アメリカ南部公衆衛生行政の展開」『アメリカ史研究』32, 2009 年, pp. 20-35
- 広瀬興「回虫やハエのいない生活」『朝日新聞』1954 年 5 月 12 日, 3 面
- 藤田紘一郎「清潔ニッポン健康学」『朝日新聞』1998 年 2 月 9 日, 17 面
- 森下薫『寄生虫学番外地』大阪予防医学協会, 1976 年
- 森下薫「蛔虫の疫学及び予防の基礎的研究」森下薫・小宮義孝・松林久吉編『日本における寄生虫学の研究　第 4 巻』目黒寄生虫館, 1964 年, pp. 65-197
- 署名なし「寄生虫の駆除」『朝日新聞』（夕刊）1954 年 9 月 28 日, 2 面
- 鈴木こと「家庭の主婦で環境づくり」『寄生虫予防』167, 1963 年, p. 4

(PART 3 高校教育)　土壌伝播蠕虫感染症と生活環境

- 井上弘樹「台湾における寄生虫症対策と日本の医療協力（1960 年代から 1970 年代）」『史学雑誌』125 (8), 2016 年, pp. 61-87
- 齊藤綾美『インドネシアの地域保健活動と「開発の時代」―カンポンの女性に関するフィールドワーク』御茶の水書房, 2009 年
- 多田功「日本における寄生虫防圧とその特質」*Tropical Medicine and Health*, 36 (3), 2008 年, pp. 49-68
- ホッテズ, 北潔監訳『顧みられない熱帯病―グローバルヘルスへの挑戦』東京大学出版会, 2015 年
- Lebu S, Kibone W, Muoghalu CC, Ochaya S, Salzberg A, Bongomin F, Manga M., Soil-transmitted helminths: A critical review of the impact of co-infections and implications for control and elimination. *PLoS Negl Trop Dis*. vol. 8, 2023, pp. 1-21.

第12章

リンパ系フィラリア症

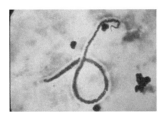

蚊が媒介する寄生虫症。糸状虫によってリンパ管の炎症や閉塞が生じ，上下肢や陰囊の浮腫，発熱，象皮病，乳び尿などを引き起こす。

◀ミクロフィラリア（写真提供：多田功）

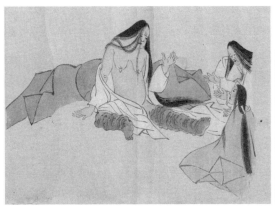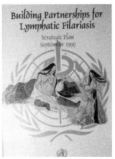

絵巻に描かれた象皮病の女性

（左）『異本病草紙』（国立国会図書館デジタルコレクション，https://dl.ndl.go.jp/pid/2540946/1/37）
（右）WHO 広報担当者からの要望により，世界的対策パンフレットの表紙にも使われた。

リンパ系フィラリア症とその防圧
——日本の貢献

多田　功

スペインの聖都サンチアゴ・デ・コンポステラで 2000 年 5 月，WHO 主催による地球規模のリンパ系フィラリア症根絶計画発足記念式が開催された。会場に入ると，インド系と思われる女性が座って，顕著な下肢象皮 病(ぞうひびょう)の脚を自ら示し，リンパ系フィラリア症根絶の重要性を訴えていた。専門家以外の参加者はその病変のひどさに衝撃を受けた。このプロジェクトは世界 73 か国で 1 億 2000 万人の患者がいると推定され，大きな社会・経済的な障害である本病との闘いである。式では WHO のブラントラント総長がビデオメッセージを送り，地球上のリンパ系フィラリア症を 2020 年までに根絶するこの壮大な計画が「貧困との闘い」であることを強調された。1960 年代に開始された日本の国家レベルでの防圧成功に端を発する地球規模の挑戦的な防圧を記念する儀式であった。

1. リンパ系フィラリア症（LF）とは

章扉の絵（p. 211）は，平安〜鎌倉時代の『異本 病 草紙(やまいのそうし)』に掲載された下肢象皮病の女性を描いたもので，この疾病が日本にも古くから存在していることを物語っている。時代を下ると江戸時代の葛飾北斎(かつしかほくさい)の戯画に象皮病が陰嚢(いんのう)に発症した患者の大きな陰嚢を連れと 2 人で担いで歩く様子がある。日本における病原虫は線虫の一種であるバンクロフト糸状虫がほとんどで，この感染型幼虫が伝搬蚊（日本ではアカイエカなどが主）による吸血時(WEB)に人体内に入り，リンパ管に潜入して成熟する。成(WEB)熟した成虫（雄の長さ約 40 mm，雌で 80〜100 mm）は長く細い。このため炎症や管壁，虫体に変性が起こり，リンパ管が閉塞する。すると上下肢や陰嚢に浮腫が発生して，これが進行すれば組織が腫大・肥厚する。更に細菌や真菌などの皮膚感染により，象の足のような皺 壁(しゅうへき)を伴う外観を呈する（資料 1）(WEB)。寄生リンパ管が腎臓周囲であれば乳 糜 尿(にょうびにょう)を起こ

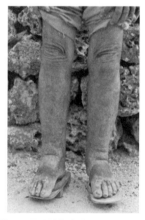

資料 1　両下肢象皮病（沖縄, 1969 年）

す。これは脂肪尿で白濁している。一方リンパ管内で雌成虫から産出された無数のミクロフィラリア（仔虫，サイズは約 60 μm）は血管内を遊泳し，伝搬蚊による吸血で蚊に取り込まれて成長し感染型幼虫となる。蚊の再吸血時に幼虫は血管内に侵入する。本症の感染初期には既に血液内に多数のミクロフィラリア（章扉 p. 211）が居ても無症状である。しかし時間経過と共にリンパ系組織の障害が進みアレルギー反応性の高熱（日本では「くさふるい」と呼ばれる）が発症し上下肢の浮腫性リンパ管炎，急性陰嚢水腫などを繰り返す。慢性期には象皮病という顕著な病変を呈するため，流行地では患者を山奥の小屋に隔離するなどスティグマが各地で見られた。患者は手足や陰嚢などの病変により就労できず，地域の大きな経済負担であった。

　LF の分布は広く熱帯から亜熱帯にかけた地域（東南アジア，中国，インド，アフリカ）である。日本で最初の全国調査は陸軍省（1912）による兵士〈20歳程度〉を対象とした広汎な調査で，北海道を除く全国，特に沖縄，鹿児島，熊本，長崎での高い感染率が明らかにされた。例えば沖縄出身者では約 17.6%，鹿児島 8.5%，熊本 3.5% であった。興味深いことに八丈小島だけにマレー糸状虫という別種のリンパ系フィラリア症が分布していた。

2. LF 防圧への道

　ジエチルカルバマジン（DEC）が人の LF ミクロフィラリア殺滅効果があることが Hewitt（1947）により報告された。日本では 1948 年，米軍医師からもたらされた DEC 製剤ヘトラザンが沖縄の LF 患者に投与され，ミクロフィラリア消失が見られた。この知見を初めとして日本では直ちに DEC による治験が東京大学伝染病研究所の佐々学教授ら，鹿児島大学医学部の佐藤八郎教授ら，長崎大学風土病研究所の片峰大助教授らにより始められた。対象になったのは八丈小島，鹿児島（特に奄美群島），長崎などの浸淫地であった。実は DEC は日本では東京大学薬学科で菅沢重彦教授により既に合成されていたので，流行地での治験に拍車がかけられた。こうして DEC の有効投与量，投与方法，LF の診断方法などの研究が行われた。DEC は感染者に投与されると，副作用として 1〜2 日間高熱を発することがあり，その原因や対応策が種々検討された。こうして日本では 1962 年から国家レベルでの防圧が開始され，開始から 10 年間でどの流行地でもミクロフィラリア保有者はほぼ認められなくなった（資料2）。大流行地である沖縄では防圧開始が遅れたが，1988 年に県レベルでフィラリア症根絶宣言を行っている。

　DEC 投与による防圧に関して，日本では**選択的集団投薬方式**が採用された。

ミクロフィラリアは夜間のみ感染者の末梢血液内に出現する。このため流行地住民を夜間集めて採血し，スライドグラス上に採った血液を染色して顕微鏡でミクロフィラリアの有無を判定する。こうしてミクロフィラリア陽性者だけに DEC を投与するという方式である。これを毎年繰り返し，常にミクロフィラリア陽性者だけに DEC 投与が続けられた。私達は沖縄の黒島<ruby>黒島<rt>くろしま</rt></ruby>（人口約 570 人）で 13 年間流行地住民を血液検査と皮内反応による抗体検査の 2 方法でフォローアップして，選択的 DEC 投与方式の高い防圧効果を確か

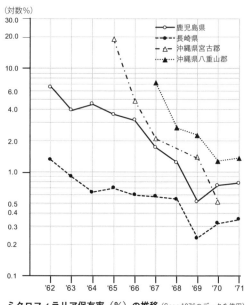

（対数%）

ミクロフィラリア保有率（%）の推移 (Sasa,1976のデータを使用)

資料2　日本におけるミクロフィラリア感染の推移

めた。これに対し，現在 WHO が行っているのは集団投薬方式（MDA）で，予め予備的なスクリーニングで LF 流行地と判定された地域の全住民に対し毎年 1 回薬剤を一斉に経口投与する。WHO の現在の方式では DEC だけでなく，成虫に対する駆虫効果を考慮してアルベンダゾールが併用投与されている。なお別のフィラリア症であるオンコセルカ症とロア症が重複するアフリカの地域では DEC が使用できないのでアイバメクチンが投与されている。WHO では，検血を排しフィラリア抗原検出キット（ICT）を用いて，流行がある集団を検出する方法が採られている。集団投薬は 5〜6 年続け，その後は ICT カードによる抗原検出率で対策が決められる。

　慢性期の LF 病変については，WHO では従来治療不能とされていた上下肢の象皮病に皮膚表面の殺菌と洗浄，皮膚全体のマッサージを積極的に勧めている。陰嚢や陰茎象皮病についても外科的手術が積極的に勧められる。更に日本や中国に多く見られた乳糜尿については，腎周囲リンパ管遮断術がある。

3.　日本で LF 防圧が成功した条件

（1）背景となった学術研究　国レベルでのフィラリア症防圧は世界で初めての

プロジェクトであった。これを開始するには DEC の毒性，有効量，投与方法，副作用の制御法などを検討し，本症の分布，流行状況の調査，臨床病理解明，診断法の標準化，伝搬蚊の生態調査など多くの項目を研究・調査する必要があった。佐々教授によれば，防圧の始まる以前の 1959 年までに日本では 786 編のフィラリア症研究論文が出版されている。学者や地域の医師のこのような地道な研究の集積をベースにして初めて本格的な防圧がなされた。

(2) 自然条件　日本の気候と島嶼性(とうしょ)が挙げられよう。アカイエカに取り込まれたミクロフィラリアは気温が摂氏 16 度を下回ると発育ができない（発育零点）。このため日本では伝播が起こる地域と季節が限られている地域が多かったのが幸いした。一方濃厚な流行地の南西諸島などの島嶼では住民が地域から移動しないので，毎年の防圧活動が可能であった。

(3) 日本人のコンプライアンス　わが国では識字率が高く，公共意識が高い。このため行政による LF 防圧の趣旨をよく理解し，夜間に採血検査を受ける意義を理解して集合したので高い受診率が得られた。更に保健スタッフの熱意が高かった。沖縄の宮古保健所の庭には LF 防圧 10 周年を記念した碑が建てられている。その碑には「科学と行政を信頼し，健康社会を開拓する自らの責任に目覚めて立ち上がった群島住民のアララガマ精神があったればこそ，先祖代々苦しめられた風土病フィラリアを根絶することが出来た…」と記されている。アララガマ精神とは愛郷心である。住民の高いコンプライアンスがなければ，選択的集団投薬方式は成功できなかった。

4. WHO による地球規模の LF 根絶計画の今後

　地球規模で LF を制圧するプログラム（GPELF）は未だ続いている。1997 年から現在までに，WHO のプロジェクトにより世界中で感染は 74% 減少したとはいえ，集団治療を受けなかった人口は少なくない。MDA 対象が住民集団の 65% を下回らないという基準では小規模の感染は継続している。住民が移動して MDA を継続的に続けられない国境問題や，治安が悪く MDA を実施できない地域の存在，スタッフや薬剤の移動が円滑で無いと防圧プログラムは阻害される。今後世界的な気温上昇が進行すれば，伝搬蚊の分布範囲が南北に拡大するであろう。そうすればこれまで流行が無かった地域や国への流行拡大は必至である。MDA をスケールアップしよう！　という WHO の LF 制圧活動は未だ続く。

リンパ系フィラリア症をめぐる歴史学
──「風土病」の制圧から極東における医療協力へ

市川 智生

　日本では，リンパ系フィラリア症（以下，フィラリア症）は古くから知られた風土病だった。鎌倉時代の女官が「象皮病」にかかっていたことを示す絵（章扉 p. 211）が残されているほか，江戸時代後期の浮世絵師葛飾北斎は，この病気にかかって陰嚢が大きくなった人の様子を描いている。いずれもフィラリア症の慢性期における典型的な症状として知られるものである。沖縄，奄美，鹿児島，長崎，愛媛などが流行地として知られており，その原因はバンクロフト糸状虫という寄生虫である（八丈小島は例外的にマレー糸状虫によるフィラリア症だった）。日本列島の多くの地域では 1970 年代に制圧され，最後の流行地ともいえる沖縄県の宮古島においても 1988 年に制圧宣言が出されたが，世界に目を向ければ，現在でも81 か国・約 4,300 万人が感染する典型的な「顧みられない熱帯病」（Neglected tropical diseases, NTDs）の 1 つとされる。

　感染の原因は，蚊がヒトを吸血する際にフィラリアが蚊体内に取り込まれ発育し感染型幼虫となって，蚊の再吸血時にヒト体内に侵入しリンパ管内で成長して起きるというものである。その感染サイクルは，ヒト，媒介蚊，糸状虫という 3つの生物の関係性のなかで成立している。そのため，対策としては，ヒトの体内のミクロフィラリアを駆除する対人的方法と，媒介蚊を駆除する環境的方法とが併用されることが通例である。

1. 戦前日本の到達点

　古くは「象皮病」としてその症状が知られてきたフィラリア症は，19 世紀末にイギリスの医師バンクロフト（Joseph Bancroft）がアカイエカによる媒介を指摘したこと，やはりイギリス人のマンソン（Patrick Manson）がヒトの体内のミクロフィラリアに関する夜間定期出現性を明らかにしたことで，寄生虫感染症として世界各地で認識されるようになった。明治末の日本の医学雑誌をみると，バンクロフトやマンソンによるフィラリアに関する研究成果が翻訳され，国内でも疫学的調査が試みられるようになったことがわかる。たとえば，1900（明治 33）年には，マンソンの研究をうけて感染者の血中から糸状虫（ミクロフィラリア）の検出を行ったもので，鹿児島・熊本・長崎など九州各地でのフィールド調査を踏

まえ，多くの症例写真とともに流行の様子を紹介する論文が『東京医事新誌』に掲載された。この研究は，各地で流行の実態を確認するという探索的な性格を持つものであったが，次のように，感染者の特徴を述べている。

> 本病ニ襲ハルルハ農業漁業ニ従事スル沿岸ノ貧民ニ多クシテ，生活ノ程度準リニ高キモノニハ極メテ稀ナリ……壮年以後ノ男子ニ多クシテ女子ノ病数ハ準リニ少ナク幼者ニハ稀ナリ（本多忠夫「日本九州ニ於ケル地方病性象皮病ノ原因ニ関スル概報」『東京医事新誌』第 1170 号，1900 年）

　感染者の多くが経済的に豊かとはいえないこと，農業や漁業など屋外で労働に従事する年齢層の男性に感染が多い傾向がみられることなど，この段階でフィラリア症の持つ社会経済的な側面を指摘していることは興味深い。

　昭和初期になると，内務省衛生局が実施した寄生虫感染症の流行調査のなかに「象皮病及糸状虫病」として，フィラリア症蔓延に関する包括的な整理が行われるようになった。これは，政府が各府県に照会したした結果をまとめたもので，主な流行地として挙げられているのは，長崎（壱岐を含む），熊本，鹿児島（奄美大島・甑島・種子島を含む），高知，愛媛，和歌山である（本章 PART 3, 資料 3）。沖縄に関しては，「往古より各地に散在」していたことが指摘されているものの，流行地としては本島南部の島尻郡が挙げられている程度である。戦後のアメリカ統治期に，宮古島をはじめとしてフィラリア症の蔓延が確認される沖縄であったが，戦前には行政による実態の把握が本格的には行われていなかった可能性が高い。

　フィラリア症に関する情報の欠落を補うものとして，陸軍の研究を挙げることができる。明治政府は 1873（明治 6）年から満 20 歳の男子に対して徴兵検査を実施していたが，沖縄県（宮古および八重山などの島嶼部を含む）では 1898 年以後に行われるようになった。同県出身者は，検査に合格し抽選で招集の対象となると，熊本・鹿児島・大村・小倉・福岡・久留米など，主に九州の各歩兵連隊へ入営することが通例だった。そこで問題となったのが，沖縄出身兵の体格および体力の程度が他県出身者よりも劣る傾向にあることだった。歩兵第 24 連隊（福岡）の事例は次のようなものである。

> 沖縄兵ハ百四十七名ニシテ，一般ニ完全ナル健康兵トシテ勤務演習ニ服シツツアルモ，其ノ体力ハ内地兵ノ如ク強カラス。行軍中往々落伍シ，加之露営，衛兵勤務其ノ他過激ノ労働ヲ為シタル後，一時性ノ熱ヲ発シテ受診ス

ルコトアルモ，多クハ寒冒ト見做シ等閑ニ附シ来リシモノノ如シ（峯直次郎
「沖縄兵ニ於ケル「フィラリア」伝播ノ状況報告」『軍医団雑誌』第 12 号，1910 年）

　同連隊では，マラリア，梅毒，リューシュマニアなどさまざまな原因を顧慮し，入院した沖縄出身兵の腫脹股腺のサンプルを福岡医科大学（のちの九州帝国大学）衛生学教室の教授であった宮入慶之助に送り，分析を依頼した。その結果，フィラリア症への感染が明らかになったのである。しかも，沖縄出身兵におけるフィラリア症の感染は，検査人員の 32.65%（147 名中 48 名）と極めて高率であった。対策については，沖縄出身兵と内地出身兵の居住区域の分別や，入営時検査による感染者の除隊などが提案されている。

　以上の結果は，当然のことながら，感染者の出身地である沖縄がフィラリア症の流行地であることを示唆している。ただし，沖縄のどの地域の出身者に感染例が多いかという点については残念ながら検討が行われた形跡がない。そのため，戦前の沖縄に関しては，これ以上詳細な歴史的検証は困難である。

2．長崎大学風土病研究所によるフィラリア症研究

　1950 年代以後にフィラリア症対策が本格化した理由の 1 つとして，経口薬ジエチルカルバマジン（DEC，商標名：スパトニン）の効果が日本の研究者にも知られるようになり，流行地で臨床研究が進められたことによる。資料 1 に示したように，東京大学伝染病研究所の佐々学教授は八丈小島（東京）および佐田岬半島（愛媛），長崎大学風土病研究所の片峰大助教授は五島列島や松島（長崎），島原（同），鹿児島大学医学部の佐藤八郎教授は奄美，甑島，枕崎というように，研究者は特定のフィールドと深く結びついていた。彼らは研究成果について頻繁に情報交換を行ってい

資料 1　フィラリア症流行地と研究グループ一覧

都道府県	主な流行地	研究グループ	研究期間
東京都	八丈小島	東京大学伝染病研究所 （佐々学）	1950-1969
愛媛県	佐田岬半島	東京大学伝染病研究所 （佐々学）	1958-1967
長崎県	五島列島，松島， 島原半島	長崎大学風土病研究所 （片峰大助，大森南三郎）	1958-1970
鹿児島県	奄美大島，甑島， 枕崎	鹿児島大学医学部 （佐藤八郎，尾辻義人）	1950-1969
沖縄県	沖縄本島，宮古諸島， 八重山諸島	長崎大学風土病研究所（片峰・大森），東京大学伝染病研究所（佐々学），米軍第406研究所（H.Keegan）	1965-1988

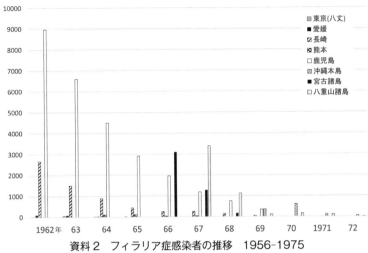

資料2　フィラリア症感染者の推移　1956-1975

典拠：『衛生年報』（厚生省大臣官房統計書調査部）各年，『長崎県統計年鑑』各年，『鹿児島県
　　　統計書』各年，『沖縄県統計書』各年などより作成。

たが，1つのフィールドで複数の教室が共同研究を行うという事例は多くはない。

　長崎県の沿岸部および島嶼部は，先述した内務省衛生局の流行地調査でも指摘されている，古くからのフィラリア症流行地だった。この長崎でリンパ系フィラリア症の研究を牽引したのが，長崎大学風土病研究所の片峰大助教授である。後身組織である同大学熱帯医学研究所には，1950年代から70年代にかけて片峰および教室の若手研究者が取り組んだフィラリア症研究の各種資料（質問票，採血票，フィールド写真・映像，調査日誌，論文草稿など）が保管されている。

　1962（昭和37）年，厚生省は「フィラリア病予防対策実施要項」（ママ）を策定し，流行地の集団検診，スパトニンの投与，残留噴霧を柱としたフィラリア症対策のガイドラインを示した。これは，1958年に愛媛県三崎（みさき）地方で佐々学らの経験をもとに構築されたものであり，これ以後，全国でフィラリア症感染例の量的把握が可能となった（資料2）。ただし，厚生省のガイドライン以前から，国内の各流行地でDECの集団投薬治療や残留噴霧などに関する研究が進められていたことには注意が必要だろう。長崎では，1950年代はじめに県内でフィラリア症の疫学的調査が行われたのちに，五島列島，小値賀（おぢか）島，松島などの濃厚感染地が研究対象となった。いずれも，検診・採血および質問票調査を踏まえてDECの投薬を行い，屋内残留噴霧による媒介蚊対策を併用するという方法が採用され，厚生省の「フィラリア病予防対策実施要項」と矛盾するものではない。片峰の目的の1つは，DECの投与間隔および投与量を確定することにあった。そのため，陰性

者への投薬・観察や集落ごとに投薬間隔を変えての比較などが行われており，その研究自体は臨床実験的性格を持つものであった。

　フィラリア症感染例の調査にあたっては，ミクロフィラリアの夜間定期出現性のため，夜半に採血を行う必要があること，DECの服用後に発熱などの副作用が予想されるなどの困難があった。現在残されている16ミリフィルムには，片峰が多くの住民と膝を突き合わせて談笑している様子が映されている。さらに，医師資格を持つ若手教室員が，身体の不調を訴えて訪問した住民を診察する様子もフィールドノートに記録されている。これらの事例は，フィラリア症対策を実践するうえで，地域住民との関係構築が極めて重要であり，率直なスタイルでの情報提供や医療サービスの提供がコミュニケーション・ツールとして機能したことを示している。

　このようにして，長崎の島嶼部で片峰および若手教室員によるフィールド研究が実施され，いずれの地域においてもフィラリア症感染の減少に顕著な効果が確認された。成果を確認した片峰教授自身が「今後〔スパトニンの〕適正な服用量を決定し，更に伝播蚊対策と並行して実施すれば，風土病フイラリア症の完全な制圧も夢ではない」との言葉を残しており，フィラリア症の撲滅を導くにあたっての手ごたえを感じていたようである。

　1964年，東京で行われた日本熱帯医学会のシンポジウム「フィラリア病対策の実際」は，愛媛，長崎，鹿児島など各地での研究成果が確認される場となった。これは，1962年の「フィラリア病予防対策実施要項」の策定から一定期間が経過し，その進行状況を確認する目的のもとで開催されたものである。採血については佐々学，集団投薬治療については佐藤八郎がそれぞれ報告を行っているためか，片峰は登壇していない。（長崎については，風土病研究所の所長であった大森南三郎が「対蚊作業について」として，残留噴霧によるアカイエカの駆除についての報告を行った。）そして，主要な流行地でフィラリア症制圧が進められていることが確認されるなかで，「フィラリア病予防対策実施要項」に基づくフィラリア症対策の対象を国内各地へと拡大させていく際に，健診受診率の向上や服薬の徹底が重要なポイントとされている。DEC投与と残留噴霧による対策のメカニズムに加えて，それらに実効性を持たせるために地域住民の協力をいかに獲得するのかという点が，この病気を克服するためには欠かせない事柄だったことを示している。

3. 済州島の制圧事業

　1960年代に日本でフィラリア症の制圧が進められた後，長崎や鹿児島でフィ

ールド研究を行ったグループが注目したのは韓国の済州島である。元来，中国大陸や朝鮮半島では，バンクロフト糸状虫に加えて，マレー糸状虫を原因とするリンパ系フィラリア症が流行していた。しかし，その来歴や詳細な流行状況について正確な記録は残されていない。前近代の東アジア海域での交易や海賊といった社会経済活動の活性化によって，中国から朝鮮半島，さらには日本へと伝播したのではないかと推測されている。

　1965 年と 1968 年に，ソウル大学校医学部の調査に基づいて作成された，マレー糸状虫症の分布図が残されている。これによれば，朝鮮半島の南の対岸に位置する済州島は，ほかの地域と比べて圧倒的にミクロフィラリア陽性率が高く，韓国のなかでも対策が急務とされていたことがわかる。 **WEB**

　1970 年，この済州島でのフィラリア症対策に，長崎大学風土病研究所の片峰大助教授および鹿児島大学医学部の尾辻義人助教授らが韓国側との共同研究として参加した。済州島でのフィラリア症制圧のキーパーソンが，ソウル大学校医科大学の徐丙窩教授で，日本と韓国によるフィラリア症対策の際の韓国側の責任者の 1 人である。

　済州島で実践されたフィラリア症対策の根幹は，1960 年代に片峰らが長崎の島嶼部で行ったものと同様に，採血および陽性者への DEC の投薬治療だった。済州島南部の為美では，血液検査によりミクロフィラリア陽性者の調査がおこなれ，海岸付近の集落が極めて高い陽性率であることが判明した。フィラリア症の媒介蚊はトウゴウヤブカとされ，その発生地帯である海岸の岩礁の潮だまりと，住民の居住地区が近接していたからだと推測される。また，象皮病は韓国では「水腫脚」と呼ばれ，内陸地域よりも海岸地域の住民の方が多かったとの記録がある。

　日本側からは DEC，採血キット，単眼顕微鏡といった研究資材が提供されたが，単に日本で蓄積されたノウハウを現地でも実践したということにとどまらない。当時は植民地統治期を経験した住民も多く，被験者への直接の接触には多くの困難があった。DEC 服用の副作用による発熱を目の当たりにした現地住民が，日本人研究者の宿舎に詰め寄り騒然としたとの証言もある。そして，済州島でのフィラリア症制圧計画には，日本側および韓国側から多くの若手研究者が参加していた。当時，鹿児島大学医学部助教授だった多田功氏（九州大学名誉教授，本章 PART 1 の著者）とソウル大学校医学部助教授の Rim Han-Jong らは，済州島での共同研究を契機に交流を続け，ベテラン研究者となった後，1995（平成 7）年から日本と韓国の寄生虫学研究者による共同セミナー "Forum Cheju" を開催し，日本と韓国の研究者同士の交流が深化する契機となったのである。

リンパ系フィラリア症の
根絶とSDGs

磯　寿人

授業のねらい

　グローバル化に伴う感染症の拡大は，感染症とは遠い他国の他人ごとではすませられないことや国際協調の必要性を教示してくれた。SDGs目標3「すべての人に健康と福祉を」には「エイズ，結核，マラリアおよび顧みられない熱帯病の根絶」が掲げられている。エイズ・結核・マラリアは周知の感染症と思われるが，「顧みられない熱帯病」に関しては全く知られてない状況であろう。周知の感染症ほどの命を奪う致死性は高くないが，それ故に対策が後まわしにされ，感染者にさまざまな障害をもたらし社会生活を困難にし，経済的困窮・差別偏見を生み出している。この「顧みられない熱帯病」の1つ，「リンパ系フィラリア症」はかつて日本全国で感染者が存在していた感染症である。日本においてこのリンパ系フィラリア症が完全制圧された経緯を知ることで，ややもすると他人事のお行儀良いとりつくろった結論に終始しがちなSDGs目標も自分事としてとらえ，持続可能な社会の実現に不可欠なことは何であるかを理解する。

教員：皆にもうお馴染みになったSDGsの目標3「すべての人に健康と福祉を」
　　　の中のターゲット3.3に「2030年までにエイズ，結核，マラリアおよび
　　　顧みられない熱帯病を根絶する」とあります。ここに掲げられた「顧みら
　　　れない熱帯病」って知っていますか。

生徒：ほとんど聞いたことがない病気ばかりです。熱帯病と言われるくらいだか
　　　ら，日本には関係ない熱帯地方の病気ですよね。

教員：いえ，日本にも関係あるのですが…。では，次の「顧みられない熱帯病分
　　　布図」（資料1）と「貧困人口割合図」（資料2）を見てください。

生徒：顧みられない熱帯病は貧困人口割合が多い地域に分布していますね。あっ
　　　そうか，顧みられない熱帯病は貧困と大きな関係があるのですね，それな
　　　らば，日本などの先進国が熱帯地域の発展途上国を援助してあげれば，こ
　　　れらの熱帯病はなくなるという話ですね。

教員：うーん，そうですけど…。では具体的に「リンパ系フィラリア症」という
　　　感染症について考えてみましょう。

生徒：うちの犬が毎年フィラリア予防注射をしているけど，犬の病気ですか？

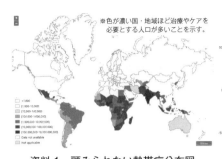

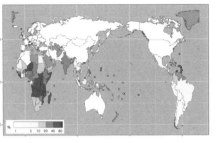

資料1 顧みられない熱帯病分布図
WHO Reported number of people requiring interventions against NTDs 2021

資料2 貧困人口割合図
GRIPS SDGs地図集 SDG 1.1.1 貧困人口割合一日 $1.90未満

教員：フィラリア症とは，蚊が媒介する寄生虫による病気ですが，リンパ系フィラリア症は人が発症する感染症で，犬のフィラリアとは別種です。歴史上，古くは古代エジプトの壁画にも感染した人物が描かれています。

生徒：でも，遠いアフリカ地域に多い病気ですよね，あまり実感がわきません。

教員：では，次の絵画，『異本 病 草紙』（章扉 p.211）を見て下さい。リンパ系フィラリア症に感染した女性が描かれています。古来より日本全国にこのような感染者がいました。この女性は脚に重度の腫れを特徴とする象皮病を発症しています。脚だけじゃなく，腕や性器に症状がでる人もいました。

> リンパ系フィラリア症：フィラリアという寄生虫を病原体とし，蚊に媒介されて人に感染する病気。感染すると悪寒発熱発作を頻発し，フィラリアが成虫化するとリンパ系のダメージから象皮病や陰嚢水腫などの身体障害を発症することがある。熱帯・亜熱帯の47か国で蔓延し，世界で5100万人が感染しており，8.6億人に感染リスクがあると推定されている。西郷隆盛もリンパ系フィラリア症に感染し陰嚢水腫を患っていた。そのため，乗馬は困難で駕籠での移動を余儀なくされており，西南戦争で自害したが，介錯され首のない遺体を西郷本人と確認する決め手となったのは，頭ほどに肥大した陰嚢であったという。感染者は，歩行困難等日常生活にも重大な支障をきたしたが，外見上の変化を伴うことからも周囲からの偏見や差別にも直面した。家族の婚姻に支障が出るとか，偏見に基づくさまざまな差別が家族に及ぶことを怖れて，人里離れた山小屋に隔離され，社会から隔絶された孤独生活を受け入れざるを得なかった人もいたという。

教員：20世紀初頭のリンパ系フィラリア症の感染者分布図（資料3）を見て下さい。

生徒：日本全土に感染者がいたんですね，熱帯地方とは程遠い寒冷な東北地方や北海道にまで感染者がいたのは意外でした。

教員：このリンパ系フィラリア症は，日本全国に存在していた「風土病」の1

つと考えられていました。「風土病」とは，気候，地形，土壌，生物等の自然環境を根源とし，地域の風俗・習慣等との複雑なつながりの下に一地方に流行する病気とされていますが，次第に各地から消失していったのはなぜでしょう。**資料4**を参考に考えてください。

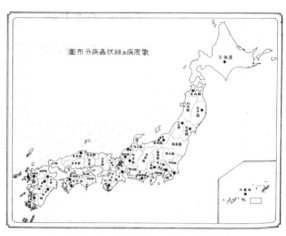

資料3　戦前日本のフィラリア症流行地
出典：内藤和行『本邦に於ける地方病の分布』（内務省衛生局，1928年）

生徒：高度経済成長期のグラフですね。経済成長で医療が発展したからかなあ。あっ，そうか，経済成長で豊かになって各地の田舎が都会化し，町がきれいになったからですか。

教員：そうですね，土地改良事業等さまざま要因があるのですが，上下水道が普及し，公衆衛生が高まったことは，寄生虫を媒介する蚊の発生抑制に重要な役割を果たしたと思われます。一方，高度経済成長がもたらしたひずみを**資料5**から読み取ってみてください。

生徒：東京・大阪圏など工業発展地域へ人口が集

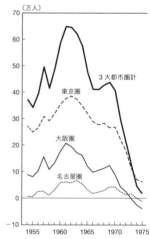

資料5　三大都市圏の転入超過
　　　　数の推移（日本人移動者）
　　　　（1954〜75年）
出典：総務省統計局ホームページ

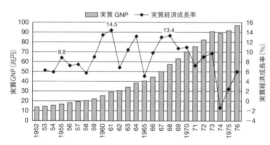

資料4　高度成長期の実質GNPと実質経済成長率
出典：経済企画庁『国民所得統計年報』昭和53年版

中したことがわかります。それで，都市と農村の格差が拡大し，地方の過疎化が進んだのですね。

教員：近代化に伴いリンパ系フィラリア症が各地から消失していった一方，過疎化が進むいわゆる僻地（都会から離れたへんぴな地）には風土病として依然として残っていたのです。住民は，先祖伝来の遺伝病とあきらめ，郷土の恥，不名誉と考え，これを隠蔽する傾向があり，豊かな生活の人々には関心がはらわれることがない，いわゆる「顧みられない」疾病であったと言えます。

生徒：自分の生活が豊かになるとより豊かさを求める施策が優先され，苦しんでいる人たちがいることやその人たちの生活課題の改善も忘れられがちだものね。

教員：特に沖縄，九州，四国の農漁村に多かったようです。例えば，宮古島の中学校での昼休み，校庭で遊ぶ生徒があまりいなかったとの指摘もあります。

生徒：もしかして，リンパ系フィラリア症のせいですか。

教員：そうです，リンパ系フィラリア症の感染者が数多くいて，その症状として貧血や身震いを伴う高熱がでるため（クサフルイと呼ばれていた），遊び盛りの子供たちなのに，外で体を動かすことができなかったんですね。でも，日本は，この沖縄も含め国内全土のリンパ系フィラリア症の撲滅に成功しました。さて，この撲滅には何が必要だったのでしょうか。

生徒：やはり特効薬ですよね。治療できる薬があれば解決すると思います。アフリカは貧しいので，薬を調達できずに苦しんでいるのだと思います。

教員：そうですね，治療薬は必要ですね。実は，その治療薬を見出し，有効性と投薬法を確立したのは，感染地で苦しむ人々を救おうとした日本の医学研究者たちです。では，治療薬があれば即解決できるのでしょうか。

生徒：そうか，感染症対策は，治療だけでなく，そもそも感染しないように感染予防が必要ですね。フィラリアを媒介する蚊を退治するための殺虫剤も必要です。

教員：感染者対策と媒介蚊対策，この２つが実際に実施されました。しかし，両方とも単に薬があれば済む話ではないのです。まず，感染者対策を考えてみましょう。悪寒高熱から象皮病・陰嚢水腫などに至る一連の症状が同じ病気であり，寄生虫による感染症であることがわかるのは19世紀末のことですが，日本の流行地の住民は感染症ではなく不治の病の「遺伝病」と受け止めていました。おまけに，象皮病など外形に症状が出るのは慢性

期であり，初期の感染時にはこれといった自覚症状がないのです。この無症状の感染者から血液検査を通じて特定する必要があります。

生徒：義務として強制すれば，全員が検査を受けるんじゃないでしょうか。

教員：皆さんの学習を例にして考えてみましょう。強制されてやらされるのと，自ら進んで行うのとでは，どちらが良い結果を生むと思いますか。

生徒：強制されるのではなく，自分からやろうとしなきゃ意味ないよね。

教員：そのとおりです，医学研究者たちは，とりまく自然や社会環境を探究するとともに，何よりも現地住民との強い結びつきと住民理解が必要だと感じていたようです。しかし，自覚症状のないことや，血液中のミクロフィラリア（仔虫）は夜にしか出現しないため夜間の検査が必要なこと，さらに治療薬はクサフルイ同様の高熱を伴うこと等さまざまな困難が立ちはだかりました。この困難をどう克服していったと思いますか。

生徒：やはり辛抱強く説明してこの病気を理解してもらうことが必要ですよね。

教員：そうですね，公民館などに住民を呼んで，この病気が蚊を媒体とするフィラリア虫によるリンパ系フィラリア症という感染症であることをまず理解してもらい，病気の原因や治療方法，制圧方法，さらに治療薬の副作用を懇切丁寧に説明して住民の感染症理解を深めました。そして，夜間に映画の上映会などを実施することで，子供も含めた家族全員の参加を促して，夜間の血液検査を実施しました。また，自覚症状のない感染者に自分の血液に潜むミクロフィラリアを顕微鏡で見せ，服薬しないと子や孫にまで象皮病が及ぶことを教示しました。服薬も各自で行うのでなく，区長宅にて区長の目の前で服薬させ，住民全員の駆虫が必要であることを周知徹底したのです。さらに，新聞やポスター等の啓発活動も実施され（資料6），特に米軍管理下の沖縄では新聞の力が米国側の意向に大きな影響を及ぼしたようです。

教員：医学研究者たちの何年にもわたる粘り強い住民理解の努力と，現地行政と地区組織が一丸となって住民参加を促し，そして何より住民自身が積極的にリンパ系フィラリア症根絶に挑んだのです。

生徒：住民理解の努力と行政の支援，そして住民同士の緊密な人間関係と郷土を思う気持ちが実を結んだのですね。

教員：さて，もう1つの対策，媒介蚊の駆除には，殺虫剤を集落全体の人家の壁に散布する残留噴霧法が使われ，絶大な効果をもたらしました（現在は人体や環境への影響を考慮して使用は制限されています）。また，殺虫剤使用と

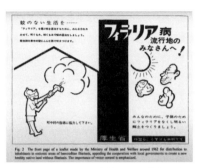
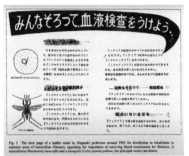

資料6　厚生省配布のポスター（1962年）

長崎大学熱帯医学研究所附属熱帯医学ミュージアム提供，日韓共同企画「長崎・済州島の記憶：リンパ系フィラリア症の制圧をめぐる日韓の協働」より転載

共にメダカによるボウフラ駆除や発生源となる桶などの水たまりをなくすなど公衆衛生の努力を住民全体で行いました。結果，感染者数が日本全体の8割を占めていた鹿児島県では，1971年にはほぼ消滅し，そして，最終的には沖縄県でもリンパ系フィラリア症の撲滅に成功しました。宮古島の防圧記念碑には，科学と行政を信頼し健康社会を築こうとした住民の献身的活動により撲滅できた旨が刻まれています。

教員：こうして日本は世界で初めてフィラリアの根絶に成功したわけですが，最初の問いに戻ってみましょう。SDGsターゲット3.3「顧みられない熱帯病の根絶」に，各国政府やNPO，製薬会社がWHO助言の下に対策を進めています。日本の経験はどう生かされるべきでしょうか。

生徒：私は，自分には関係ない遠い世界の話だと思ってました。どこか他人事で，その解決策も単純に治療薬があれば事済むだろう，と考えていました。アフリカの貧困や経済発展の遅れが根底にあるのだから，最終的にはお金で解決できると上から目線で考えていたように思えます。援助してあげるという一方的な姿勢ではなく，その土地や住民の特性を理解し，病気に苦しむ住民に寄り添い，そのうえで感染症に対する住民理解を深め，住民と住民理解を深めて協働していく姿勢が必要だと感じました。

教員：その通りですね，実際に日本の経験は，隣国韓国の済州島のリンパ系フィラリア症撲滅に大きく寄与しました。日韓両国で尽力した長崎大学風土病研究所の片峰大助教授は「相手の立場に立って考える，そして，その場にあった状況で正解を見つける」ということをよく口にしていたそうです。この言葉を最後に紹介し，この授業を終了したいと思います。

第 12 章　リンパ系フィラリア症［参考文献］

(PART 1 感染症)　リンパ系フィラリア症とその防圧

- WHO: Building partnerships for lymphatic filariasis. Strategic plan. WHO/FIL/99.198, 1999
- 陸軍省医務局「日本ニ於ケル「フィラリア」ノ分布」『軍医団雑誌』41, 1913 年, pp. 332-348
- Hewitt, R. I. et al: Experimental chemotherapy of filariasis. *J. Lab. Clin. Med.* 32, 1947, 1314-1329
- Tada et al: Skin test study of Bancroftian filariasis in Kuroshima Island, Okinawa: A 13-year longitudinal study during a control campaign. *Am. J. Trop. Med. Hyg.* 31(5), 1982, 962-967
- Sasa, M.: *Human filariasis.* University of Tokyo Press, Tokyo, 1976
- WHO: Global programme to eliminate lymphatic filariasis: Progress report, 2022. Weekly epidemiological record (13 Oct. 2023). WHO, Geneva
- 附.『日本における寄生虫学の研究　第 2 巻』目黒寄生虫館, 1962 年（本書はフィラリア症防圧以前の知見を纏めた総説集で, 疫学（佐々）, 蚊（大森）, 片峰（臨床・病理）, 治療（佐藤）を含む）

(PART 2 歴史学)　リンパ系フィラリア症をめぐる歴史学

- 飯島渉「フィラリアの制圧と 20 世紀日本の熱帯医学」秋田茂・脇村考平責任編集『人口と健康の世界史』(MINERVA 世界史叢書 8) ミネルヴァ書房, 2020 年
- 市川智生「近代沖縄における「風土病」の歴史」宮城弘樹ほか編『大学で学ぶ沖縄の歴史』吉川弘文館, 2023 年
- 井上弘樹「暮らし・健康・地域社会─愛媛県三崎町でのリンパ系フィラリア症対策」福士由紀ほか編『暮らしのなかの健康と疾病─東アジア医療社会史』東京大学出版会, 2022 年
- 片峰大助・吉村税・坂口祐二・今井淳一・柴田尚武「長崎県松島外平部落におけるフィラリア症集団治療成績」『長崎大学風土病紀要』第 6 巻第 4 号, 1964 年
- 内藤和行『本邦に於ける地方病の分布』内務省衛生局, 1928 年
- 森下薫「シンポジウム フィラリア病対策の実際」『熱帯医学会報』, 1964 年
- Wataru Iijima, Hiroki Inoue and Tomoo Ichikawa, Introducing activities of the Archives of Infectious Diseases History (AIDH) project: Historical epidemiology, *Tropical Medicine and Health* 49(9), 2021
- D. Katamine et al., "Studies on Malayan Filariasis in Che-ju IS., KOREA: 1 Epidemiology of malayan filariasis in some endemic areas as revealed by the skin test", *Japanese Journal of Tropical Medicine and Hygiene* 1 (3-4), 1973.

(PART 3 高校教育)　リンパ系フィラリア症の根絶と SDGs

- 佐々学『日本の風土病　新装版』法政大学出版局, 1974 年
- 佐々学『風土病との闘い』岩波新書, 1960 年
- 尾辻義人『愚直の一念─フィラリアとともに三十年』尾辻義人, 1994 年
- 井上弘樹「暮らし・健康・地域社会─愛媛県三崎町でのリンパ系フィラリア症対策」福士由紀ほか編『暮らしのなかの健康と疾病─東アジア医療社会史』東京大学出版会, 2022 年
- 小林照幸『フィラリア─難病根絶に賭けた人間の記録』TBS ブリタニカ, 1994 年
- 長崎大学熱帯医学研究所 HP 日韓共同企画「長崎・済州島の記憶─リンパ系フィラリア症の制圧をめぐる日韓の協働」　https://www.tm.nagasaki-u.ac.jp/nekken/archive/index.html

日本住血吸虫症

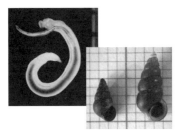

日本住血吸虫症は寄生虫による人獣共通感染症。寄生虫が皮膚から哺乳動物に侵入して，皮膚炎，粘血便，肝硬変，肝脾腫などを引き起こす。ミヤイリガイが中間宿主。

◀（左）日本住血吸虫
（右）中間宿主のミヤイリガイ（マス目は 1 mm）
（撮影：獨協医科大学・桐木雅史博士）

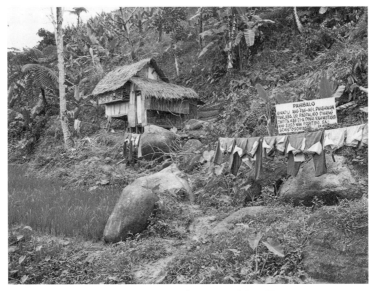

フィリピンのある有病地での生活風景
感染貝が生息しているので洗濯や水浴を禁止する旨が書かれた立看板（右奥）と，その前に干された洗濯物。（2010 年代，千種雄一撮影）

日本住血吸虫症の臨床とフィリピンの同症

千種 雄一

日本住血吸虫症の病原体は日本住血吸虫（学名：*Schistosoma japonicum*）で，中国，フィリピン，かつての日本が有病地である。本邦においては山梨県で 1977 年に報告された 3 症例を最後に新規発症患者の報告はない。日本住血吸虫以外の主な人体寄生性住血吸虫類にはマンソン住血吸虫（同：*Schistosoma mansoni*／分布域：南米，アフリカ），ビルハルツ住血吸虫（同：*Schistosoma haematobium*／同：アフリカ），メコン住血吸虫（同：*Schistosoma mekongi*／同：アジアのメコン河流域）等がある。臨床的には肝脾腫型と脳症型があり，特効薬として Praziquantel（PZQ／ドイツのバイエル社から Biltricide ™ として発売，コラム参照）がある。

【Column】特効薬 Praziquantel（PZQ）

本剤の住血吸虫症に対する有用性は外国では確立されており WHO では住血吸虫症治療のエッセンシャルドラッグとされているが，日本国内における評価症例がないために我国においては住血吸虫に対する効能は承認されていない現状がある。商品名の Biltricide が bil（bilharziasis／住血吸虫症）・tri（3 つ，つまり日本住血吸虫，マンソン住血吸虫，ビルハルツ住血吸虫）・cide（殺滅）である事を考えると，我国における住血吸虫症に対する効能が承認されていない現状は不思議であるかもしれない。

---

1. 日本と世界の現状

前述のように日本における本症の新規発症患者は 1977 年以降，現在（2024 年 3 月時点）まで見出されていない。これに鑑みて 1990 年 3 月 30 日には福岡県と佐賀県で「安全宣言」，1996 年 2 月 19 日には山梨県で「終息宣言」が発出された。ここで注目して戴きたいのは，「安全宣言」或いは「終息宣言」であり，「絶滅（extinction）宣言」や「根絶（eradication）宣言」ではないという事である。「絶滅宣言」や「根絶宣言」とされていない理由は，現在でも山梨県には本症の中間宿主のあるミヤイリガイ（学名：*Oncomelania nosophora*）が生息しており，患者或いは感染動物の排泄物による環境汚染が発生した場合は，本症の再燃・再発の可能性が否定できないという事実による。

一方，世界的にみると住血吸虫症の有病国・地域は依然として多い現状がある。筆者が専門とするフィリピンの日本住血吸虫症の現状を以下に示す。つまり**資料**

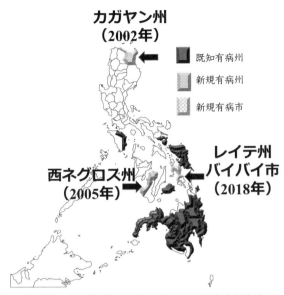

カガヤン州
（2002年）

既知有病州

新規有病州

新規有病市

レイテ州
バイバイ市
（2018年）

西ネグロス州
（2005年）

資料1　フィリピン共和国　日本住血吸虫症有病地

1のように濃い灰色で示した州は同症の有病地である事が既に判明しており，中等度の灰色で示した州は21世紀になってから新たに有病地である事が判明した2州（カガヤン州：2002年，西ネグロス州：2005年）である。更に淡い灰色で示すレイテ州は既に有病州であるが，州内の40市町のうち有病市町と認定されていたのは25市町であり，非有病市とされていたバイバイ市が2018年に新たに有病地である事が判明した。このようにフィリピンにおける同症の現状は，今世紀（2002年，2005年，2018年）に入ってからも新たな有病地が発見される事実に注目戴きたい。このように今世紀になってからも新たな有病州・市町が発見認定される原因として，同国の僻地等では医療機関，医療人材も乏しく，併せて保健医療行政分野の人員不足もあり，今後も新たな有病地が発見される可能性が否定できないのではないかと筆者は危惧している。

　一方，臨床面からみると資料2の1997年の診療中の写真のように以前は重篤な症状（資料2は腹水貯留症例）を有する患者も散見されたが，現在（2024年3月の筆者の71回目の訪比時）はこのような症例に遭遇する事は非常に稀になったと感じている。この理由として，同症の感染自体は継続しており再感染の機会も多いが，年1回のPZQによる集団駆虫が保健当局により実施されている事により重症化阻止が図られているものと考えられる。

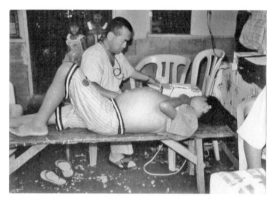

資料2　患者診療中の筆者（1997年）

2. 日本住血吸虫（症）のライフサイクル

　日本住血吸虫（症）は人獣共通感染症であるのでヒト以外の哺乳動物も感染し，その腹部の門脈内に雌雄成虫が合一して寄生（章扉 p. 229）して，雌成虫は日々多数の虫卵を産下する。産下された虫卵は腸管壁や肝臓に沈着して種々の病変を惹起する事が知られている（肝脾腫型）。一方，産下された虫卵の一部は中枢神経系に運ばれて，てんかん等の中枢神経症状を惹起する（脳症型）。腸管壁に産下された虫卵は腸管壁の壊死（組織が死ぬこと）をおこし，糞便と共に外界に出て中間宿主である軟体動物（貝）のミヤイリガイに侵入して中間宿主内で人体への感染幼虫（セルカリア）に発育する。章扉に日本における中間宿主のミヤイリガイ（学名：*Oncomelania nosophora*）とフィリピンのミヤイリガイ（同：*Oncomelania quadrasi*）を示す。両者は形態的にみると日本のものがやや大きく，生態的にみると日本のものの方が乾燥に強い。このミヤイリガイの生態的相違点は，中間宿主対策にも関係してくる。ミヤイリガイから遊出した感染幼虫（セルカリア）は人体に経皮的に侵入すると，血流を介して門脈に到達して同所に寄生して成虫に発育後に産卵を開始するというライフサイクルが成立する。

3. 症状・病理・治療

　感染幼虫（セルカリア）が経皮的に侵入する事により局所の皮膚炎を惹起する。そして門脈に到達した日本住血吸虫雌成虫が腸管壁に産下した虫卵は腸管壁の壊死を惹起し，患者は粘液と血液が混じた糞便（イチゴ・ゼリー状と称する）を排出する。本症の肝脾種型の病態発症機序としては，門脈から肝臓に運ばれた虫卵が

肝臓に沈着して肝臓の繊維化（青く染色されているのが繊維化した肝臓）を惹起し，感染・再感染が持続すると最終的には肝硬変に移行する。肝硬変になると肝脾腫（肝臓が腫れたり硬くなったり，脾臓が腫れたりする），食道静脈瘤，腹壁静脈怒張，腹水貯留，男性の場合は乳腺が発達（女性化乳房）することがある。本症による直接死因としては食道静脈瘤の破裂による大量吐血が挙げられる。一方，脳症型の発症機序としては何らかの経路（Batson 静脈叢を経由するという仮説がある）で虫卵が中枢神経系に運ばれ，そこで虫卵結節を形成してんかん等の中枢神経症状を呈するに至る。

　肝脾腫型の急性期には特効薬である PZQ が奏功する。同慢性期には PZQ 治療及び対症療法或いは対症療法のみで治療をすることがある。急性期の脳症型症例に対しては PZQ 単独投与を行い，慢性期には PZQ 及び抗てんかん剤の併用が奏功する。

4. 対　策

　日本住血吸虫症の対策としては本章の PART 2 に詳述されている。要点としては，1) 衛生的なトイレ等による糞便処理及びその対策，2) 患者治療，3) 感染動物対策（環境改変により感染機会の除去及び有病地での家畜飼育回避等），4) 安全な飲料水の確保，5) 環境改変及び殺貝剤による中間宿主貝対策等が挙げられる。とりわけ，予防啓発活動及び地域住民，行政，医療関係者並びに寄生虫病研究者の官民一体の協力・協働体制の構築が最重要と考えられる。我が国は世界で唯一の住血吸虫症を制圧した国であり，その疾患対策モデルを他の有病国・地域の行政・保健医療関係者が参考にすることは非常に重要と考える。しかしここで，少し考えて戴きたい事柄もある。つまり，本邦で成しえた日本住血吸虫症の終息が果たして世界の国々で実現できるかという事である。章扉にあるように同症の感染源と判明している水源であっても，この水源を使用しなければ生活が出来ない現状もある事を理解する必要があると考える。

　併せて本邦の同症対策についてみてみると，PZQ が上市されたのが 1979 年であることに鑑みると "山梨県で 1977 年に報告された 3 症例を最後に新規発症患者の報告はない" 事実は，本邦における同症終息には特効薬が威力を発揮したのではなく，環境改変や官民一体の対策，衛生啓発教育が効を奏した事の傍証となる。

日本住血吸虫症の環境史・地域史

井上 弘樹

　1904 年 5 月 26 日に桂 田富士郎が山梨県の猫から，同年 5 月 30 日に藤浪 鑑が広島県で人体から日本住血吸虫を発見した。次いで，1909 年に藤浪と中村八太郎が経皮感染という感染経路を解明した。このときの野外実験では，口に防水の布袋を付けた牛と四肢に布を巻いた牛を流行地に放し，後者の集団がほとんど感染しなかったことにより経皮感染が実証された。さらに，1913 年に宮入慶之助と鈴木 稔が中間宿主としてのミヤイリガイ（宮入貝：発見者の宮入慶之助に由来）を発見した。ミヤイリガイは広島県の片山地方でも流行していた片山病（日本住血吸虫症）に因んでカタヤマガイ（片山貝）の和名もある。この発見は世界各地にあるほかの住血吸虫の発育史の解明にも寄与した。日本住血吸虫症をめぐるこれらの発見は，20 世紀前半の日本の寄生虫学を代表する研究成果となった。

　こうして日本住血吸虫のライフサイクルが明らかとなり，対策をたてられるようになった。それは，ヒトや動物の糞便とともに虫卵が自然界に出て，孵化した寄生虫が中間宿主のミヤイリガイに寄生して成長し，さらに寄生虫が水中に泳ぎ出てヒトなどに寄生して成長して産卵する，というサイクルをどこかで断てばよいのである。すなわち，ヒトや動物の糞便中の虫卵を自然界に出さないか殺滅する，中間宿主のミヤイリガイをなくす（殺貝），寄生虫がヒトなどに侵入することを防ぐ，感染者を治療する（ヒト以外の動物の治療・淘汰を含む），ということである。しかし，それを実践して成果を上げることは容易ではなかった。なぜなら，日本住血吸虫症の流行と対策には，寄生虫学の蓄積のみならず，流行地の住民の活動，農業形態，その地域の土壌や灌漑，ヒト以外に宿主となる哺乳類，そしてミヤイリガイと寄生虫という要素が絡み合っていたからである。

　本稿は，日本住血吸虫のライフサイクルが明らかになった時期以降の山梨県での流行と対策に焦点を当てる。山梨県での日本住血吸虫症に関連する死者数は，記録に残るだけでも，1910 年代から 1940 年代にかけて年平均で約 99 名，1950 年代は約 57 名，1960 年代は約 20 名，最後の保卵者（検便陽性者）が確認された 1977 年以降も 1994 年までほぼ毎年数名いた。検便陽性率は，1917 年から 1943 年までほぼ毎年 10% 以上で，1923 年と 1924 年は 32% を記録した。1957 年以降は 1% を下回り（1968 年のみ 1.94%），1978 年以降は 0% である（本

対象	方法	具体的な内容
病原体（寄生虫）		野糞禁止・処理，糞便処理方法の改良，改良便所の奨励補助
ミヤイリガイ	物理的方法 化学的方法 生物的方法 総合的方法	採取除去，熱湯殺貝，火力殺貝，土埋法 薬剤散布（生石灰，石灰窒素，NaPCP，ユリミン，B-2など） アヒルやコイなどの天敵の活用（実用化に至らず） 水路のコンクリート化（土地改良，基盤整備，河川改修）
終宿主（ヒト以外）		家畜（牛）の治療・淘汰，飼育制限，野ネズミ駆除，犬の繋留
患者（ヒト）	各種検査 検診，治療	糞便検査，皮内反応検査，血中抗体価検査 集団検査・治療，治療費補助
予防	感染予防	感染防止塗布薬，河川での水泳禁止，プールの建設，ゴム長靴・手袋の着用奨励
普及・啓発		宣伝冊子の発行，映画会・講演会の開催，広報車による宣伝
研究・開発		治療薬開発，殺貝方法の検討，殺貝剤の開発，検査法の改良

資料1　山梨県で実施された日本住血吸虫症対策（20世紀）
出典：『地方病とのたたかい』山梨地方病撲滅協力会，2003年，p. 7 を一部改変して筆者作成。

章 PART 3 資料 1 も参照）。『地方病とのたたかい』をはじめ，山梨県での対策を伝える刊行資料は充実している。山梨県で実施された対策の対象は，ヒトやほかの哺乳類，ミヤイリガイ，寄生虫，環境など多岐にわたる（**資料1**）。本稿は，人間とほかの生物及び環境が変化しつつ相互連関した環境史として，また生活の場に注目した地域史として，日本住血吸虫症の対策を叙述する。

1. 糞便と虫卵：人獣共通感染症としての困難

　1917年から1918年に山梨県で調査をした宮入慶之助は，路傍に放置された人や犬の糞便を集めて歩いた。人糞は脇道や小学校に続く道に多かった。時にその糞便中に日本住血吸虫卵があり，その糞便のそばにミヤイリガイが生息する側溝があり，側溝に直接排便したものもあった。農作業中にその場で排便することもあっただろう。これらは，日本住血吸虫症が流行する原因の1つとなった。
　糞便の問題は人間に限らない。日本住血吸虫症は牛，馬，犬，猫，ヤギ，豚，ウサギ，ネズミ，モグラなども感染する人獣共通感染症である。例えば，農耕で使役された牛は所かまわず排便した。また，犬の行動範囲は比較的広く，野ネズミの行動範囲は狭いものの農地ではない河川敷や荒地にも生息した。山梨県は

1933年に「寄生虫病予防法施行細則」を定め，家畜などへの対策が本格化した。例えば，牛，馬，ヤギ，犬を対象とする検便と繋留，飼養場所の制限，有病地の田での牛の使役禁止，有病地の市町村での年1回の野ネズミ駆除などが定められた。1943年には感染した犬の撲殺を規定する地方病撲滅対策要綱を作成し，その後もたびたび犬の繋留命令や処分が行われた（1971年以降は感染した犬は0匹）。また，馬の感染感受性が低かったため，1933年以降は農作業での牛から馬への利用転換が促された。しかし，アジア太平洋戦争期に馬が徴用され，さらに牛の扱いやすさもあって牛の利用が進み，寄生虫症の流行を助長した。1944年から牛の治療と淘汰が行われたが，農業の機械化が進んで農耕用の牛がいなくなる1960年代までは感染源としての牛の役割が大きく，牛の尻に袋をつける案もあったが実施されなかったという（1965年以降は感染した農耕牛は0頭）。

　人間の屎尿を肥料として利用する農業習慣もあり，糞便中の虫卵が死滅していなければ，それも寄生虫症流行の原因となった。山梨県では，1914年に医師会が糞便中の虫卵を殺滅するために便池内長期貯蔵法を提唱して以降，1929年には改良便所（屎尿を数か月間貯留して虫卵を死滅させる構造のトイレ）の設置に県が補助金を支給し，1931年の寄生虫病予防法に伴い国の公費負担も可能となった。しかし，改良便所の効果を1927年から1936年にかけて検証した論文は，家畜や野ネズミが感染源となっているためか改良便所の効果が出ておらず，農作業で多くの肥料が必要な時に農業従事者が改良便所に多量の水を流して虫卵が死滅する前に糞便を取り出すこともあったと指摘している。1957年の山梨県の報告書も，改良便所を設置している場所では一定の効果があるものの，便所設置の経費負担，野外排便の習慣，ヒト以外の動物の糞便などの問題が残ると記す。つまり，人々の生活，農業習慣，経済事情，及び人獣共通感染症という特徴のため，山梨県では日本住血吸虫症対策としての改良便所の役割は限定的だった。1960年代に屎尿処理施設の建設が進み，その後の本症の制圧に寄与したとされる。

2. 予防啓発活動と治療

　寄生虫がヒトなどに侵入することを防ぐ対策も取られた。例えば，1910年代以降は，農作業時の脚絆・手袋の着用やワセリン・油・ベンジルベンゾエート（1949年から）などの塗布，小学生による農作業手伝いの制限（1910年に苗代害虫駆除の禁止），有病地での水泳の禁止などがある。しかし，当時は小学生も労働力と見なされ，塗布薬は普及せず，河川での水泳禁止が繰り返し通知されており，その対策遂行に困難が伴ったことが窺える（1957年以降に県費補助でプールの建設

が進んだ）。宣伝冊子配布や講演会など住民への啓発活動も積極的に行われたが，その効果の検証は難しい。治療薬開発や殺貝対策が不十分であった 1920 年代から 1930 年代にかけて検便陽性率が低下した要因として衛生教育の成果を示唆する研究がある一方，1950 年代に至っても寄生虫症に対する住民の関心や理解が不足していたことを強調する研究もある。ただし後述のように，本稿はこの状況を住民の知識の量という観点から捉えることには慎重でありたい。

　感染したヒトや動物を治療する薬も開発された。代表的な治療薬として 1922 年に登場したスチブナールがある。ただし，スチブナールは 10 回以上にわけて投与する必要があり副作用も強かった。しかし，ほかの治療薬は実用化されなかった。1970 年代にドイツのバイエル社が特効薬のプラジカンテル（Praziquantel）を開発した時には，すでに山梨県の日本住血吸虫症は終息に向かっていた。特効薬が登場する前に本症を制圧したことは日本での対策の特徴である。

　『地方病とのたたかい（体験者の証言）』には，家庭内での弱い立場ゆえに治療や休息が十分に得られない女性や，病気のために「家庭を支える強い男らしさ」を体現できず，地域コミュニティからの疎外感にも苦しむ男性が登場する。その社会構造と関連した病人の権利・義務・ふるまい・規範などの「病人役割」の視点から，個々の経験を全体に位置づけることも求められよう。

3. ミヤイリガイ対策

　山梨県では，これまで見てきた糞便中の虫卵対策，予防啓発活動，治療などの効果がなかったわけではない。しかし，これらは抜本的対策ではなかった。山梨県では中間宿主のミヤイリガイをなくす（殺貝）対策が中心となった。

　初期のミヤイリガイ対策はミヤイリガイを採集する方法であり，採集量 1 合につき 50 銭，1 合増す毎に 10 銭の奨励金が交付された。これは 1917 年から 1924 年まで続いたが，掃き集めるほどのミヤイリガイが生息しており，採集法の成果は上がらなかった。また，熱湯や火力で殺貝する方法も試みられた。

　1925 年からは 10 か年計画で生石灰の散布による殺貝が実施され，野ネズミの感染率は低下した。しかし，一度にすべてのミヤイリガイは死滅できず，溝を数日堰き止める必要もあり，対策が不十分だと数年で元通りの繁殖状況になった。有病地も広く，計画を 6 年延長したものの所期の目標を達成せずに終えた。

　日中戦争開戦後は石灰の価格高騰や輸送の困難があり，1940 年からは生石灰に代わり石灰窒素による殺貝が始まり（1944 年から全面的に使用），火力殺貝が補助併用された。石灰窒素は一定の効果があったが，肥料としても流用された。

『地方病とのたたかい（体験者の証言）』には，作業時に節約して残した石灰窒素を勤労奉仕の参加者に「お土産」として渡したり，村長が住民に分配したという証言が残る。石灰窒素をいかに肥料に流用するかに神経を使ったという作業員は，これを「共存共栄」の地域で暮らす上での現実的選択としても捉えていた。

　1953年からは，米陸軍第406総合医学研究所（406MGL）と山梨県医学研究所の共同研究によって高い有効性が認められたNa-PCPが使われた。地形によって差が出たようだが，殺貝剤としてNa-PCPが果たした役割は高く評価されている。ただし，その毒性ゆえに植物の枯死や養殖池や小河川で魚類被害が出ることがあり，当時の新聞記事によれば，「人間の命」のために「強引に殺貝を主張する」対策従事者と「あすの病気よりきょうの魚」が大切な住民の間に葛藤も生まれた。そのため，Na-PCPの散布に際しては，巡視や漁業組合への事前連絡を通じて被害防止に努めることが求められた。また，Na-PCPを盗んで密漁した事例があったため，Na-PCPが目的以外に使われないように対策従事者に注意喚起がなされている。その後，1965年からユリミンの併用（1972年からは単独使用，Na-PCPは毒性ゆえに使用禁止），1977年からB-2といった新たな殺貝剤が使われた。殺貝対策は1996年まで続き，住民がその作業に参加した。

　ミヤイリガイが生息する水路のコンクリート化も効果があった。流れが緩やかで土や積石の隙間がミヤイリガイの生息に適していた従来の水路をコンクリート化することで，その生態環境を改変したのである。その効果が期待できることは1938年には指摘されていた。山梨県では実験を経て1950年に水路のコンクリート化が始まった。さらに，山梨地方病撲滅協会や山梨県出身の国会議員の働きかけがあり，1956年に寄生虫病予防法が改正され（その後も逐次法改正），国の公費負担によるコンクリート化が進展した。1985年に事業が終了するまでの総事業費は約103億円，改修部分を含む総延長は約2,168kmとなった。🔲

　住民は水路のコンクリート化作業や保守を担った。他方，当時の新聞記事によれば，「我田引水」のごとくミヤイリガイ対策とは関係のない水田に水が流れることがあった。その地に暮らす住民にとって水路のコンクリート化は，寄生虫症対策としてのみならず，土地改良としての意義もあったのである。

　産業構造の変化も日本住血吸虫症の流行に影響を及ぼした。小笠原保健所長の佐々木孝は1957年に次のように論じている。

　地方病をなくするには「田をつぶして米作りを止めればよい」という答えが最も端的で「真理」でもある。しかし，責任ある地方病対策関係者は決してこの見解を表明せず，むしろ地方病の撲滅が米穀増産のために緊要であると説いてきた。

食糧増産が求められた時代に，また，農家の米作りへの意識を踏まえると，「田をつぶす」という見解の表明は「タブー」であり，農家の生活や地域経済の観点から許されざることで，現実的でもなかった。しかし，水路のコンクリート化が進むにつれて，田に生息し続けるミヤイリガイ対策が避けられなくなった。こうした中で，数年前から水田の畑作への転換という議論が登場し，1957年には天野久知事が農業合理化とあわせて地方病の根本対策として畑作への転作を繰り返し公言しており高く評価できる，と。

　佐々木が言及している天野知事の対策とは，農業収益の増大が求められる中で，1958年の笹子トンネル開通を機に東京や横浜などの消費地を意識した「農業経営地方病総合対策」であった。山梨県農業改良課は，天野知事が地方病撲滅とあわせて商品作物の生産増強を提唱したことを受けて，転作に関する農家の意向調査の結果を1958年に公表している。その後，農家は日本住血吸虫症対策を主な目的としたわけではなかったが，農業経営改善事業とともに畑や果樹園への転作が進んだ。また，同時期に化学肥料の利用増加や農業の機械化（農耕牛の減少）など農作業面での変化があり，地域によっては宅地，工場，道路建設も進んだ。これらは，ミヤイリガイが生息する有病地のさらなる減少をもたらした。

　対策の過程で，越冬場所とエサのカワニナの生息場所が失われたホタルは激減した。また，渡り鳥の中継地として全国的に有名だった臼井沼が埋め立てられた（1976年に県議会で可決）。ミヤイリガイの生息地は，1953年に19,604 ha，1988年に2,025 ha，1996年に963 haへと減少し，ミヤイリガイは環境省レッドリスト2020で絶滅危惧Ⅰ類（絶滅の危機に瀕している種）に分類されている。

4. 病気の環境史・地域史

　1996年に山梨県知事は日本住血吸虫症の「流行終息宣言」を出した。

　日本住血吸虫症の流行から制圧に至る過程は，人間やほかの生物及び環境が織りなす歴史であり，人間の営みの成り立ち，共同体，公共性，環境倫理など現代社会の課題に通じる論点は多い。本稿がしばしば言及した住民の行動は，住民の知識不足や理解の程度を反映したものと見なされるかもしれない。しかし，本稿は，住民の行動にはその地域での住民の営みや願望やしたたかさや苦難が表れており，それは住民の暮らしの中にこの病気と対策があったことを示すと考えたい。本稿の事例に限らず，環境史・地域史として，その地域に存在した病気のありようから，人々の生のありようを考えることができるだろう。

地方病（日本住血吸虫症）教材化と
地方病教育推進研究会の活動

遠藤 美樹

　高等学校の「歴史総合」に日本住血吸虫症をいかに取り入れるか。本稿では小学校での地方病教材化に触れながら，最終的にこの主題を求めて論述していく。

　日本住血吸虫症は，山梨県では「地方病」（以下，日本住血吸虫症を地方病と表記する）と呼称され古くから奇病と恐れられてきた寄生虫による感染症である。また，福岡県や佐賀県の筑後川流域，広島県の片山地方にもこの病がかつて流行し制圧の歴史がある。それぞれ「ジストマ」や「片山病」などと呼ばれていて地元住民に恐れられてきた。山梨県は，流行終息に福岡県や佐賀県の筑後川流域（1990 年）や広島県の片山地方（1980 年）などに比べて時間がかかった。

　明治から昭和にかけ山梨県には，吉岡順作，三神三朗，杉浦健造・三郎親子らの目の前の患者に寄り添いながら私財をなげうって病気の原因究明や治療方法を求め続けた市井の医師達がおり，県外各地の医師たちとの連携が強かった。

　1988 年からのボランティア活動「700 円の奇跡」（写真右）と「地方病に挑む会」の中心的な役割を担ったのが，市立甲府病院の林正高医師である。林医師については，後述する。

　地方病は，山梨県の甲府盆地に古くから蔓延していた感染症であり，ミヤイリガイ（宮入貝）を中間宿主とし，成長したセルカリアが哺乳動物の皮膚から体内に侵入し，成虫化して主に肝臓障害などを起こす。腹腫腸満が病気の特徴で奇病と呼ばれた時代は罹患すると死亡する恐ろしい風土病（日本住血吸虫症）だった（資料１参照）。

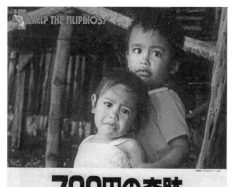

「700 円の奇跡」のポスター
制作：山梨 YMCA 甲府ワイズメンクラブ

240

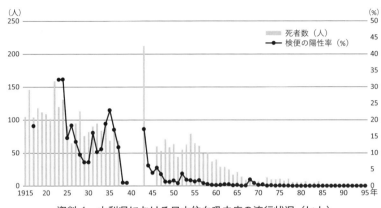

資料1　山梨県における日本住血吸虫症の流行状況（ヒト）
出典：『地方病とのたたかい』山梨地方病撲滅協力会，2003年，p. 146より作成。

1. 次世代に正しい歴史を伝える

　山梨県の地方病が歴史の表舞台に現れたのは，江戸時代に遡る。武田信玄の軍記論である『甲陽軍鑑』（1602年）に「腹腫腸満」との記述があり，信玄死亡原因説の1つに地方病が関連すると言われている。

　明確に本病と特定できる記述は，市川大門村（現在の市川三郷町）の医師橋本伯寿による『翻訳断毒論』（1811年）の中に水腫との記述がある。詳細は，歴史研究家に譲るが，文久年間（1861年～1863年）頃には，当時の様子を物語る里謡が残っている。1つに「嫁には厭よ野牛島は，能蔵池葭水飲むの　つらさよ」とある。野牛島とは，山梨県中巨摩郡八田村野牛島地区（現在の南アルプス市野牛島）のことで地方病の有病地として知られている（写真右）。本稿を執筆にあたり今の能蔵池と近隣に住む高齢者に取材した。その方の話によると「この池は御勅使川の伏流水でいつも水が湧出している。農業用水としてかつては使われていた。小学校のころは，夏休みなどこの池でよく遊んだし大人から注意されることもなかった。ただ，川で遊んでいるとひどく叱られた。

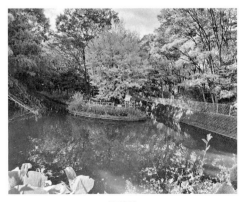

能蔵池

また，中学生のころ学校の生徒全員で近所の田畑に行きミヤイリガイの生息箇所に旗を立てた」との証言を得た。この地域もミヤイリガイが生息し患者も出ていたが，能蔵池にはミヤイリガイがいなかった。

筆者が小学生の頃，母に「西郡（にしごおり）の水は危ないから気をつけなさい」とよく言われた。それである特定の地域の水には，恐ろしい病気があるのだとの恐怖心だけが残った。

感染症に対しては，次の世代に正しく伝えなければならない。それは無知や恐怖はいたずらに誤解や偏見そして差別を生むからだ。

2. 地域素材としての地方病の教材化

私と地方病の初めての出会いは，1本の映画である。それは，1995年春に小学校社会科教員と研修で視聴した映画『地方病との斗い』（企画：山梨地方病撲滅協力会，製作：東京文映株式会社1978年）である。腹が膨れ苦しんでいる患者の姿が衝撃的だった。山梨県にもこんな病気があり，撲滅のために幾多の人々の戦いの歴史があった。教師である私自身は，この病気を全く知らず，指導を受けた記憶もなかった。教師として知らなかったことの恥ずかしさと目の前にいる子ども達には正しく伝えなくてはならないとの強い思いで地域教材化することに至った。

全15時間の授業構成で授業を進めた。当時の資料を掲載してその一部を説明する。単元名を「どうしてこんなお腹になったんだ！」とした。突然病にかかり苦しむ人々の思いを単元名に込めた。

「地方病を知る」では，病気の原因を探る授業の中で**資料2**より子ども達によりわかりやすくするため玉穂村（たまほ）（現在の中央市）を抽出し，患者数の変化を棒グラフにして提示した。

多くの統計資料を児童用に編集するのも教師の役目である。大きさや色遣いなども子ども達の興味関心を喚起するものでなくてはならない。また玉穂の歴史を扱う上で重要なことは，子ども達による取材活動だ。家庭学習（宿題）を週末にかけて何回か行った。祖父母に地方病体験者がいるか。症状は。どんなことに注意していたかなどを記録シートに記入させた。そうした記録シートをもとに授業を構成した。

1995年11月8日に実施した授業は，目標を2点とした。

① 地方病の原因をこれまでの学習から振り返るとともに，その防止方法を資料を使いながら考える。

② 地方病の中間宿主であるミヤイリガイの駆除の方法を資料から考える。

市町村	昭和31年度	32	33	34	35	36	37	38	39	40	41	42	43	44	45	46	47	48	49	50
甲府市	220	121	82	36	78	46	0	9	12	0	0	0	1	0	0	1	0	1	0	5
玉穂村	81	72	60	29	21	13	4	11	0	6	0	11	2	0	0	0	0	0	2	1
昭和町	218	173	139	73	82	50	36	37	10	5	3	0	15	1	0	0	0	5	3	7
田富町	200	148	121	105	106	59	45	28	15	8	8	5	6	7	0	7	1	2	3	6
竜王町	213	388	276	190	130	128	102	85	17	60	108	53	76	38	54	8	1	1	0	13
敷島町	60	61	75	36	36	30	13	60	3	13	1	1	1	1	0	11	0	10	22	0
三珠町	0	0	2	0	3	0	2	4	1	0	0	0	0	0	0	0	0	0	0	2
石和町	50	58	18	1	2	1	0	3	0	1	0	0	0	0	0	0	0	0	2	0
一宮町	0	0	5	0	0	0	0	0	0	0	0	0	0	0	0	0	0	0	0	0
御坂町	0	0	0	0	6	1	0	0	0	0	0	0	0	0	0	0	0	0	0	0
八代町	0	29	13	0	0	0	0	0	0	0	0	0	0	0	0	0	0	0	0	0
境川町	0	10	0	0	0	0	0	0	0	0	0	0	0	0	0	0	0	0	1	0
中道町	9	33	7	9	0	6	5	0	0	0	0	0	0	0	5	1	1	1	2	0
豊富町	19	0	0	0	0	1	0	0	0	0	0	0	0	0	0	0	0	0	0	0
八田町	54	60	242	61	55	59	62	55	10	8	14	21	27	12	8	10	2	13	21	28
白根町	126	95	43	53	54	36	14	8	4	2	4	7	12	16	5	1	8	7	24	13
櫛形町	—	—	—	—	—	—	—	—	—	—	—	—	—	—	—	—	—	2	0	0
若草町	35	29	32	47	40	41	42	24	20	20	19	13	13	16	4	4	6	8	29	18
甲西町	135	130	26	26	31	40	7	5	3	0	0	0	0	0	0	0	9	2	2	4
増穂町	—	—	—	—	—	—	—	—	—	—	—	—	—	—	—	—	—	1	0	0
双葉町	135	132	111	156	74	131	114	83	85	21	22	12	26	15	10	10	4	14	0	10
韮崎市	70	179	307	132	74	101	44	51	99	62	70	46	71	18	14	14	13	27	58	23
春日居町	1	0	0	0	0	0	0	0	0	0	0	0	0	0	0	0	0	0	0	0
山梨市	2	0	0	0	0	0	0	0	0	0	0	0	0	0	0	0	0	0	0	0
中富町	22	37	16	1	1	0	0	1	0	0	0	2	0	0	0	0	0	0	0	0
計	1658	1755	1575	955	793	743	490	464	280	206	252	169	252	124	100	67	46	93	169	130

資料2　年度別日本住血吸虫病患者数

出典：『地方病とのたたかい』山梨地方病撲滅協力会，1977年

　この日の授業では腹水の患者パネル，患者数統計グラフ，日本住血吸虫症のライフサイクルの掲示資料等を活用し，子ども達の視覚に訴えた。またミヤイリガイや日本住血吸虫の実物も用意した。どれも子ども達は聞き取り調査をしていたので目を輝かせていた。この日は，公開授業として多くの教員が参観した。若手教員の一人の感想を次に掲載する。

参観者A（要旨）：とても興味深い授業でした。先生の事前調査の深さが授業によく反映されていると思いました。また，子どもの意見の生かし方などとても参考になりました。調べ学習を中心に授業を展開する場合，子どもの持ってきたものをどう生かしていくか。やはり，教師側が持っている知識の多さや事前調査の多さが重要だとつくづく感じました。多様な課題を持った子ども達も地方病について，とても意欲的に取り組んでいたのに驚きました。また多くの子ども達が自分の調査結果をまるで宝物を見せるかのように，自慢するように発表や挙手していた姿が印象的で授業の成功の証だと思いました。

別の日に，保護者向けの授業参観を企画し（11月20日），翌日の連絡帳には，保護者から「子どもの深い学習に驚きました」など，多くの感想が寄せられた。

　授業参観だけでなく社会科見学（11月13日）で昭和町役場に出向き実際にミヤイリガイ駆除用の薬品の見学や，バーナーの炎を使った実演も見学した。さらに，昭和町保健課長からは，自ら体験者としての話も聞くことができた。また，勤務校の校長・教頭に「体験を聞く会」と名付けた授業も行った。このようにありとあらゆる機会を地方病授業化することに取り組んだ。

　ある朝，女子児童二人が冒頭のポスターのチラシ（本稿 p. 240）を持ってきた。「地方病に挑む会」の募金のチラシだ。早速この会の中心者市立甲府病院の林正高医師1)に子ども達が自発的に班ごと「はかせ新聞」「アジア新聞」などと名付けた新聞を作成し，職員室で募金活動を始めたとの内容の手紙を書いた。

　林医師から直筆の手紙が学校に届いた（1996年2月29日）。子ども達は大喜びだった。募金した浄財は，「地方病に挑む会」に送金して，地方病の地域学習を国際支援という形でまとめることができた。

3. 次世代に伝える地方病教育推進研究会の活動

　地方病教育推進研究会の目的を会則として，次のように記載している。

　「地方病の歴史を残し，次の世代に伝え，またいまだこの病気に苦しんでいる国々に何ができるかを考えることを目的として本会を設立する」（地方病教育推進研究会会則 3）と。数年前から構想を練り，2022年秋から本格的に設立準備を進めてきた本研究会は，2023年5月27日に設立総会を開催し，活動を開始した。

　主な活動として，教育活動の推進，資料の収集・整理（体験者への聞き取りを含む），研修会等がある。中でも教育活動は，出張講座（授業）として小学生や中学生に実施している。

　小学校教員時代には“杉山なか”について授業の中で詳細な取り扱いはしなかった。しかし地方病の近現代史を語る上で彼女の存在を抜きにしては語れない。

---

1)　林正高医師は，「地方病に挑む会」の活動についての心情を著書『寄生虫との百年戦争』の中で次のように記している。

　　〈甲府市の公立病院に所属する私がこれまで，中国に6回，フィリピンに45回も通って，シスト（日本住血吸虫症）の研究を，両国の医師たちと一緒に行い，この病気の絶滅のために頑張っている。……今，アジアの近隣諸国の中で中国とかフィリピンにはたくさんのシストの患者がいて，かつての山梨地方に見られたように，命を落とす患者が絶えない現状なのです。日本人が成功を収めた医療の技術や経済的な余力を，これらの国々に提供することは，今日の国際化社会にあって，当然の義務であり，責任である，と私は，素直に考えてきたわけであります〉（同書 p. 116）

したがって現在の出張講座（授業）では必ず取り上げている。杉山なかは西山梨郡清田村（現在の甲府市向町）に住む当時49歳の農婦だ。奇病と呼ばれた腹水がたまる病に侵され主治医の吉岡医師の強い勧めで、「病気の原因がわかるなら」と死亡後献体解剖を約束した。山梨県初の献体解剖だった。1897年のことでこの解剖により寄生虫は発見されなかったが、無数の虫卵が発見され、肝臓の変形などが見られた。その後の原因究明に多大な貢献をした。

　岩田正俊の医学誌の論考によると「吉岡醫師と杉山仲子との間には、生前にて解屍後清岩寺〔盛の誤りか〕へ記念碑を建立するといふ約束であったさうだが解剖後資金が容易に集まらず数年後に至って漸く建立されたということである」（『日本住血吸蟲發見の礎石』（1942年）から引用）とある。特に高校「歴史総合」では、こうした事例を取り上げ、当時の時代背景をも学習させ、名もなき一農婦の姿に光を当てる必要があろう。杉山なかの苔むした紀徳碑（**写真右**）前に立つと、なおさらその思いに駆られる。

　今後高校「歴史総合」での地方病の取り上げについて若干の意見を述べたい。地方病との闘いの歴史は、日本各地で様々なドラマがある。紙面の関係上詳細は省略するが、各地で患者を前に病気原因解明と治療に奮闘した医師達がいた。こうしたことも高校「歴史総合」で光を当てたい。

　山梨県での流行終息宣言1996年をもって国内での地方病（日本住血吸虫

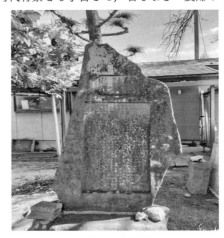

杉山なか紀徳碑

症）の流行は終息した。地方病の教材化はとりもなおさず、病と闘った人々の歴史に触れることである。原因究明とミヤイリガイ駆除（対策）の歴史そして治療法の追求と日本住血吸虫症を明らかにするために多くの時間と労力を要した。苦闘の歴史を風化させてはならない。そうした意味でも日本住血吸虫症の高校での「歴史総合」教材化に期待したい。本稿がその一助になればと願うばかりだ。私たちの地方病教育推進研究会も今後なお一層、地方病（日本住血吸虫症）の歴史を次世代に伝えていく活動を推進していきたいと決意している。

第 13 章　日本住血吸虫症［参考文献］

PART 1 感染症　日本住血吸虫症の臨床とフィリピンの同症

- 千種雄一，松田肇「住血吸虫症の病態生理学」『感染症』35（4），2005 年，pp. 13-28
- 千種雄一「吸虫症」小野寺昭一編『医学スーパーラーニングシリーズ　感染症内科学』丸善出版，2013 年，pp. 253-256
- 千種雄一，林尚子「吸虫症　A 住血吸虫症　B 肺吸虫症　C 肝吸虫症　D 横川吸虫症」永井良三，大田健編『疾患・症状別　今日の治療と看護（改訂第 3 版）』南江堂，2013 年，pp. 974-976
- 千種雄一，林尚子「吸虫症」水澤英洋編『シリーズ《アクチュアル脳・神経疾患の臨床》神経感染症を究める』第 6 章　原虫・寄生虫感染症，中山書店，2014 年，pp. 267-272
- 千種雄一「住血吸虫症・消化器吸虫症」『今日の診断指針　第 7 版』医学書院，2015 年，pp. 1415-1418
- 千種雄一「フィリピンにおける日本住血吸虫症とその対策について」『むしはむしでも　はらのむし通信』第 199 号，目黒寄生虫館，2019 年，pp. 3-7
- 千種雄一「日本住血吸虫症の現状と日本が果たしてきた役割・今後の課題など」『Clean Life』環境文化創造研究所，2019 年，pp. 16-20
- 千種雄一「住血吸虫症」『今日の治療指針　第 62 版』医学書院，2020 年，p. 255

PART 2 歴史学　日本住血吸虫症の環境史・地域史

- アレクサンダー・R・ベイ「総力戦的予防─日本における住血吸虫症対策」福士由紀ほか編『暮らしのなかの健康と疾病』東京大学出版会，2022 年，pp. 207-232
- 宮入慶之助記念誌編纂委員会編『住血吸虫症と宮入慶之助』九州大学出版会，2005 年
- 地方病記念誌編集委員会編『地方病とのたたかい』山梨地方病撲滅協力会，2003 年
- 山梨地方病撲滅協力会『地方病とのたたかい』山梨地方病撲滅協力会，1977 年
- 山梨地方病撲滅協力会『地方病とのたたかい（体験者の証言）』山梨地方病撲滅協力会，1979 年
- 内務省衛生局『山梨県における農村保健衛生調査報告』内務省衛生局，1918 年
- 山梨県編『山梨県の地方病の現況とその対策』山梨県，1957 年
- 山梨県編『社会環境調査報告書』山梨県経済部農業改良課，1958 年
- 齋藤南「内務省式改良便所の一部落設置に依る寄生虫予防の実験報告」『日本公衆保健協会雑誌』13（10），1937 年，pp. 525-528
- 佐々木孝『地方病撲滅対策について』出版社不明，1957 年〔？〕（目黒寄生虫館所蔵「小宮文庫」箱 25）
- 署名なし「「日本住血吸虫病」の脅威」『朝日新聞』1953 年 12 月 7 日，3 面

PART 3 高校教育　地方病（日本住血吸虫症）教材化と地方病教育推進研究会の活動

- 地方病記念誌編集委員会編『地方病とのたたかい』山梨地方病撲滅協力会，2003 年
- 山梨地方病撲滅協力会『地方病とのたたかい』山梨地方病撲滅協力会，1977 年
- 石弘之『感染症の世界史』角川ソフィア文庫，2018 年
- 林正高『寄生虫との百年戦争』毎日新聞社，2000 年
- 石和町町誌編さん委員会編『石和町誌』石和町，1987 年
- 岩田正俊「日本住血吸蟲發見の礎石」『臨牀醫報』第 568 号，1942 年
- 森下薫『ある医学史の周辺』日本新薬株式会社，1972 年

巻末資料

感染症，医療・衛生関係の博物館・資料館

本書の内容と関連するものを中心にピックアップしています。
（2024 年 5 月末時点）

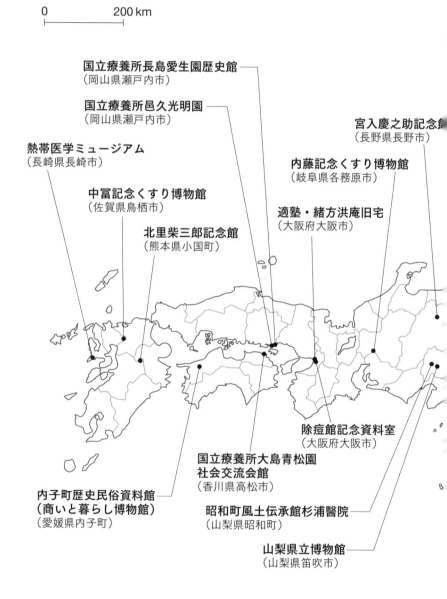

0　　　　200 km

国立療養所長島愛生園歴史館
（岡山県瀬戸内市）

国立療養所邑久光明園
（岡山県瀬戸内市）

宮入慶之助記念館
（長野県長野市）

熱帯医学ミュージアム
（長崎県長崎市）

内藤記念くすり博物館
（岐阜県各務原市）

中冨記念くすり博物館
（佐賀県鳥栖市）

適塾・緒方洪庵旧宅
（大阪府大阪市）

北里柴三郎記念館
（熊本県小国町）

除痘館記念資料室
（大阪府大阪市）

国立療養所大島青松園
社会交流会館
（香川県高松市）

内子町歴史民俗資料館
（商いと暮らし博物館）
（愛媛県内子町）

昭和町風土伝承館杉浦醫院
（山梨県昭和町）

山梨県立博物館
（山梨県笛吹市）

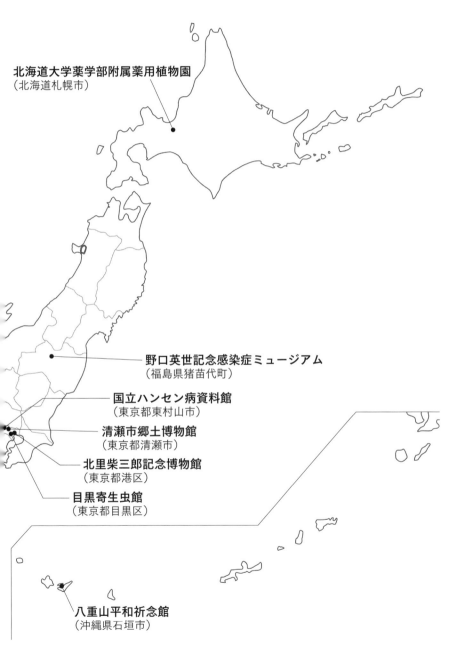

北海道大学薬学部附属薬用植物園
（北海道札幌市）

野口英世記念感染症ミュージアム
（福島県猪苗代町）

国立ハンセン病資料館
（東京都東村山市）

清瀬市郷土博物館
（東京都清瀬市）

北里柴三郎記念博物館
（東京都港区）

目黒寄生虫館
（東京都目黒区）

八重山平和祈念館
（沖縄県石垣市）

おわりに

　本書を手に取ってくださった読者のみなさま，誠にありがとうございます。本書が，「歴史総合」を担当する高校教員の方々に少しでも資するところがあれば幸いです。また，一般読者や高校生・大学生のみなさまにとっては，学びの教材としてのみならず読み物としての魅力も備えたものとなることを，編集委員一同はめざしました。

　本書が生まれたきっかけは，「第48回（2019年度）三菱財団人文科学研究助成」と「令和3年度日教弘本部奨励金」の助成による共同研究，さらに，研究者グループ「医学史と社会の対話」が主催した感染症を題材とする歴史総合の教材化ワークショップ（2021年9月～2022年3月）や，感染症アーカイブズ主催の「感染症アーカイブズ・セミナー」（2021年～2022年）での出会いと学びでした。関係者のみなさまに感謝申し上げます。

　本書刊行のための研究会は1，2か月に1回程度オンラインで開催し，感染症をめぐる歴史研究の事例や高校での教育実践について発表を行い，医学の専門家から最新の研究状況を聴く機会を設けました。COVID-19が流行する中で，2022年度からは「歴史総合」が新科目として導入されるということに，私たちは焦りや不安を抱いていました。そうした中で，オンラインでの交流や議論は救いとなりました。ようやく2023年2月に対面で会うことが叶い，ざっくばらんに話し合えたときの喜びは貴重な経験です。

　本書は，13の感染症について，簡にして要をえた医学的な解説，歴史学が蓄積してきた知見の提示，歴史総合を念頭に置いた授業案の例示，という3つのパートから成ります。本書の読者は，各感染症について基礎的で信頼のおける情報を得た上で，各感染症をめぐる歴史研究の視角や論点を知り，それらを踏まえた「歴史総合」での学びを疑似体験するという，従来の副読本や概説書には見られないユニークな構成となっています（巻頭に「歴史総合」の大項目と各章の内容との対照表があります）。各執筆者は，原稿の執筆にとりかかる前から同じ感染症を担当する執筆者間で意見交換をして，書き上げた原稿に対して互いにコメントすることにより，3パートが有機的につながるように心がけました。また，感染症をめぐる誤解やさらなる差別・偏見を生まないように，記述には細心の注意を払いました。

　本書の編集に際して強く意識したことの1つに，高校教育パートの書き方が

あります。例えば，「教員が一方的に教えて，生徒は理解に至る」のではなく，「生徒が自ら何かを考えたり，その学びを発展させようとしたりする姿勢」を重視した構成としました。生徒たちが，ときに自身の知識や経験を駆使しながら現代社会に直結する事象について考え，自分たちの生活とつなげて主体的に学べるように心がけました。

　本書のタイトル『感染症でまなぶ日本と世界の歴史：医学・歴史学とつむぐ歴史総合』に込めた意図についてもここで説明します。「日本と世界の歴史」とあるのは，「日本」と「世界」の歴史を単純に並置・統合したわけではありません。感染症をテーマとした歴史叙述の魅力の１つが，感染症の特性ゆえにローカルな生活現場から世界規模の事象にまで焦点をあてることができ，またそれぞれの地域や人々のつながりや分断のありようからは，可変的で共通や差異を備えた地域（＝叙述する際の視点）を設定できることなどでしょう。本書は，「歴史総合」新設の経緯を念頭に，このような点も意識して「日本と世界」という表現を採用しました。また，本書執筆の過程では，歴史学の専門家が高校教育パートに対して「このような授業がいい／してほしい」と働きかけるのではなく，高校教員による「このような授業をしたい」という主張や提案に対し，医学や歴史学の専門家がそれぞれの立場から加わるという形をとりました（当然ながらその過程で意見の対立もあり，最終的には各著者が判断を下しました）。決して医学・歴史学がつむぐのではなく，医学・歴史学でつむぐのでもありません。本書の副題を「医学・歴史学とつむぐ歴史総合」とした理由は，ここにあるのです。

　医学的な専門知識をわかりやすく説明すること，時代も地域も幅広い研究史を踏まえつつ議論をコンパクトにまとめること，コンテンツ・ベースではなくコンピテンシー・ベースで生徒にとって魅力的な授業案をつくりあげることなど，それぞれのパートに困難もありました。こうした中で，編集委員からの度重なる要望に応えてくださった執筆者のみなさまに，心より感謝申し上げます。また，二次元コードを利用したデジタル資料の作成にあたり，WHO などのデータの提示方法や解釈について的確なアドバイスをくださった森保妙子先生にも厚く御礼申し上げます。

　そして，総勢 32 名が参加した本書の企画から出版までを担当してくださった清水書院編集部の標佳代子さん，最後まで行き届いた調整とご提案やコメントを誠にありがとうございました。

（編集委員）

執筆者一覧 (執筆順)

第 1 章　COVID-19 (新型コロナウイルス感染症)
- PART 1　大曲 貴夫　　国立国際医療研究センター病院 国際感染症センター
- PART 2　飯島 渉　　　長崎大学熱帯医学研究所 教授, 附属熱帯医学ミュージアム 館長,
　　　　　　　　　　　　同大学院熱帯医学・グローバルヘルス研究科 教授
- PART 3　大房 信幸　　長野県飯田高等学校 教諭

第 2 章　インフルエンザ
- PART 1　林 陽香　　　京都大学大学院医学研究科 研究員
　　　　　　西浦 博　　　京都大学大学院医学研究科 教授
- PART 2　鎮目 雅人　　早稲田大学政治経済学術院 教授
- PART 3　伊藤 和彦　　名古屋市立名東高等学校 教諭

第 3 章　エイズ
- PART 1　門司 和彦　　長崎大学 熱帯医学・グローバルヘルス研究科 教授
- PART 2　永島 剛　　　専修大学経済学部 教授
- PART 3　伊藤 和彦

第 4 章　天然痘
- PART 1　森川 茂　　　国立感染症研究所 名誉所員
- PART 2　青木 歳幸　　佐賀大学 特命教授
- PART 3　古澤 美穂　　大阪教育大学附属高等学校池田校舎 教諭

第 5 章　結核
- PART 1　和田 崇之　　大阪公立大学大学院生活科学研究科 教授
- PART 2　市川 智生　　沖縄国際大学総合文化学部 教授
- PART 3　磯谷 正行　　愛知県立岡崎高等学校 教諭, 高大連携歴史教育研究会 会長,
　　　　　　　　　　　　愛知県世界史教育研究会 会長

第 6 章　ハンセン病
- PART 1　三木田 馨　　慶應義塾大学医学部感染症学教室 専任講師
- PART 2　廣川 和花　　専修大学文学部 教授
- PART 3　古澤 美穂

第 7 章　レプトスピラ症
- PART 1　小泉 信夫　　国立感染症研究所 細菌第一部 主任研究官
　　　　　　高部 響介　　国立感染症研究所 細菌第一部 研究員
- PART 2　菊池 美幸　　立教大学経済学部 助教
- PART 3　磯谷 正行

第8章　ペスト
- [PART 1]　濱田 篤郎　東京医科大学 客員教授
- [PART 2]　飯島 渉
- [PART 3]　伊藤 和彦

第9章　コレラ
- [PART 1]　山城 哲　琉球大学大学院医学研究科 教授
- [PART 2]　菊池 美幸
- [PART 3]　齋藤 健太朗　神奈川県立横浜桜陽高等学校 教諭

第10章　マラリア
- [PART 1]　狩野 繁之　国立国際医療研究センター 熱帯医学・マラリア研究部 部長
- [PART 2]　脇村 孝平　大阪経済法科大学 客員教授
- [PART 3]　大房 信幸

第11章　土壌伝播蠕虫感染症
- [PART 1]　倉持 利明　公益財団法人 目黒寄生虫館 館長
- [PART 2]　井上 弘樹　東京医科大学医学部 准教授
- [PART 3]　齋藤 健太朗

第12　リンパ系フィラリア症
- [PART 1]　多田 功　九州大学 名誉教授
- [PART 2]　市川 智生
- [PART 3]　磯 寿人　栃木県立鹿沼高等学校 非常勤講師

第13　日本住血吸虫症
- [PART 1]　千種 雄一　獨協医科大学 名誉教授，医学部特任教授
- [PART 2]　井上 弘樹
- [PART 3]　遠藤 美樹　地方病教育推進研究会 事務局長

デジタル付録［協力］
森保 妙子　長崎大学グローバル連携機構 助教

本研究は JSPS 科研費 JP23H00020, JP23H03793, JP21H00500, JP24K15963, JP20K12906, JP20H01229 の助成を受けたものです。

編集協力　河野浩一

ブックデザイン　大野鶴子（装丁），千浜悦子（本文）

資料・写真提供
　UPI・サン＝共同／World History Archive/ニューズコム/共同通信イメージズ／
　朝日新聞社／アマナイメージズ／株式会社教育産業振興会／
　国際連合・持続可能な開発目標ウェブサイト
　https://www.un.org/sustainabledevelopment/
　この出版物の内容は国連によって承認されておらず、
　国連またはその当局者または加盟国の見解を反映したものではありません。

定価はカバーに表示

感染症でまなぶ日本と世界の歴史　医学・歴史学とつむぐ歴史総合

2024 年 7 月 25 日　初版　第 1 刷発行

編　著	飯島 渉　磯谷正行　井上弘樹　古澤美穂
発行者	野村　久一郎
発行所	株式会社　清水書院
	〒 102-0072
	東京都千代田区飯田橋 3-11-6
	電話　（03）5213-7151
	FAX　（03）5213-7160
	http://www.shimizushoin.co.jp/
印刷所	株式会社　三秀舎